北京市高等教育精品教材建设立项项目

社会康复学

马洪路　主编

華夏出版社

北京市高等教育精品教材建设立项项目

社会康复学

组织委员会

顾　　　问　汤小泉
主 任 委 员　尤　红
副主任委员　高文铸　梁万年　李建军
委　　　员　张凤仁　国乐平　崔树起　线福华　李洪霞

编写委员会

主　　　编　马洪路
编　　　委　(按姓氏笔画为序)
马洪路　王莲屏　朴永馨
赵悌尊　郭　薇　董　清

序

自20世纪80年代起，随着我国国民经济的发展和人民生活水平的不断提高，康复医学在我国开始兴起，康复医学教育也随之逐渐发展。为了适应21世纪现代化建设和我国卫生事业改革与发展的需要，培养具有创新精神和实践能力的康复医学专门人才，加强康复医学专业教材建设势在必行。

首都医科大学康复医学院自1991年开办临床医学专业康复医学专业方向教育以来，培养了多届本科生和研究生，自编的康复医学专业方向系列教材曾获首都医科大学优秀教材一等奖。鉴于康复医学理论与实践的不断提高，满足教学需要，我们在原教材的基础上，组织国内知名的康复医学专家又重新编写了这套系列教材。教材包括《临床康复学》、《康复疗法学》、《康复评定学》和《社会康复学》。此套教材已被北京市教育委员会作为"北京市高等教育精品教材建设立项项目"。教材内容全面、深入、新颖，具有较强的理论性和实践性，反映了康复医学的最新进展与动态，充分体现了教材"五性三基"的基本要求，即科学性、思想性、先进性、启发性和适用性，以及基本理论、基本知识和基本技能。

此套教材适用于临床医学专业康复医学专业方向教育、康复治疗学本科教育和选修康复医学课的本科生、研究生使用，也可作为康复医学工作者的参考用书。由于编写时间短、仓促、因此难免出现不当之处，欢迎广大读者提出意见和建议，以便再版时修订。

这套教材的编写得到了北京市教育委员会的大力支持，在此表示感谢！

尤　红
2003年3月

前　言

21世纪中国面临着生存与健康问题的严重挑战。残疾人、老年病人和慢性病人的数量与日俱增,对社会的发展形成了巨大的压力。在社会经济转型过程中,改革的逐渐深入对医学科学的发展和传统的医疗卫生制度都造成了持续不断地冲击。现代医学模式的转变也给医学科学本身的临床实践提出了一系列新问题。在康复医学领域里,社会康复这一重要环节日益被广大医务工作者和康复对象所重视,社会康复工作者在医疗机构和社区医疗中正在发挥越来越大的作用。

人类对疾病和年老的认识有悠久的历史和丰富的经验,但对残疾和残疾人的认识长期以来却是模糊的,尤其是对尽最大可能、最大限度的恢复病伤残者的身体功能更缺乏了解;在工业化的进程中和创造现代文明的同时,人类也创造了许多前所未有的"现代化"的慢性病和各种残疾。于是,对于老年病人、残疾人和慢性病人的康复,就成为新世纪我国医学与社会学必须共同解决的迫切问题。

生物医学研究在减少传染病、遗传病方面取得了巨大成功。但这往往导致一种对病人和疾病的错误认识,即只见人体疾病而不见心理和社会的不良因素,无视人的精神面貌与状态。传统的医学模式必须改变,在理论和实践上充实并加强对心理和社会因素致病的预防与治疗。在强调心理和社会因素的同时,新的生物医学研究模式还应该包含在大众中普及流行病学和公共卫生的专业知识,使人们对社会中疾病和伤残的预防及治疗有更广阔、更深入的理解,每一个医务工作者对临床医学、预防医学、康复医学和保健医学都要有全面的认识。

随着残疾人事业的迅速发展,依照国外医务社会工作的模式,20世纪80年代我国的医疗社会工作者在康复医学临床实践中努力探索康复医学与社会工作的交流与融合,由此产生了社会康复学。在现代医学逐步实现从生物医学向"生物－心理－社会"模式转变的过程中,社会康复学理论指导下的医疗社会工作即社会康复临床服务,成为康复医学临床实践和社区康复工作中不可忽视的重要内容。医学的发展及其旧的模式的转变,既是社会发展与变革的需求,也是自身发展的必然。社会康复学的产生,不仅适应了现代医学模式的转变,而且促进了这种转变。

康复医学在20世纪晚期于世界范围内发展十分迅速,在我国也已经初步形成了比较完整的理论框架,形成了比较系统的具体实践方法和操作技术。社会康复,是康复医学的重要组成部分,也是贯穿于以残疾人为主要对象的康复医疗全过程的基本工作内容。随着现代康复学的不断发展,社会康复工作与医疗、职业、教育等几方面康复服务共同配合,协调发展,逐渐形成了自己的一套比较完善的理论体系和技术实践方法。从事这项工作的医务社会工作者运用专业化的工作方式,在康复机构和家庭、社区康复服务中逐步推广社会康复理论,得到医学界及社会各界的普遍认可和热情支持。

我们学习社会康复学,要以现代医学模式的转变以及我国社会福利制度和医疗制度改革为前提,以康复医学和医学社会学(或称健康社会学)为理论基础,深刻理解需要医疗支持的社会弱势群体的法律、法规与政策,具体掌握医务社会工作的实践方法,达到帮助以残疾人为主体的康复对象回归社会,重新参与社会生活的目的。

当代社会中,由于某些人群身心障碍及缺乏经济、政治和社会机会,而在社会上处于不利地位的,他们正在形成各种社会弱势群体。我国6000多万残疾人,是社会弱势群体中地位低下的人群。1990年12月颁布的《中华人民共和国残疾人保障法》中对残疾人有如下定义:"残疾人是指在心理、生理、人体结构上,某种组织、功能丧失或者不正常,全部或者部分丧失以正常方式从事某种活动能力的人。"这个定义改变了过去仅仅从身体上着眼的片面看法,代之以社会功能障碍和身体功能障碍为特征,不仅局限于器官的丧失或者不正常,而且包括了精神和心理、智力方面的残疾,全面地概括了残疾人的基本特征,使有关部门和广大残疾人工作者有了比较科学的理解和遵循。残疾人既是康复医学的主要服务对象,也是康复工作者的工作资源。康复医学是在残疾人事业中产生、发展和走向成熟的。因此,我们必须关心、爱护和帮助残疾人,大力发展残疾人事业,努力改善这部分弱势群体的社会环境和生活质量,维持社会的稳定,促进社会的进步与繁荣。

社会康复学是康复医学与社会学相结合的交叉学科,它运用社会学的理论和方法研究残疾人和其他康复对象的康复问题,用医疗社会工作的专业措施与技巧对残疾人提供尽可能的帮助。现阶段,由于职业康复和教育康复的发展还相对滞后,十分薄弱;又由于它们与社会康复联系紧密,工作不可分割,所以在研究社会康复学和讨论社会康复的方法与技巧时,也包括对职业康复和教育康复基本内容的分析与探索。

社会康复学与医学社会学有比较广泛的联系,也有明显的区别。医学社会学的研究对象是人类的疾病与社会发展的关系,内容包括医学的目的、医疗卫生政策、卫生资源分配、医德与医患关系等,以及生命伦理、生存质量一系列复杂的问题;而社会康复学研究的对象一般来说仅限于残疾人,或者包括处于准残疾状态的老年人、慢性病人。过去医学上偏重于临床医学,临床医学的重点是抢救生命和治疗疾病。而近年来兴起并迅速发展起来的康复医学的重点则是保护、延长生命,采取各种手段恢复病人的某些方面功能,使他们重新参与社会生活。所以,如何利用社会康复、社区康复和家庭康复的形式对残疾人、残疾人家庭进行有效的社会工作,以减轻残疾造成的后果,尽量提高残疾人的活动功能,改善其生活自理能力,并使其充分参与社会生活,使残疾人的权利、资格和尊严最终与健全人在事实上平等,这是社会康复学研究的主要内容,具体包括残疾人与社会的依存和互动关系,涉及残疾人社会福利与社会保障政策、法制建设与权益保护、劳动就业、特殊教育、婚姻家庭、社会环境等社会生活的各个领域。此外,从广义来说,社会康复学研究的的内容还包括慢性病人、老年病人、侏儒、麻风病人、药物依赖者、酒精依赖者等不能完全正常地参与社会生活的群体,研究他们存在的社会问题以及解决问题的对策与方法。

中国正处于社会转型时期,经济体制的改革已经在社会生活的各个领域产生了强烈的震撼,也打破了人们的许多传统观念。在理论、观念和技术都不断发生变革的时候,在医学本身正在经历社会巨大冲击的时候,医学不能被动地承受,不能无视影响健康的心理因素和社会因素发展传播,不能忘记医学本身积极的、充满活力的战斗精神。医学的任务将从以防病治病为主逐步转向以维护和增强健康,提高人的生命质量为主。年轻的康复医学工作者应该努力学习社会康复、职业康复、教育康复等新知识、新方法,在机构和社区中运用全面康复的理论,努力开展对残疾人、老年病人和慢性病人的康复服务,使康复医学取得无愧于新世纪的更大成就。

本教材主要用于临床医学专业康复医学专业方向教育和康复治疗学本科教育,也可用于康复工作者和医疗社会工作专业的学生必修课或选修课使用。目前,国内康复医学和医疗社会工作的教材不多,社会康复学仍处于教材建设的初期阶段,需要积极探索和发展。本教材只有在不断改进中才能逐步成熟。欢迎读者多提宝贵意见。

编　者

目　录

第一章 概 论

第一节 社会康复学的产生及内涵

一、社会因素对健康的影响

无论从人的自然属性还是从社会属性来看,疾病和伤残都不可避免地与人类共生着,这种状况从人类诞生之日起直至人类灭亡之时不可改变,即疾病和伤残永远伴人类相始终。

(一)社会问题与健康

从历史上看,原始社会生产力的极端低下,必然造成人类预防和治疗疾病能力的低下。山洞、窝棚和地穴式、半地穴式房屋,难以形成良好的卫生条件;生食、野炊和不洁器皿等等都是产生疾病的因素;对严寒和酷暑、洪水和瘟疫造成的流行病难以抵御;狩猎、部族迁徙、械斗和民族复仇等造成的伤残,缺乏及时和必要的治疗条件,如此等等。社会问题带来的疾病和伤残在远古时期就是很普遍的现象。随着社会的进步和生产力的发展,人们防止疾病的产生和对疾病的治疗也掌握了越来越多的方法。在中国,从传说中的三皇五帝时期,神农尝百草而发明中草药至今,传统医学拯救了世世代代被疾病困扰的男女老少,扁鹊、华佗、孙思邈、李时珍等许多著名医学家为世界医学的发展做出了重大贡献。现代科学技术的进步,更使世界上许多科学家不断发明了各种药物,并发展了解剖学、影像学和手术治疗的手段。20世纪电子技术的产生使医疗技术进入了一个新的里程。然而,社会的发展也产生了许多破坏人类自身的毒素,加快危害着人类的肌体和社会的肌体。例如,火药、枪炮和现代化大规模杀伤性武器的演进,乃至细菌战、化学武器的使用,使战争这个恶魔横行世界,人类受到因此产生的疾病和残疾的空前威胁;交通工具的发展和现代化公路、铁路、水上航运、空中航运的节奏加快,使交通事故大量出现,死伤人数与日俱增;生活环境的污染产生了许多意料不到的地方病和职业病;甚至越来越多的高空作业、高温作业、机械作业也每天都在制造死亡和伤残。所有这一切,都是社会发展付出的代价。研究与解决这些问题当然要涉及社会学的理论与实践,探讨疾病、伤残与社会的关系。

社会因素对人类疾病的产生、健康的变化及医学科学发展的影响,是社会康复学产生的基础。

人们最早对此问题的关注,是在社会流行病学方面。世界著名的医学史专家亨利·西格里斯(H.E.Sigerist,1891~1957)曾指出,远在古希腊和埃及时代,就有了关于特殊疾病与特殊职业关系的记载。英国的约翰·斯诺爵士在1854年研究了伦敦暴发的霍乱是由饮用水被污染引起的，推动了19世纪中期欧洲的社会流行病学不断发展；到了20世纪，吸烟与肺癌的关系以及军团病、心肌梗死、艾滋病等流行病与社会生活的关系，日益被人们所了解和重视。

社会学所研究的问题，包括社会结构、社会组织、社会问题和社会发展诸方面。其中社会结构、社会组织与社会发展给人类造成的疾病、伤残、障碍与残疾，与种族冲突、民族战争、社会歧视与偏见、贫穷与饥饿等密切相关，甚至随着社会的发展而不断产生新的疾病，使人类防不胜防。与疾病最直接相关的，是各种社会问题以及伴随的家庭问题和个人问题，都影响着人们的身心健康。如落后的近亲结婚习俗导致遗传性新生儿缺陷；孕妇饮食中缺碘出现地方性胎儿大脑发育不良；农村饮用水源污染和城市噪声废气对人体的危害；巫医假药对疾病的影响等等，这些社会群体性的严重问题都是迫切需要解决的。尽管世界各地都越来越重视这些社会问题，但因经济、政治、文化教育、医疗卫生发展水平的不同，尚不可能根本解决。

(二)家庭与个人问题对健康的影响

家庭与个人所遇到的问题，也可以成为疾病的社会因素，尤其是在心理障碍和精神疾病方面显得十分突出。

做为一个社会成员，个人所遇到的问题主要来源是：

(1)个人人格的内在因素，比如个人内在的需求得不到满足和由此产生的各种挫折、困惑和烦恼。

(2)家庭和其他环境的需求与压力，这些需求和压力已超过个人能力的负荷，使人不能承受。

(3)人与环境的互动，各种环境的变化所产生的人际关系变化及社会适应功能的变化。

这些个人问题的出现都会影响到人的心理变化乃至破坏人的正常思维能力、判断能力，导致精神疾病的发生。因精神病致残的人数在我国已有一千多万，据了解，在各种致残原因中，精神分裂症比例最大。造成精神分裂症的主要诱因都是社会性的，即日常生活、学习、工作和社会交往中人际关系的突变和强刺激。各种强刺激使大脑机能活动发生紊乱，导致认识、情感、行为和意志等精神上的严重障碍。社会问题、家庭问题等因素不仅是造成精神分裂症从而致残的因素，也是造成情感、偏执性、反应性和儿童期精神病综合因素即社会文化的总体因素；而且，酒精依赖与中毒、药物依赖及中毒也都与上述诸因素有关。近年来，虽然政治因素造成的心理和精神疾病发病率明显下降，但家庭因素和工作因素导致的精神疾患却大量增加。

总之，残疾人在康复医疗过程中产生的问题与社会学之间的联系是客观存在的必然联系，社会康复学的产生与发展都是建立在这种联系之上的。社会康复学研究的进展，既是康复医学发展的必然结果，也是医学社会学发展到新阶段的标志。

二、现代医学模式的转变

传统的生物医学在理论研究和临床实践方面，借助其他领域科学技术的发展提供的技术手段，从人这个生物整体，深入到人的系统－器官－组织－细胞－细胞核－受体－DNA－基因－分子，最终形成分子医学。虽然由此带来了生物医学的高度发展，但却不断把生物的人与社会的人肢解了，使医学本身也陷入了与社会发展不适应、不协调的困境。当然，这种困境既包括医学的失误，也包括社会传统习惯的陈旧。

我们看到，社会的进步、现代科学技术的发展作用于医学，使生物医学发展到干预、控制、改变人的生命过程的地步，甚至用现代技术“克隆”了人体器官，并有可能“复制”人本身。现代医学正在向微观与宏观两个方向深入发展，分子医学与系统医学并驾齐驱，微观医学(分子医学)研究人体的微细结构与变化，是由高技术手段和设备装备起来的，使医学走上了“技术化”道路。高技术医学的发展，一方面给人类的健康带来了利益，另一方面也带来了某些影响健康的消极因素甚至群体性灾难。

随着医学与公共卫生的进步以及世界范围的社会变革，人口谱与疾病谱有很大变化，而且这种变化在不断发生。在一些发达国家，慢性病、退行性病及衰老成为主要影响健康的问题，我国也面临着人口老龄化的挑战。随之而来的重大问题即持续的医疗费用上涨过猛，社会难以负担，又难以做到公正。尽管人们的平均寿命延长了，但是生活质量并不尽如人意。

医学的目的是什么？简单的回答只有一句话：为了人类健康。然而，医学发展的动态性和它的多维、广泛性，以及人的认识能力的局限性，给医学目的的实现带来了复杂性和许多困惑。一方面，随着医学科学的发展，人们对征服疾病，保障健康，提高生活质量的认识程度不断深化，实现医学目的的手段、方法、途径越来越多，可供选择的余地越来越大；另一方面，在越来越多的实现医学目的方法中，人们又往往由于难于区分良莠而处于束手无策境地。科学家们在要达到自己目的的同时又被自己不断发明创造的手段所干扰。甚至在努力朝医学目的前进的时候，却恰恰与目标背道而驰。例如：为了征服疾病，生物学家和医学家广泛研究和使用化学药物，使人与疾病作斗争的能力大大增强，但成千上万种化学药物以及对药物的盲目滥用，已成为严重的“药害”；为了延长患者生命，我们发明创造了复苏技术、复苏仪器、器官移植术等手段，这些技术日益先进，延长了濒死患者的生命，但同时也延长了很多病人的痛苦，增加了亲属和社会的经济负担，同时带来了卫生资源的分配不公平和巨大浪费等一系列社会问题；为了降低婴儿死亡率，将新生儿隔离在无菌环境中，大大提高新生儿存活率，但同时新生儿与母亲的隔离，造成了母乳喂养呈下降趋势，大量代乳品出现致使人类的免疫力、身体素质下降，甚至产生医疗纠纷。

20世纪晚期，从生命产生初期的人工授精、试管婴儿到生命结束阶段的临终关怀和安乐死，从器官移植到基因重组，人类对生命及生存价值的体会和生活质量内涵的变化，使医生的治疗在不断进展的过程中也不断产生障碍，产生改变和困惑。在迈进21世纪的门槛之前，人们还看到以下几方面的事实：

其一，是自20世纪50年代以来，世界各国为了制伏心脑血管疾病和肿瘤费尽了心机，消耗了大量资源，但在全世界的发病仍呈上升趋势，主要原因在于生物医学只注重用对待生物因素致病的技术和方法来与社会因素造成的疾病对抗。

其二，是误诊率居高不下的状况。尽管几十年来现代科学技术为医生提供了大量先进的检测设备，但临床误诊率并末因此回落，原因仍要归结为生物医学的缺陷。由于思想方法不当而误诊，主要表现为主观臆断，迷信仪器，思路狭窄等许多方面。

其三，是数十年以来一些严重危害人类健康的疾病始终找不到病因，新的致命疾病又不断出现，2003年春夏我国许多地区和世界上不少国家发生的非典型肺炎严重影响了社会的安定和生产的发展。在生命的顽强与脆弱反复较量的舞台上，医学和社会学、伦理学之间的冲突日益突出。

医学模式需要改变并正在改变。医学和社会学都需要在这种改变中进行对话。医学的困惑,直接影响了人们的社会生活。社会因素对医学发展的冲击,迫使医学离开了传统的轨道。

现代医学模式从传统的生物医学向“生物－心理－社会”模式的转变,使人们普遍认识到仅仅依靠医生和药物已经不能完全恢复并保持人类的健康,生物医学技术和医学领域高科技研究成果、尖端医疗设备的发明,使病人和医生之间的感情交流逐渐被金属、射线、电流所割裂与取代。在金钱和物欲的诱惑、逼迫下,一些医生不择手段的收治病人住院、开几千元的大处方、手术失误、收礼收“红包”等现象屡屡发生,我国医患关系在20世纪末出现了明显的危机。天使的白衣受到的玷污,给方兴未艾的医疗制度改革带来了新的问题。医学必须不断强调医学的人文精神,即从人的心理和社会意识理解健康与疾病,才能为人类的健康提供保障。

事实上,20世纪初社会工作对医学的介入,即在许多国家和地区开展的医疗社会工作,已经为现代医学模式的转变创造了条件。中国在1920年以后也曾有国外的医务社会工作者介入几个大城市开展工作。20世纪后期全球性的精神病人开放式管理,弱智儿童、少年的一体化教育,对临终老人的特殊关怀,以及预防医学、保健医学、康复医学和健康教育的发展等,都为这种转变提供了有力的支持。在这种形势下,社会医学和医学社会学理论相继产生,不但丰富了医学体系和促进了现代医学的发展,而且引起了社会学家越来越多的关注。在我国,社会学家首先介入与社会弱势群体中残疾人密切相关的康复医学,一方面从理论上探索医学与社会学、残疾人与社会的互动关系;另一方面积极投入残疾人的社会工作实务,开辟了有中国特色的社会康复工作途径,并总结出一套有益的经验和理论认识,产生了社会康复学。

医学的理论和实践都涉及诸多层次和诸多因素,其中许多因素是难以用技术手段定量测查、定性分析的,尤其是造成疾病和伤残的社会因素,必需有大范围、长时间的调查,这就不仅造成了研究上的困难,也增加了临床诊断和治疗的难度,其表现形式就是医疗问题经常和心理问题、社会问题乃至法律与宗教问题相混杂。另外,医生与病人的关系,首先是人与人的关系,互相信任是治疗疾病的重要保障。如果一个医生的眼中只有疾病、医疗手段和物质利益,而没有或极少有被疾病困扰着的人,使病人逐渐疏远了医生,这个医生就会一天天陷入绝境。如果一个医院里这种医生居多,这个医院在激烈竞争的医疗市场中就很难生存。因此,伴随着现代医学模式的转变,医学的脚步显得格外沉重。

另一个明显的表现是当前医疗实践活动落后于医学模式转变的理论认识;医学教育也基本上徘徊在传统的生物医学峡谷里,没有力量跨越千百年形成的感性和偏见的障碍走出峡谷。由传统医学教育思想培养的医生现在仍然是我国医疗卫生事业中的基本的和主要的力量。在医院里,一方面医生是主体,听诊器和手术刀说了算,另一方面药品是和市场经济接轨的重要成分,大多数医院要靠卖药来增加收入。虽然许多医院的大厅都高悬着“患者至上”的牌匾,医院的管理者和医生都在说改善医患关系,加强医德医风建设,但是在绝大多数医生的眼里,患者仍然只是一台等待自己修理的、残损的或缺失了零件的机器。

要适应医学模式的转变,医学教育的内容及培养医师的要求应扩展到参加人群的预防保健工作和研究各种促进健康的方法等方面,教学重点应转移到社会性疾病和心因性疾病的教学上来。从生物因素扩大到社会因素,从生理因素转移到心理因素的教学上来。具体表现为由防治疾病扩大到保护健康，促进长寿；由自然致病因素的预防扩大到生活行为以及其他社会致病因素的预防；由生理防治扩大到心理防治。要达到上述要求，必须加强社会医学、行为医学、环境医学、医学心理学和康复医学等学科的教学和研究，努力推进医学与人文社会科学交叉学科的研究。医学教育必须从理论和实践的结合上，加强卫生经济学、卫生法学、卫生管理学、医学社会学等交叉学科的教学和研究，引入社会科学的方法来解决医学问题，促进医学教学方法的改进。

现代医学模式的转变在实践上是严重滞后的。如果说"生物－心理－社会"医学模式的提出在理论上是一次变革，那么，这一模式在实践中的贯彻同样是一次变革，而且是难度颇大的变革。在观念上接受"生物－心理－社会"医学模式固然不是易事，但在行为方式上，在医学活动的具体操作中贯彻、落实新医学模式要比在观念上接受复杂得多、困难得多。对于医学模式的转变，人们在理论上的创新与实践上的保守，思想上的认同与行动上的消极和拒绝形成了鲜明的反差和不协调。思考这种反差和不协调，分析医学模式转变在实践上滞后的原因，是推进医学模式转变、促进医学事业发展所需要的。

在这种形势下，康复医学的理论与实践，弥补了生物医学的缺陷。康复的目的是使残疾人和其他病人机体和心理得到最大限度的恢复，重塑自我，以新的面貌和心态参与社会生活，充分发挥潜在的能力和创造性，共同分享人类所创造的物质和精神文化成果。这是医学的胜利，是现代医学所追求的目标，也是人性的胜利，是社会文明与进步的表现。

当然，在康复医学的发展进程中，仍然处处投下了传统的生物医学的阴影。许多康复医师还没有完全跳出生物医学的巢臼，心理医生还没有精力给康复医学以更多的关注，慢性病人的康复还存在许多空白，医务社会工作的专业化水平还不够高。但是，医学模式的转变已经是大势所趋、人心所向，康复医学的发展已不可逆转，传统生物医学的主弦律必然会逐渐改变的。社会康复学的产生是现代医学模式转变的必然结果，也就是说社会康复学是适应医学模式转变而产生的，必将随着康复医学的发展而走向成熟。

三、医疗制度改革的需要

社会对医学的要求和医学模式的转变，促进了医疗制度的改革，这种改革必须配合社会福利和社会保障制度改革的进程。社会康复学基本理论的产生和社会康复服务，体现了医务社会工作者对康复对象特殊需求的认真思考和有益工作，适应了医疗制度改革的形势和需要。

社会经济、政治等复杂因素无时无刻不在干扰着医学科学的神圣目的。尽管许多医学实践活动是以医学为目的，但在以利润为重要驱动力的社会里，必须承认有许多医疗活动常常以经济利益为目的。在人类医学发展史上，以医学为目的的医疗活动往往和以经济利益为目的的医疗活动交织在一起。我国目前体制改革过程中医学领域出现的许多问题就是这种矛盾交织的产物。当然，对于在利润驱动下的医疗活动应当客观评价，不可否认它对医学发展也起着这样或那样的促进作用。但同样，它也导致医学发展出现盲目失控现象。为了赚钱，大量改头换面地"发明"新药，大批生产，推销同类药物造成药品滥用和失效；为了完成"经济指标"，一些卫生防疫部门甚至纵容贫苦农民卖血，乃至引发许多社会问题；为了竞争，高精尖仪器设备频频改朝换代，致使医患之间越来越依赖仪器，医患物化日趋严重，医疗卫生费用急剧上升；为了标榜“为官一任，造福一方”的“德政”，有的地方领导盲目追求卫生医疗机构的豪华和硬件配备的洋化，不考虑卫生资源分配是否失衡。所有这些，都要求医疗卫生制度的改革。

除了医学与社会学共同面临的上述问题，医学本身存在的以下几方面问题。

(1)卫生资源配置不合理，医疗服务模式单一与人民群众的医疗需求多样性之间存在矛盾。由于缺乏宏观调控，各级各部门竞相办医，条块分割，自成体系，造成重复建设和资源浪费；医疗资源相对集中于城镇，许多农村医疗卫生资源不足，医疗消费集中在城市大医院，医疗服务供求结构失衡；医疗卫生服务模式单一，城市医疗服务提供能力相对过剩，而慢性病防治、老年护理、残疾人康复、妇幼保健、临终关怀等人生全过程和特殊人群的医疗保健需求往往得不到满足，群众就医还有很多不便。

(2)医疗服务社会化程度不高，医疗机构之间缺乏技术竞争和协作。从科室设置到仪器设备都片面追求小而全、大而全，追求扩大规模。符合国情的全科医学发展缓慢，社区医疗管理体制还存在许多问题。临床与教学、科研脱节，医疗资源共享程度低。

(3)医疗机构管理体制和运行机制缺乏活力。许多地方的行政管理人员仍停留在计划经济的思维惯性里，卫生部门既办医院又管医院。医院缺乏经营管理自主权和灵活性，服务意识弱化，缺乏经营管理意识，不讲经济管理和成本核算，资源利用效率较低。有些医院片面追求经济利益，为非法行医者提供了市场。

(4)医疗机构补偿机制不合理，并由此引发很多弊端。近年来，各级政府对公立医疗机构的财政补助水平相对下降，而除应用新仪器、新设备和新开展的诊疗项目外，技术劳务价格长期严格控制，引发了医疗机构过度依赖药品批零差价来创收，尽量利用先进的仪器和大型设备检查收入取得补偿，而医生的诊疗技术却得不到相应的报酬。药品购销和大型检查中的不正之风屡禁不止的原因之一就是补偿机制不合理，其后果不但损害了人民群众的利益，也损害了医疗机构和医务人员的形象。

1999 年，我国开始全面改革医疗制度。建立和完善包括城镇职工基本医疗保险制度在内的社会保障体系，关系到经济体制改革的顺利进行；城镇医药卫生体制改革则直接关系到群众的切身利益。因此，逐步建立城镇职工基本医疗保障体系和医药卫生体系，成为全面改革医疗制度的主要内容，也是我国医学发展进入新里程的标志。

医疗保险成为城镇居民医疗的一种保障，这是国内外社会发展的形势所决定的。医疗保险把医学与市场联系在一起，在病人和医院之间增加了一条沟通的渠道，也增加了一道彼此自我保护的屏障。在这种形势下，如何保障病人的利益，特别是如何保障残疾人的权益的同时又维护医院的利益，就成为社会工作者的特殊的任务与职责。随着医疗制度改革的深入发展，医务社会工作者所从事的社会康复服务将越来越受到医疗机构和广大患者的欢迎。

四、社会康复学的基本内容

任何学科的产生和发展，都是人类社会需要的结果。第二次世界大战使数以万计的人不幸致残，康复的需要，导致了现代康复医学的产生和发展。残疾人、老年人、慢性病人的康复，需要多学科综合解决，其中残疾人的全面康复尤其重要。目前，学术界对康复医学比较一致的概念是：综合地和协调地利用医学的、工程的、教育的、职业的、社会的和其他一切可能利用的措施，使残疾者的功能和权利复原到尽可能达到的最大限度，以使他们与健全人平等地参与社会生活。社会康复，就是全面康复系统中的一个重要环节。

社会康复学的研究范畴，包括康复医疗机构中的社会康复工作，也包括社区康复和家庭康复中的社会工作服务。因为残疾人是康复对象的主体，我们的讨论一般泛指残疾人的社会工作。

我们从社会康复学和医疗社会工作的角度，在讨论残疾这一人类固有的问题时，主要侧重于研究疾病、伤残与社会、社区、家庭的互动关系。

开展对疾病伤残与社会学之间的关系的研究，从社会学和社会工作的角度对残疾人、慢性病人、老年病人实施社会康复，在中国更具有紧迫性和极大的社会意义。除了医疗机构要逐步全面开展这项工作之外，近年来兴起的社区康复是一种在基层对各类残疾人及其他康复对象服务的新途径。这种服务，是医疗、社会、职业、教育、心理和工程技术的综合服务，比单纯在医疗机构中的医学手段更有威力。它能调动社会各个方面，包括残疾人家属积极参与康复工作，非常适合中国的国情，在家庭伦理、社会意识和经济生活等方面都有好处。所以，从致残原因的社会因素来考虑，从解决社会问题入手，大力开展社区康复，比医疗和康复机构中的治疗更为有效。

疾病、伤残与社会学之间的联系是客观存在的必然联系，社会康复学的产生与发展都是建立在这种联系之上的。社会康复学研究的进展，康复医学体系中的社会康复，既是现代医学"生物－心理－社会"模式发展的必然结果，也是社会学研究中一个很有生命力的新领域。

社会康复是针对以残疾人为主体的特殊人群开展服务的社会工作，其内涵具有广泛的社会性，也有一定的专业特点。

(一)社会康复的内容

社会康复的具体内容包括：

1．协助政府机构制定法律、法规和各种政策来保护残疾人的合法权益，使其享有同健全人一样的物质生活条件和文化成果。无论是残疾人，还是老年人、慢性病人，都是社会上有特殊需要和特殊困难的群体。他们有特殊的医疗、住房、社会交往等方面的困难，解决这些困难不仅需要社会各界的共同努力，而且需要政府制定相关的法律、法规和政策。社会康复工作者一方面要在调查研究的基础上向政府有关部门提出建议，另一方面要坚定不移地贯彻落实政府的法律、法规和政策。

2．保障残疾人生存的权利，使其在住房、食物、婚姻家庭方面得到公平的待遇，有适合其生存的必需条件。住房和食物，是每一个人在社会上生存的最基本条件；婚姻和家庭生活对绝大多数残疾人也是需要的，应该得到社会的关注。如果康复对象缺乏这些基本条件，医疗的、教育的和职业的康复都无法实现。

3．为残疾人自身的发展提供帮助，使其有接受教育和培训的机会，提高其生活自理能力、就业能力和参与社会的能力。残疾人由于存在生理和心理障碍，一方面较少接受教育，升学阻力很大，困难重重；另一方面需要接受特殊方法的教育，需要特殊的学习条件(如环境、设备、教材等)。社会康复工作者应该千方百计地帮助他们寻找机会、创造条件、排除阻力、疏通障碍，使适龄的残疾儿童入学，使达到录取标准的残疾考生不被拒绝，使残疾毕业生能找到合适的工作。同时,动员社会创办更多更好的特殊教育学校,努力争取增加特殊教育经费,推广普通学校的"一体化"教育,提高残疾人的文化素质,从而更好地参与社会生活。

4. 消除家庭中、社区里和社会上的物理性障碍,使残疾人获得生活起居的方便,并享受社会的公共设施服务。生活环境的物理性障碍,给各类残疾人、老年人和其他行动不便的人造成许多困难。20世纪70年代以来,世界各国都为残疾人的无障碍环境设计与改造做了大量工作,我国许多城市近年来也做了很大努力,取得一定成绩。但是,面对6000多万残疾人和更多的老年人群体,真正能够得到无障碍环境益处的残疾人是极少数;尤其严重的是,大多数残疾人的家庭环境没有实现无障碍,给他们的生活起居、参与社会生活带来极大不便。倡导和推进无障碍环境设计与改造工作,是社会康复的一项重要工作。

5. 大力提倡和实现人道主义精神,消除社会上对残疾人的歧视和偏见,激励残疾人的自强自立精神,建立一种和谐的社会生活环境。社会工作者在开展社会康复工作中,一方面要在社会上广泛宣传人道主义,动员社会各界关心和帮助残疾人,制止对残疾人的歧视、侮辱、虐待和不公平;另一方面要鼓励残疾人自强不息,克服困难,增加生活的勇气和适应能力,通过自身的努力奋斗来提高独立生活能力,改善生活质量。

6. 组织残疾人与健全人一起参加社会文化、体育和娱乐活动,支持残疾人自己的社团活动,通过交往,形成全社会理解、尊重、关心和帮助残疾人的良好风尚。残疾人的文化、体育工作,重在参与,重在精神文明建设。社会康复工作包括组织和扶持残疾人开展适应自己特点的群众性文化、体育、娱乐活动,并通过广播、电影、电视、图书、报刊等形式,宣传残疾人运动会、文艺表演活动;鼓励、帮助残疾人进行文学艺术、教育、科学技术和其他有益于社会发展的创作活动。

7. 采取措施帮助残疾人实现经济自立,或提高其经济自立能力,保障其在经济生活中不受歧视;对于不能实现经济自立的重度残疾人,帮助他得到社会给予的经济保障。为了减轻社会负担,在扶贫助残工作中,社会工作者应致力于残疾人实现经济自立,消除懒惰和依赖思想;对于完全失去劳动能力和生活自理能力的人,则应帮助他们获得生活保障金和其他待遇。

8. 鼓励和促进残疾人参与社会的政治生活,保障其政治权利。残疾人积极参与政治生活,不仅可以提高觉悟、提高政治地位,还可以改变人们的一些不正确看法,纠正社会上的错误观念。为残疾人参与社会政治生活而创造条件和提供帮助,是社会康复工作的重要内容。

(二)社会康复的特点

社会康复是康复医学领域中的重要内容,也是全面康复的临床实践不可缺少的工作环节。根据我国的国情和康复医学发展的状况,它具有以下几个特点:

1. 社会康复是一种政策性很强的工作　由于残疾人是社会上最困难的群体,需要政府从法律和政策方面给予照顾;同时,也需要对不同情况采取不同的政策与措施。例如工伤的认定和处理、交通事故及意外伤害的赔偿、残疾用品的配备、抚恤与救济、伤残评定、法律援助等等,都需要社会工作者直接参与,所以社会康复必须十分注意政策,既要维护残疾人的合法权益不受侵害,又要不妨碍相关人员、单位、社区的利益。

2. 社会康复十分注重调查研究　因为社会康复的主要工作方法是个案工作,其目的是帮助残疾人解决具体问题,而调查研究是解决问题的前提和必然过程,所以社会康复工作特别强调调查研究。社会工作者既要与案主认真会谈，倾听案主的申述，又不能完全按照案主的意志去办理。只有对个案相关者进行全面而深入的调查，才能避免主观性和片面性，真正把问题解决好。

3．社会康复是讲究协调性的工作　社会工作需要较高的协调艺术与整合技巧，个案工作需要在案主与各持已见的当事人之间进行协调；小组工作也需要在各种专业人员之间进行协调。由于我国康复医学事业还处于较低水平的发展阶段，康复医师严重缺乏，医生难以解决非医疗的问题，包括组织、规划、召集、布置其他专业人员工作的困难，所以这种协调工作就要靠社会工作者来承担。实际工作表明，在残疾人（案主）与当事人之间、病人与医护人员之间、医院内部各科室各专业人员之间、医院与社区之间，社会康复的协调工作都是非常重要的。

4．社会康复工作具有很强的效益性　一方面，社会康复可以为病人解决许多医护人员不能解决的问题，受到病人的欢迎，因而产生广泛的影响和难以估量的社会效益；另一方面，医疗机构的社会康复工作是有偿服务的，是医疗制度改革中医院新的经济增长点，潜在着很大力量和优势。社会康复完全符合现代医学发展的“生物－心理－社会”模式，有很强的生命力，其社会和经济双重效益性已经充分显示出来。

上述社会康复工作的内涵及特点，在医疗机构中和社区医疗卫生服务中都是共同具备、共同体现的。随着康复医学的发展，这些特点将越来越被人们所重视。

第二节　社会康复的意义

一、什么是社会康复

在康复社会学的理论指导下，近年来我国医务社会工作致力于康复机构和社区中的社会康复工作。特别是康复机构中的个案工作取得了很大进展，积累了一定的经验并创立了符合中国国情的方针与方法，为残疾人的全面康复、回归社会做出了一定的贡献。

在康复医学领域里，社会康复的概念，是指从社会的角度，采取各种有效措施为残疾人创造一种适合其生存、创造、发展、实现自身价值的环境。并使残疾人享受与健全人同等的权利，达到全面参与社会生活的目的。社会康复的实现，一方面依靠残疾人自己的不懈努力，另一方面则依靠社会对其提供尽可能的帮助。社会康复的措施，有些是针对残疾人个人的，有些必须是社会整体性的，如法律政策保护、无障碍环境、美好和谐的人际关系等等。社会康复工作的内容，主要通过各种康复机构和社区康复、家庭康复工作来体现，康复机构中开展的是个案工作和小组工作，社区中的社会康复工作也主要由社会工作者承担。目前所说的社会康复，主要是指康复医学领域中的医务社会工作，康复对象以残疾人为主体，一般不包括药物依赖者、酒精依赖者和青少年犯罪者的社会康复。

现代医学从生理模式向心理模式再到社会模式的转变，使人们注意到大量社会学所研究的社会问题，往往与疾病伤残有密切的联系。随着社会的发展，这种联系越来越广泛。社会问题，就是社会运行过程中使社会系统失调的障碍因素。社会问题的发生，能够影响到社会部分成员甚至全体成员的共同生活，干扰社会秩序，甚至可能对社会运行的安全构成威胁，比如吸毒、酗酒及性病的传播对社会造成的影响，以及一定范围内的地方病、职业病和饥饿、战争等对社会发展的障碍。社会问题与社会发展共存，由于社会矛盾具有普遍性，社会问题也必然普遍存在，而且它会随时间上的、空间上的变化出现变异。交通事故造成的伤亡是全球性的，并随着时间推移与日俱增；而某一地域性的疾病既可以因病源的根治而消失，也可以因自然条件、生态环境的改变而出现。社会问题因为社会交流的复杂性而具有一定时间的持久性。所以这一切，使疾病与社会之间的关系也显得很复杂。

总之，疾病、伤残与社会学之间的联系是客观存在的必然联系，社会康复学的产生与发展都是建立在这种联系之上的。社会康复学研究的进展，康复医学体系中的社会康复，既是现代医学“生物－心理－社会”模式发展的必然结果，也是社会学发展到新阶段的标志。

在社会康复学理论的指导下，康复机构和社区康复的医务社会工作正在向前发展。社会康复个案工作也取得了一定进展。社会康复个案工作，是一种专业化的社会工作。目前，它主要是在康复机构里为以残疾人为主体的康复对象服务的工作。从事社会康复的个案工作者，遵循社会工作的理论基础、原则和工作方法，着重帮助案主即康复对象解决各种各样的社会问题，帮助他们回归社会，重新参与社会生活，以此缓解矛盾，维护社会安定团结。从事社会康复的我国医务社会工作者，借鉴先进国家的经验，结合国内实际情况，正在努力创造具有中国特色的社会康复理论体系和工作方法，为我国残疾人事业的发展作出自己的贡献。

二、社会康复的目的及意义

在现代医学的发展过程中，新兴的康复医学是很容易把医学与社会学联结起来的一门专科医学，因为康复的目的不是治病，而是采取各种技术手段帮助残疾人和其他康复对象回归社会，重新参与社会生活。医务社会工作以社会康复服务的方式出现，产生之始即受到医学界的重视和社会学家的认真研究，更受到广大残疾人的欢迎，同时也得到社会各界的热情支持。

我国的医务社会工作，是在社会学和专业社会工作重新恢复和开展之后兴起的。适应残疾人事业的发展和现代医学模式的转变，1988 年 10 月，中国康复研究中心的建立标志着残疾人康复事业进入了全面发展的新里程。改革开放后我国第一批医务社会工作者开始探讨全面康复工作在现代医学模式转变过程中的意义与作用，专业社会工作者在医院的社会服务已经中断了半个世纪之后，重新参与医院临床工作。他们从帮助解决病人的家庭问题和社会问题入手，与心理医生密切配合，同时与康复医师、护士、运动治疗士（PT）、作业治疗士（OT）、康复工程技术人员等共同组成治疗小组，使病人得到全面康复的医疗服务，取得了很大成效。经过十几年的探索与发展，进入 21 世纪之后，北京、上海、广州等地的一些大型医疗康复机构逐渐开展了对病人的社会服务工作；一些非政府机构也开始尝试进行专业化的社会康复服务。

康复，归根到底是使各种不能正常参与社会生活的人重新回归社会。现代康复的概念中包含医疗的、教育的、职业的、社会的多种内涵。社会工作者从事的社会康复临床个案工作，不仅从理论上使现代医学模式的转变得到验证，而且使医生与病人恢复和改善了人与人的关系。医学与社会学的关系在医务社会工作者的协调下水乳交融了。

康复有几种途径，可以分别在机构中、社区中和家庭中进行。康复机构集中了各种专业人员和先进的设备，非常有利于残疾人和老年病人、慢性病人的全面康复与回归社会；而社区康复则是一种在基层对各类残疾人及其他康复对象服务的途径，是医疗、社会、职业、教育和心理的综合服务。社会康复能调动社会各个方面的力量，包括病人家属积极参与康复工作，很适合中国的国情，在家庭伦理、社会意识和经济等方面都有积极的意义。所以，在康复社会学的理论指导下，从致残原因的社会因素来考虑，从解决社会问题入手大力开展医务社会工作，是今后康复工作的重要内容。

三、社会康复的作用

社会康复工作是一门综合运用医学、法学、社会学、工程学、护理学等现代科学所提供的知识与技能而形成的以应用为主的专业学科。它是调动社会力量来帮助有特殊困难的人们满足社会需求的一系列有组织、有目标的活动。它的具体功能是积极地、科学地解决在社会发展过程中由于各种关系的失调、变态和冲突所造成的病伤残者与家庭、单位、社会之间不平衡的矛盾。社会康复工作通过个案工作、小组工作和社区工作等方式开展；通过为残疾人提供各种服务来达到消除社会弊病、改善社会机制、协调人际关系、增进社会福利和提高病伤残者生活质量的目的。社会康复工作在改善医患关系方面起着非常大的作用，从而推动了现代医学的发展，体现了医学的人文精神，促进了社会的精神文明建设和人类的进步。

人类历史进入 20 世纪 90 年代之后，世界出现了新的格局，人们的思想观念也出现种种重大的变化。众所周知，人是社会的主体，人本身的发展进步是当代社会发展变化的起点，也是终极目标。病伤残者不断改善人际关系，不仅对自身的发展有好处，而且对社会的稳定和发展有积极的意义。残疾人虽然不幸身心健康处于劣势，在为人类献身的竞技场中存在障碍，但是如果能本着以人为中心，以人的发展为目标拼搏前进，则可能把劣势变为优势，使自己在生活道路上，在对人类社会的贡献上，充分发挥主动性和创造性，由弱者变为强者。这是残疾人的心声，是医务社会工作的宗旨，也是社会工作者努力的方向。

残疾人极需要社会各界的理解、同情与帮助。联合国《关于残疾人的世界行动纲领》中明确指出："要达到'充分参与和平等'的目的，仅仅着眼于残疾人的康复措施是不够的。事实表明，决定残疾对于一个人日常生活影响的主要因素是环境，如果一个人失去了获得生活基本因素的机会，而这些机会对于社会其他人都是人人有份的，那就构成了障碍。这些基本因素包括：家庭生活、教育、住房、经济和人身保障，参加社会团体与政治团体、宗教活动、亲密关系和性关系，享有公共、行动自由以及一般的日常生活方式。"中国政府已经承认并愿意执行这一行动纲领。

在《中华人民共和国残疾人保障法》中规定：

残疾人在政治、经济、文化、社会和家庭生活等方面享有同其他公民平等的权利。

残疾人的公民权利和人格尊严受法律保护。

禁止歧视、侮辱、侵害残疾人。

为了减少和消除社会对残疾人的歧视，帮助他们平等参与社会生活，我国在刑法、刑事诉讼法、民法通则、民事诉讼法、婚姻法、继承法、选举法、兵役法、义务教育法等主要法律中，都有保障残疾人的专门规定。

残疾人进行医疗、心理、教育和职业一系列康复之后，摆在他们面前的仍然有一个严峻的现实:社会并不轻易向残疾人敞开大门,这无疑影响到他们治疗的积极性和参加各种康复活动的热情。于是,社会康复就负有了特殊职能,它的主要任务之一就是沟通残疾人和外界的联系,一方面唤起社会对残疾人的理解,与社会一起创造帮助残疾人平等参与社会生活的条件;另一方面帮助残疾人认识和适应现实社会,使他们意识到自己不仅有生存的权力,而且还有为社会尽责的义务。

现实生活中,在身心痛苦相折磨下的残疾人心理往往会发生异常现象;不言而喻,如果心灵的天平不能保持平衡,要想战胜残疾重返社会几乎是不可能的,外部世界包括社会环境和正常人对残疾人心态所产生的影响当然不可低估,但更重要的是残疾人自身如何弥补因为身残而导致的心灵残缺。

现代社会中,从来没有一个人完全独自生活和活动的,他永远是某一个社会集团或群体的成员。从这种意义上说,残疾人的社会交往和人际关系直接影响着其他人群的社会活动和生活质量。残疾人是一个特殊的群体,其影响无处不在。只有每一个残疾人和健全人都把美好和谐的人际关系当做安身立命的根本大事重视起来,我们的文明与进步事业才会健康、迅速地发展。社会康复,就是连接残疾人与社会的一座桥梁和纽带。

四、残疾人的潜力与创造性

从事社会康复的社会工作者,一方面要鼓励残疾人自尊自信、自强自立;另一方面还要动员社会力量尽可能地帮助残疾人,使他们提高生存质量,并有所创造,有所发展。

(一)要有参与社会的欲望和勇气

回归社会,重新工作和参与社会生活的欲望,不仅有年龄上的差别,也有性别上的差异。在重残者中,女性参与社会生活的欲望较男性更为降低,已婚残疾妇女在家庭稳定,经济收入有保障的情况下,几乎没有人再想从事过去的工作或重新选择力所能及的职业。回归社会的愿望和重新创造生活的勇气,在残疾青年中表现突出。这种愿望和勇气,预示着残疾人事业未来的前景。

鼓励残疾人重新参与社会生活,发挥创造性、回归社会主流,社会工作者必须首先帮助他们树立信心,提高勇气,保持豁达大度、乐观积极的思维方式及处事方法,这对健全人已经不容易,对残疾人来说更是非常困难的,然而也是极其重要的。

信心和勇气,是适应社会的前提;坦然面对困难,豁达大度,是思想情操高尚的表现。人的一生,总要经历许许多多酸甜苦辣,走过许许多多艰险坎坷的路,碰到各种各样的同路人。有的短暂相识即分手而去,有的结伴同行一段人生之旅,有的几十年友谊长驻,有的甘苦与共终生相依相守。也难免有人嫉恨、攻讦、误解、抱怨、造谣中伤或落井下石,生活中也不乏阳奉阴违或口蜜腹剑的人。对于有身心障碍的残疾人来说,人世间的风刀霜剑要更凶险得多。实际上,人生之旅中难得的友情和坦诚相待,每个人当然都感到幸福和欣慰,并愿意给以报答。而对于生活中那些令人不快的丑恶,令人愤怒的言行,我们则应在有理、有利、有节的处理过程中注意保持自己清醒的头脑和豁达的风度。社会康复工作者要帮助残疾人保持乐观积极的思维方式和处事方法,这是和豁达大度密切相关的。

残疾朋友应该懂得,任何人的生活中,都有顺境和逆境,有欢乐和忧伤。乐观的人常会看到生活光明的一面，总是对前途存有希望，抱着理想，怀有信心。每当遇到挫折的时候，首先想到黑暗不过是暂时的，太阳就会重新升起，因此这些人能沉着地应付各种困难，绕开急流险滩，争取美好的前景和新的成功。相反，悲观的人则往往只看到生活中黑暗的一面，对于前途不抱有任何信心与希望，每天都担负着心理上的千斤重担艰难度过，偶然遇到失败和阻碍，就更加多了几倍忧伤和恐惧。这些人认为成功只是暂时的，团聚时的欢欣很快就会被别离的痛苦所代替，他们对任何事物都不感兴趣，让岁月在长吁短叹中消逝，有的人甚至因悲观绝望而轻生弃世。所以，创造性在一定意义上说只属于乐观向上，开拓进取的人。悲观绝望，就是对创造性的扼杀。

我们并不是要只看生活中美好的东西，而否认其中的痛苦和困难，或者在遇到不愉快的事物时就掉过头去，装作没有看见。这种逃避的态度，本身就是心里不健全的表现。我们也不是要在遇到困难和挫折时，强作笑颜，或装成毫不在乎的样子，这也仅仅是另一种逃避的形式而已。在这里，我们提倡一种变换角度的观察和待人接物的方法。一是仔细观察那些令人不快的现象和事物，换一个角度，可能发现一些新的、有意义和价值的方面；二是从对方的位置和出发点去思考一下，也许事情并不像当初认为的那样糟。蔑视困难和挫折，积极地投入新生活，生活就会对你微笑。

(二)努力发挥创造性

有了重新参与社会生活的愿望，是战胜自我的重要表现，也是重新发挥创造性的第一步。但是，要真正使自己被“埋葬”了的创造性再现生命的异彩，还需要极其顽强而艰辛的努力。对于所有残疾人来说，发挥创造性、回归社会生活主流的一个重要信念和方法，就是扬长避短、锲而不舍。每个残疾人自身的残疾是不可改变的，假肢、盲杖、盲表、轮椅以及一切其他辅助器械和用具，都只能起到一部分代偿的作用。所以，我们不能完全依赖这些东西而生活，不能总是想自己失去了什么，而应该不断地思考自己还拥有什么，千方百计地利用自己所拥有的，去发挥创造性，实现人的价值。

几乎每个残疾人都存在不同程度的心理障碍，美国心理学家乔兰德指出：“专业治疗学家可以是精神病学家、临床心理学家，或者是社会工作者以及接受过个体咨询方面训练的教士。……在咨询中治疗学家的病人主要关心的是某些特殊的生活问题，目的是使他们充分发挥出解决问题的能力，因此他就可以自己解决自己的问题，而不用放弃对自己的自主权。”在社区康复工作中，社会工作者对残疾人的帮助，根本目的不是解决一两个实际问题，而是使他们认识到自身存在的能力和创造性，并充分发挥自己的能力，自己去解决自己的问题。只有这样，残疾人才能实现真正意义上的回归。邓朴方指出：“一个残疾人不屈于命运，走出自己的人生之路，为社会做出了贡献，这样的实实在在的人在我国有成千上万。他们的共同经验是：要自尊、自信、自强、自立……残疾作为一种不幸，客观地降临到自己身上了，应该怎么办？路有两条，一是悲观失望，认为一切都完了，甚至轻生厌世；二是正视现实，乐观向上，无论多么困难，路仍在自己的脚下，重要的是自己去拼搏，去奋斗，去创造。”残疾人与健全人同样有创造性，只要正视现实，乐观向上，人生就绝不会逊色。

残疾人要回归社会，自尊自信十分重要。自尊自信不仅使自己勇于面对现实，面对困境，而且能使自己充分发挥潜在的能力，发挥创造性。

社会对残疾人的偏见和歧视是多方面的，其中很突出的一点就是视“残”为“废”，忽视或抹杀了残疾人的创造性。

正像美国著名哲学家马斯洛所强调的：“创造性是每一个人生下来就有的继承特质。”除了精神残疾和重度智力残疾影响了人的创造性外，其他残疾人本身并不会因为残疾而失去创造性和任何潜能。一切关心残疾人的朋友们，不仅要帮助他们克服各种障碍，而且要促使他们发挥自己的创造能力，更好地参与社会，做出自己的贡献。

所谓创造性应该从广义的范畴去理解。社会上的流行说法是，那些政治家、军事家、理论家、艺术家、科学家、发明家、音乐家、作家、画家和诗人等等，才具有创造性；普通老百姓，凡夫俗子，则无创造性可言，这是一种错误的认识。

每个残疾人，都已经清楚地了解到自己失去了什么。使残疾难于走出困境的是不断想到自己的缺陷和丧失；而使残疾人有所作为的，则是不断想到自己还没有丧失的创造力，还存在的功能，并积极对待人生。一个残疾人，要生存，要发展，要创造，当然要付出比健全人不知多多少倍的努力，但这种努力是值得的。

残疾人大多数低估了自己的创造才能，认为自己“这辈子完了”、“没有用了”。在这个时候，使他们恢复生活的信心和勇气十分重要。但是光有积极、乐观的态度和自信心还不够，还要有发挥自己创造才能的思维方式和方法。创造的出发点是不满足于现状，要以自己的智慧和力量去改变它。创造是人的几乎全部智力和体力都处在高度紧张状态下投入的一种活动，在这种状态下，人的心理活动达到最高水平，人的潜能也得以充分开发和调动。如果不能充分发挥创造性思维和方法，积极乐观的信心就不可能持久。

社会康复在残疾人与社会之间架起了一道桥梁，也在医学与社会之间开设了一列直通车。我们看到，在社会工作者的帮助下，许多残疾朋友正在努力拼搏，为回归社会，重新参与社会生活而奋斗着。

第三节 社会康复学与相关学科的关系

一、医学社会学

关于医学社会学的认识，我国在学术界有较多分歧。总的看来，作为一门社会学的分支学科，医学社会学的理论与实践还没有达到十分成熟的阶段。伴随着康复医学产生的社会康复学，一开始就以社会学的基本理论和医疗社会工作临床实践为基础，在康复机构中迅速得到发展，经过十几年的探索和总结，形成了比较完整的理论体系和实践方法，包括技术措施、工作步骤、工作原则和丰富的典型案例。因此，借助于医学社会学的母体而诞生的社会康复学，比医学社会学有更广阔的发展空间和更深厚的发展潜力。

19 世纪末，欧洲的一些医学家已开始将公共卫生学与社会学结合起来，进行医学社会学方面的探索。1894 年，麦金泰尔提出了医学社会学的定义：“它是研究医生作为一类特定的和独立的群体的社会现象的科学；是调查调节医学职业与人类社会关系法则的科学；它探讨医学职业和人类社会的结构和二者目前的状态，以及文明的进程如何影响了它们和与之有关的一切。”从此，关于医学社会学的文章和调查报告在20世纪不断涌现。

医学社会学是20世纪70年代在科学领域被广泛承认并确立的，在此之前虽然有些人多次提出了这一概念，但并未引起足够的影响。传统的医学模式的转变促进了医学社会学的形成与发展。

1957年，斯特劳斯(Straus)在美国社会学会发表的一篇论文《医学社会学的本质与地位》，提出了“医疗的社会学”(Sociology of medicine)和“医疗内的社会学”(Soucilogy in medicine)两部分内容，对医学社会学的理论研究和医务社会工作实践进行了探讨。比较权威的理论是西奥多斯(Theodorson)在1970年的《现代社会学辞典》中对医学社会学界定的定义，提出：医学社会学是社会学的一个分支领域，它主要研究人类疾病的社会(文化)方面的有关课题。因此，医学社会学的研究内容与范围包括以下各项：

(1)研究人们对疾病的态度。

(2)研究人类疾病的分布情形。

(3)研究人类疾病与社会组织间的关系。

(4)研究医院组织结构的情形。

(5)研究医疗费用与社会计划的关系。

(6)研究医院中的各种社会角色，包括病人、医师、护士及其他直接间接处理疾病有关问题的工作人员。

上述医学社会学的定义及内涵，大体上为后来的研究者所遵循。但是，医学社会学实际上还应该研究对疾病的预防及伤残者的康复等问题。所以，后来又发展产生出“健康社会学”和“康复社会学”等理论。

1977年，杜瓦特(Twaddle)阐述了健康社会学的内容：

健康社会学是从医疗社会学发展而成的一种新研究领域，其研究的主要内容与范围包括以下各项：

(1)从社会学的观点分析人类的卫生保健与医疗护理方面的课题。

(2)研究疾病与病人的社会文化方面的课题。

(3)研究医疗保健的各种专业人员。

(4)研究卫生与医疗的组织形态及其结构。

(5)研究生物及医疗保健的社会伦理课题。

1984年，台湾的医学社会学者廖荣利、兰采风在《医疗社会学》中，对称之为“医疗社会学”的专业学科定义为：“医疗社会学是社会学中比较新颖的领域之一，它是以社会学的观点来探究人类的健康与疾病，医疗体系与程序，医疗政策、措施、机构，以及医疗人员的角色及其与服务对象之互动等之一门学问。”这个定义，比较完整的概括了医学社会学的性质、内涵及其存在的意义。

美国的医学社会学研究和医务社会工作实践都开展得较好，目前，美国社会学协会的“证书委员会”所采纳的医学社会学的定义是：

“它是社会学的一个分支，它运用社会学的观点、概念、理论和方法来研究与人类健康以及和疾病有关的现象。作为一个分支学科，医学社会学包含了将健康和疾病置于社会、文化和行为环境中的一系列知识。它所研究的题目有:描述和解释与疾病在不同人群中的分布或分析有关的理论;了解个体的保持、增强或恢复健康,或应付不适、疾病和残疾的行为和方式;了解人们对健康、疾病、残疾和医疗保健人员和保健机构的态度和观念;研究医疗行业或职业、机构、资金以及医疗保健服务的提供;研究医学作为一个社会机构与其他社会组织的联系;分析文化价值和社会对健康、疾病和残疾的反应;了解社会因素在疾病病因学中的作用,尤其是在功能性和情绪性,现在称之为与紧张有关的疾病中的作用。”

目前,学术界普遍认为医学社会学是20世纪中叶在美国首先倡导并得到承认的,这一学科在美国的发展也很快,具有国际先进水平和一定的代表性。美国医学社会学家的研究成果和卓有成效的工作,为世界各地的医学社会学家们提供了有益的经验。但是,由于国情不同,社会因素对于人们健康的影响和采取的措施肯定是有很大差异的。政治的、经济的、民族的、宗教的以及文化教育、民俗习惯等各方面因素对健康的影响,都为医学社会学研究提出了复杂、多变的问题。因此,从事这方面的研究,必须从实际出发,注意全局与局部、宏观与微观的关系,不断变换角度,以发展的眼光来调查研究和分析问题,使这一学科逐渐丰富和完善。

二、医学心理学

医学心理学是20世纪70年代在我国开展的现代医学与心理学结合的新兴学科,其内容包括在影响人的心理、生理、社会三种素质的相互关系和相互作用中去探讨健康的本质、健康的维护和促进;探讨身心疾病的发生、发展和转归;以及疾病的治疗、康复和预防。它研究人们从健康到疾病,又从疾病到健康的过程中,个人心理现象的变化及其活动规律。由于人的心理问题与社会问题往往交织在一起,所以社会康复学与医学心理学之间关系极为密切。另外,学术界还存在着社会心理学的研究。

医学心理学是要紧密结合临床实践的学科,并与社会康复服务互相配合。下面,我们从重度残疾人对残疾与死亡的认识来说明社会工作者与医学心理学工作的配合。

(一)对残疾的认识

在医院住院的残疾人,绝大多数是因工伤或其他意外事故致残的,这种后天造成的残疾与先天性残疾有较多区别,其中突出的一点就是当伤残一旦发生时,许多人不愿意承认或不敢正视残疾的事实,千方百计地寻求“治愈”的办法,而这不幸的事实不仅动摇着残疾人生存的信念,也直接影响到他们的配偶、父母和子女,使他陷入极度的痛苦中。突然发生的变故,改变了残疾人的人生道路,也往往改变了他们配偶的生活道路。残疾人回归社会,首先是回归家庭问题,残疾人在家庭中的地位和作用,是回归社会的重要条件。

(二)对死亡的认识

对于死亡的恐惧实际上是反映了人们不甘轻易死亡,把死作为生的延续或生的参照的复杂心理。一般而言,西方人对此的思考与回答有两个途径。一个是通过人的丰富想象力,对死后的情景加以描绘。死虽然不能亲历体验,但死的无影无踪,死与人生的永别与现实生活的丰富多彩强烈对照,往往使人们在感知上觉得有天壤之别。另一条途径是选择生死时往往取决于对生的评价及态度。虽然人生十有八九不如意,生、老、贫、病、困厄及种种人生烦恼,不时带给人们诸多的痛苦与磨难。但与死相比,人生毕竟还是有许多幸福与快乐的。对于有自杀心理的人来说，不堪残疾的困扰或生活重负而求一死解脱的心理是一个重要的因素。屡经磨难痛苦，承受不了心理上的巨大压力，对生活失去信心与希望，导致了自愿结束生命的选择。这是人生无可奈何的悲剧。

许多残疾程度较重的患者都曾有过轻生的念头，在临床治疗中是必须引起医护人员和心理、社会工作者高度重视的问题。在加强病人的心理诊断、心理治疗、心理康复指导的同时，社会康复工作要做到及时立案、随时访谈和认真参与康复评定，掌握患者的心理细微变化和问题的性质、背景，与康复小组其他成员共同采取切实可行的措施防范和疏导。社会工作者要用形式多样、规模不同的社会治疗方法，例如组织各种院内联谊活动、院外参观游览活动等，改变患者的悲观绝望情绪，正视残疾，重新面对人生，在各种专业人员的帮助下增强康复信心，提高生活自理能力，以新的思维方式参与社会生活。

三、医学伦理学

医学伦理学是医疗社会工作者处理日常工作的理论基础之一，主要是用伦理学理论和原则来探讨和解决医疗卫生工作中患者行为和认识问题。医学伦理学来源于医疗卫生工作中医患关系的特殊性质，其中牵涉大量社会问题，所以医学伦理学与社会康复学有相当密切的关系。

随着社会经济、文化的发展，特别是科学技术的进步，伦理道德，尤其是医学道德，愈来愈引起人们的关注。一方面，医学科学在其发展中，提出了许多伦理学的可容性和道德标准问题，要求人们予以回答；另一方面，当前保健制度遇到了困难（西方一些国家称为医疗危机），面临着改革，也要求给医学以正确的道德评价，以保证改革措施的公平性与合理性。

当代技术的进步，加强了人们对生活质量问题的关注，从而拓宽了伦理学的范畴。卫生保健事业、政府机构以及公众团体都在注意和关心这一问题。在康复医学中，伦理学已变成一个重要的课题。在伦理学问题上，康复医学有着与其他医学领域不同的特点。

1985～1987年间，国外一些医学、生命科学的学者在教育和研究上致力于讨论康复的伦理学问题，发表了许多论著。今天，康复伦理学问题已通过专业会议和学术会议在美国全国范围内研究。许多康复机构建立了伦理学委员会，还有一些机构致力于研究其教育和政策的发展。

（一）社会康复的伦理学内涵

康复医学的核心，是通过各种方法帮助康复对象最大限度地恢复身体功能，重新参与社会生活。在康复医学领域里，社会康复贯穿于康复的全过程，体现了医学的人文观念，充满了伦理学的色彩。

社会康复工作者认为下列情况是工作的前提：

(1)康复病人需要比其他病人更为长期的治疗和护理。

(2)康复应有许多不同的部门参与，包括急诊和门诊机构、全日制医院、家庭、社区和社会部门、政府机构、非政府组织。

(3)康复依赖于许多保健人员的努力，包括医学的、非医学的，如社会工作者、工程技术人员、护工、志愿工作者和家庭成员等。

(4)需要病人及家属的积极参与；智力和精神残疾者、残疾儿童需要监护人参与。

(5)一般不需要广泛使用抢救及支持生命的技术。

(6)不能确定治疗的终点;很少有病人是治愈的,一些康复病人带着严重的残损独立生活许多年,甚至终生。

(7)病人关心的是外观形象、残存功能和在社会及职业方面的角色。

(二)康复伦理学研究的问题

20世纪下半叶,医疗卫生有关的措施的数量和种类明显增加,面对这种变更,病人的生活质量成为医学家和社会学家共同关心的问题。每个病人都面临如何选择从外科手术到药物治疗、心理治疗,或完全不治疗;社会也面临怎样采取措施为疾病和残疾预防、初级卫生保健,特别是住院治疗、康复训练、临终关怀等分配投入资源。例如为残疾人所必须采用的康复手段,在费用上就存在如何支付的问题,直接关系到残疾人的生活质量变化。

生活质量问题是社会康复工作者十分关注的社会问题,其中蕴涵着伦理学观念。长期以来,卫生保健有一个明确的目标,就是延年益寿,追求长寿。但长寿与生活质量往往是有冲突的,长寿能否作为健康的追求目标,这个标准正面临着挑战。无论年轻人还是中老年人,越来越多的人宁可要高质量的生活而少活几年,也不愿在低质量生活状态下多活几年。质量校正寿命(quality - adjusted life year,简称 QALY)是一个测量单位,就是以质量兑换数量,以单一的数字表达不必进行卫生保健措施的年岁的数量和质量。一般而言,QALY 越大,后果越好。就医学伦理学而言,QALY 能使病人更好地选择,也使社会较合理地分配卫生保健资源。康复可以改善生活质量,这就像挽救生命和延长生命一样重要。无条件地延长生命显然涉及到卫生资源合理分配的问题。

另外,还必须指出残疾人的性生理与性心理对生活质量的影响,以及在社会伦理和医学伦理方面的意义。躯体残疾必然影响病人性生理与性心理的过程与状态,但是过去长期以来人们只注意到残疾人的生育功能,而很少关心残疾人的性需求与情感。残疾人的自我价值在两性问题上受到伤害和威胁,就会导致自卑和孤独,从而严重影响心理健康和生活质量。人类的性欲及性行为受社会上多种因素的制约,除了个体的健康状况和素质外,主要包括这样一些社会心理因素:①个人所受的教育与知识水平;②个人的经历与社会阅历;③价值系统,包括道德、宗教信仰、社会习俗禁约;④个人、社区文化和社会对性的态度;⑤个人和他人对自我形象的评论。

社会康复从伦理学角度,还十分关注器官移植问题。器官移植术是现代医学的发展和科学技术的进步,它使医学在前所未有的研究领域里有了极大的开拓,涉及遗传学、神经生物学、生物工程学、病毒学、免疫学等等,使医学科学全面进入了生命科学的时代。在这个生命科学时代里,如何矫正遗传上的缺陷和疾病,补偿伤残造成的器官缺陷,重新塑造健康的人体,器官移植手术和相关的医学伦理学问题正日渐成为人们关注的热点。

社会发展到今天,创造世界与毁灭世界的方法已经被人类所掌握。尽管利用遗传学的方法人类可以"克隆"出和人们朝夕相伴的动物,但距离全面复制和生产人体各种器官的时代还有较长的一段路要走。因此,出于人道主义,为了人类健康,医学必须承担起器官移植这项重任。这是用死亡来拯救生命。

社会工作者还注意到,随着我国城镇医疗制度改革的推进,医疗保险制度的建立和实施都产生和面对一些伦理问题。其中主要表现是:①医疗卫生服务条件和经费支付的公平性问题;

②医保机构筹集医疗费用的有限性和病人客观需要之间的矛盾问题；③病人、家属放弃救治权利的合法性问题；④因医保经费不能支付或病人家属的支付行为停止，医院、医生不采取积极治疗措施而引发的伦理、法律问题；⑤慈善性医疗机构收治病人的权利问题。社会康复工作者要特别关注这个问题，与医护人员以及其他专业人员共同做好服务工作。

四、康复工程学

残疾人往往都需要特殊的辅助工具和用品用具来帮助，例如轮椅、假肢、拐杖、盲杖、盲表、助听器以及各种生活用品和卫生用品等。残疾人特殊的辅助工具和用品用具属于康复工程学方面研究和解决的问题，也与社会工作者的服务密切相关。

（一）残疾人用品用具的配备

在康复医疗机构和社区中，社会康复工作都包括为残疾人配置适用的用品用具。这项工作必须与康复工程技术人员互相配合。在社会康复的个案工作中，因为交通事故或其他意外伤害致残者占有相当高的比例，他们往往需要配置轮椅、假肢、支助具、矫形器和许多类型的辅助用品用具。案主（当事人）在接受康复治疗的过程中，社会工作者应当积极主动地帮助他们从法律政策、单位、社区、志愿者等各个层面和角度获得残疾人必须具备的特殊用品用具，以巩固、提高康复训练效果和改善其生活质量。

（二）关于人工器官问题

随着科学技术的发展，人工心脏瓣膜、人工肾、人工肺、人工膀胱、人工关节、人工晶体、人工皮、人工血管、人工气管、人工食管、人工尿道等几十种器官的相继问世，向众多的“危难者”伸出了救援之手。然而，由于产品质量得不到有效保证，又有一部分患者深受其害——高技术的人工心脏瓣膜植入人体后出现故障，一个宝贵的生命濒于死亡；心脏起搏器通过高难度手术安装在患者体内，由于电源寿命短，造成起搏器失灵，病人猝死；严重的尿毒症患者安上了人工肾，因血液透析交换指数不过关，“人工肾”反而帮了倒忙；人工氧化器（人工肺）本应协调和增强患者呼吸，维持体内供氧，而严重的渗漏及机泵管破裂造成了患者死亡，如此等等。

另外，人工血管使用不久后变硬；人工关节用后出现碎末造成患部红肿感染；种植牙粗糙，影响咀嚼和外观等等，生产过程和产品质量方面的问题还相当多。生产人工脏器、人工器官的原料，主要是医用生物材料特别是医用高分子材料。因此，解决好原料生产的质量问题至关重要。目前，有些科研单位在其成果转让时，只注意经济效益，不考虑生产单位的技术力量和生产条件，以致造成转产后质量下降。没有统一的审核标准或标准不完善，也是造成人工脏器、人工器官质量低劣的一个重要原因。一些产品由于缺少严格的考核标准，致使产品在鉴定会上过了关，投产后却质量低劣。有些手术材料临床前虽经动物试验及理化性能测定，但不同厂家生产的产品质量差异很大。主要原因是没有统一的检验标准。有些产品尽管有标准，但标准水平较低，尤其是缺少一些关键性技术指标。

我国生产人工脏器、人工器官的厂家数以百计，涉及化工、橡胶、钢铁等10多个行业和部门。应该成立医用生物材料和人工器官专家评审委员会，对新产品进行严格审评。对已经批准生产的产品，应当有计划地组织调查，对疗效不确或不良反应大的产品应该吊销其生产批准文号。

医用生物材料和人工器官虽不是药品，但其作用有时比药品显效更快，产品如不合格，对人的生命安全威胁更大。因此,必须实行严格的质量监督。应制定一整套适合我国情况的有关管理办法和条例,首先着手于行政管理,逐步过渡到法制化管理。同时,还要制定国家统一的产品质量和技术标准。

对进口人工器官更应严格管理。进口经办单位必须提供该产品的说明书、质量标准、检验方法等有关资料和样品及出口国家批准生产的证明,经卫生行政部门批准后方可签订进口合同,经特定检验机构检验合格方可进口。

五、其他相关学科

(一)环境社会学

这门学科是20世纪70年代出现的社会学分支学科,它在环境与社会关系的基础上,研究当代社会的环境问题及其对人类社会的影响,特别是环境恶化造成的哮喘病、水俣病、骨疼病及各种地方病、职业病对社会发展的危害。社会康复学与环境社会学的联系是很密切的。

(二)医学人类学

人类学是研究人类产生及在社会中生存、创造和发展的科学,医学人类学是与环境社会学同时出现并在美国首先发展起来的,西方学者界定其为研究涉及健康与疾病的各种正式的人类学活动。由于传统、习惯、信仰和行为方式等文化的多元性,要求医务工作者在面对残疾人的疾病时要了解更多的文化背景。医学人类学正是研究医学与人类文化的契合点,所以社会康复学和医学人类学的联系是很广泛的。

(三)法医学

这是一门应用医学及其他自然科学的理论与方法,研究并解决立法、侦察鉴定与审判实践中涉及医学问题的科学。由于医学模式的转变已成为人们的共识,许多因社会问题造成的疾病与伤残涉及立法、调查、鉴定、调解等过程。各级司法部门对意外伤害致残者的赔偿案件审理,也需要医疗机构中的社会康复工作部门提供康复治疗的证明或建议。而如残疾人生理障碍引起的人工授精、试管婴儿、尸体解剖、器官移植、安乐死等一系列问题无不涉及社会学与法学问题,所以康复社会学与法学尤其是法医学的关系也很紧密。

(四)全科医学

这是我国学习西方发达国家的社区医疗服务,在20世纪90年代兴起的新学科。全科医学的研究集中体现在城乡社区建设和社区服务领域,服务内容包括医务工作者在城乡社区内开展医疗与康复、护理工作,还包括参与卫生管理、健康教育、初级卫生保健等,这些工作都需要社区中社会工作者的配合。

总之,社会康复学作为一门新兴的学科,是在与其他相关学科互相促进中发展和完善的,在现代医学模式的转变中和医疗卫生体制改革的进程中,这门学科必将更加显示它的重要作用。

(马洪路)

第二章　残疾与残疾预防

自从有了人类，就有了残疾人。古今中外，残疾人与人类社会永远共存。

残疾人占人类总人口的5%以上。在中国近13亿人口中，有6000多万残疾人，这个事实迫使政府和社会各界对残疾人给予特殊的关注。20世纪80年代，改革开放政策为拨乱反正的中华大地带来了无限生机，也使中国的残疾人事业进入蓬勃发展的新里程。人们重新认识到数千万残疾人的存在，了解到他们的特殊要求，并开始思考他们的现在和未来。

第一节　人类的功能、评价及生存的要素

一、生命载体——人体的功能

人的一生是短暂的，从生命的产生到死亡的终结，人类对自身的认识至今仍是不彻底的。对人体功能的认识经历了由浅入深的漫长过程。20世纪日渐成熟的现代医学模式的转变，使人们对人体功能的认识摆脱了单纯的生物医学模式的限定，赋予了心理和社会的因素。现在对人体功能概念的理解，就是建立在"生物－心理－社会"医学模式基础之上的。过去生物医学意义上的人体功能，是表达人体成长发育和逐渐衰老过程中所具有的能力和作用；从残疾人的社会康复角度认识人体功能，还体现其生存的适应能力以及在社会生活中创造和发展的价值，从而充分表明人体功能的社会意义和生命意义。

总的看来，人体功能在人的各个年龄阶段表现不同；性别上的差异也使人体功能包含了比较复杂的内涵；而身体和心理的疾病与障碍，又不断使人体功能发生着量与质的变化，对人体各部分、各器官的功能有很大影响。另外，按照社会康复的原则所说的人体功能，就人体本身来说不包括处于母腹中的胎儿和处于脑死亡状态下的人体。所以，综合现代医学的预防、临床治疗、康复与保健几个方面的全新观念，对人体功能的理解应该是：

人体在自身的生长过程中，各组织系统和器官在生活中预防疾病、避免伤害，并在生存的各个阶段为家庭生活、人类文明与社会进步而进行创造性活动的能力。

显然，人体功能是人体的自然属性与人类的社会属性的融合，也是人类发展和社会进步的最基本的条件。

人体的功能，一方面包括每个人本身的躯体功能，例如内环境恒定功能、运动功能、代谢功能和调节整合功能等；另一方面还包括人体在家庭和社会生活中所能发挥的能力及作用，后者更能体现人体的生命价值。

社会是人类活动的产物，也是人类活动的舞台和依托。人类本身和其创造的社会，都有产

生和发展的过程。这一过程的轨迹,基本上是以时间阶段的形式表现出来的。人体功能及其在家庭生活、社会生活中的变化,也分为不同的时间阶段。

人体生长大致可以分为下面三个阶段:

(一)生长期

1~3岁包括身体发育和认知能力产生,正常幼儿已能独立行走,双手也能较灵活地操作,并开始进行简单地语言交流,但尚无日常生活自理及社会交往能力。其中身体发育中的排泄能力、进食能力、运动及感觉器官活动能力是主要的功能,其他生理系统的功能处于次要和从属的地位,人体功能还不能充分反映出来;3~7岁的幼儿,各类感觉功能已渐趋完善,对空间和时间的知觉都有明显提高,言语功能也显著进步了。这一阶段幼儿的情绪和行为极易受到外界事物的影响,所以环境条件和教养方式对幼儿的成长至关重要;7~12岁左右的儿童阶段,各项认识功能都在继续发展,言语进入更复杂的层次,思维过程也开始由具体形象思维向抽象逻辑思维过渡,情感的广度、深度和稳定性都较以前大有提高,并增加了道德观念、理智性和美感。个人的气质倾向初步形成并显露,思维能力和运动能力日趋成熟;12~17岁的少年,是从童年向成年过渡的转折阶段,人体基本完成了生理变化,即性的成熟和身材的陡长。心理变化则更加剧烈,急切地表现出自己所认为的成人气概。但由于判断能力和社会经验的不足,在认识上还较肤浅,在行为上也难免有冲动性和盲目性。生长期的人体功能,是人体生命过程中变化较快的阶段。

(二)成人期

一般来说指18~50岁左右的人。这一时期的人体功能发展变化较为缓慢,也是人的生命价值体现最完整、最丰富的时期。随着人体生物学意义上的成熟和心理学、社会学意义上的稳定及生命质量确定,人体功能得以充分发挥和展示。成年人的活动是家庭生活和社会生活的主要内容,也是社会发展的基本动力。

(三)老年期

20世纪人类社会的一个重要特点就是出现了人口老龄化的发展倾向,随着人口平均寿命的延长和生活质量的提高,尽管对老年人的年龄界限存在许多分歧,但从“生物-心理-社会”医学模式的角度看,人体在50岁之后,中枢神经系统、心血管系统、呼吸系统、消化系统、新陈代谢和运动系统的功能都有明显衰弱,各种疾病则日益增加。老年人的人体功能下降趋势越来越严重。

二、人体功能的评价

对人体功能三个阶段的评价,从社会康复学的角度来看,应有如下标准:

(一)摄取食物能力

人类生存的第一要素,就是获得维持生命的食物,包括动物食品、植物食品、水和矿物质等,否则便不能保持人体器官的有效活动。如果因为人体的生理因素丧失或部分丧失了摄取食物的功能,则应从别人的帮助中获得进食的条件以维持生命。人体摄取食物系统功能的障碍,部分地可以依靠外力介入而得到补偿,或者由人体其他器官获得代偿。每个人不同时期摄取食物能力所表现的不同程度,是人体功能的评价基本标准。比如婴儿期的接受喂养能力、饥渴时的哭叫、对腐败食物本能的抵制抗拒；幼儿期对食品的分辨意识、对食物种类的挑剔；老年期对一些特殊气味、硬度等食品接受能力（包括消化能力）；垂老病危时对临床鼻饲的接受程度，等等。

（二）环境适应能力

人体对环境的适应，主要指对生存空间的生活、学习、劳动、社会交往各种环境的适应。生存环境，是人类社会生活中相互关联、交叉影响的全部自然条件和社会关系的环境总和。一般说来，自然环境包括生态环境、生物环境和地下资源环境三个部分组成；社会环境则包括人际关系、物理环境（住房、交通、公共设施）。一方面，人体各部位和各器官对环境的要求有所不同，如果环境的变化妨碍了人体的生长、生存和运动，就会使人体受到伤害而影响功能的正常发挥，甚而改变人体存在的正常状态；另一方面，各类残疾人由于人体器官受损而存在心理或身体障碍，对环境的适应能力降低，也会不同程度地影响人体功能的作用。从生物学角度讲，协调肌体活动以适应内外环境的变化，主要依靠神经系统来完成。从这种意义上说，人体对环境的适应能力，也可以称为人体的内环境恒定与稳衡机制对外环境的调节能力，包括体温的变化、体内营养成分的浓度和新陈代谢、重要调节因子（如激素）的水平适应机体发育和生理的需要等等。人体是通过内环境恒定与稳衡机制来适应外环境的变化的。

（三）代偿能力

对于一个人来说，当身体的四肢或某种器官因残疾而丧失了功能时，就会用身体的其他器官来代替缺失的部分发挥作用，以补偿其功能。人体的这种代偿能力，是生存本能的需要，也是适应社会环境的需要。比如，当一个人因外伤而失去一只手臂时，另一只手臂会自然的代替失去的手臂工作；而当两只手臂完全失去时，双脚可以代替双手去抓握，学会做很多事情；双目失明后，听觉和嗅觉器官就会更加发达，以补偿视力障碍的部分功能；下肢瘫痪或截肢术后，双手的力量就会不断加强，以驱动轮椅、支撑身体的移乘动作等。人体器官的这种代偿功能，对残疾人来说非常重要，甚至可以改变人生的信念和日常生活的质量。

（四）防卫能力

指人体对外来干涉可能造成伤害的防备和自我调节、自我保护功能。这种能力包括人体各部位的运动和协调动作，也包括人的意识能力、应急反应和应变能力。各种能力的结合充分体现了人体功能的完美程度。从人体的自然属性和生物学角度讲，人体的免疫系统，具有抵抗病原体入侵的功能，也有消灭病原体的功能，是客观存在的实体；而从社会属性角度看，由意识支配的行为则表现出人体防卫能力的主观能动性。残疾人的防卫能力普遍较低，应该受到社会的保护。

（五）思维能力

人体的思维能力，是人类所具有的特殊能力。主要是指人类的视觉、听觉、嗅觉、味觉、触觉等感觉器官对外界环境和信息刺激的接受能力，和通过大脑高级神经中枢反映的理解能力和支配能力。这种能力一般地说体现在认知和学习方面，并通过智商来检测。由于人体不能单纯理解为躯体，所以思维能力是人体功能不可忽视的重要内容，而且在很多情况下对躯体的存在状态起决定性作用。智力和精神残疾者以及自闭症、脑损伤等患者的思维能力受到一定程度的破坏和损失，可以通过康复手段得到调整、恢复或提高。

(六)生殖能力

人体的生殖能力,包括生物学的个体复制能力和社会学的生殖社会化过程。在现代社会中,当正常的人体完成了性发育而进入成年期后,即具备了个体复制能力。人的生殖能力是通过性活动表现出来的,不过其中有些性活动没有生殖意义。古往今来各种社会都曾对人的性活动加以约束和规范,性习俗通常是以婚俗方式体现的,至今影响着人口的数量和质量,性习俗和社会伦理都对人的生殖能力有一定影响。残疾人的生殖能力既存在自身的障碍,也存在社会习俗的影响而受到限制。

三、人类生存的要素

人类在社会生活中要生存、创造和发展,必须有基本的条件。其中物质生活的条件主要体现在衣、食、住、行等方面,精神生活的条件主要集中在看、听、说、写等方面。每个人的生活都充满理想的追求和各种各样的欲望,追尽可能的完美与和谐。然而,真正的完美是很难实现的;追求与欲望也是没有止境的。对于有身心缺陷的残疾人来说,物质生活和精神生活的条件都受到不同程度的限制,生存、创造和发展都处于不利状态,因此,社会工作者有责任帮助他们获得生存的最基本条件,并在此基础上得到创造和发展的条件,成为社会生活的积极参与者。

根据人体的功能和人类在自然界中生存繁衍的状况,人类在社会生活中得以生存需要很多条件,其中主要的条件或称为要素的,有这样三种:

1. 食物　一切生物的存活都需要从自然界汲取供自身生长的物质,食物是人类生存的第一要素。在生物界里动物需要的食物种类很多,许多动物都受到一定限制而划分为肉食类、草食类或杂食类等。人类因为直立行走、劳动和智慧的高度发达而脱离了动物群体,食物包括自然界几乎一切无毒的碳水化合物。

2. 住房　居室是人类生存的另一个要素。自然界的气候有春夏秋冬的四季变化,为了抵御冬季的严寒风雪和夏季的酷热暴雨,动物都必须有自己的洞窟、巢穴或任何栖身之所;各种栖身之所也是防御其它敌人侵害的地方。人类最初是居住在山洞里面的,有些原始种族则常常过着"巢居"的生活。随着农业的产生和氏族的繁衍,人类从山中的洞穴迁居到山前水边的坡地,从原始聚落发展到较大的村落和城镇,直到现代化的都市,住房始终是人类生存所必须的条件。这里"住房"的概念并非指一间或一套房屋,而是一个居所,一个赖以栖身的地方,包括街头流浪汉栖身的墙角、门洞、废弃的屋子或建筑材料(如水泥管道等),也包括各种豪华的公寓、别墅或饭店的总统套房。

3. 人类生存的第三个要素,是婚姻与家庭。这是人类自身繁衍的必然需要,是人类自然属性与社会属性所共同决定的。人类的某些个体,可以拒绝或不需要婚姻生活,不需要家庭,不需要生育,但是如果人类社会失去了婚姻与家庭,人类将不复存在。

作为人类社会中一个困难的群体,残疾人要获得生存的条件有许多障碍,包括自然条件的艰险与人类社会自身错误观念的妨害。康复医学是高尚的充满人道主义的科学,既富有自然科学的理性、抽象的精确与概括,也充满人文科学的情感、信念与追求,所以康复医学应该成为帮助残疾人生存和发展的应用科学。在医学科学体系内,康复医学及其领域的社会康复,不仅有责任帮助残疾人获得生存的基本条件和提高生活质量,而且可以通过专业工作使他们获得食物和住房的生活保障，进行婚姻和家庭生活的调适。

在我国社会福利和社会保障制度深化改革，体系不断健全的情况下，社会康复工作既要充分利用现行的制度和政策，在单位和社区中为残疾人谋福利，同时也要充分利用传统的家庭福利来补充社会福利的不足。家庭是一种基本的社会制度，也是一个其成员最亲密的基本社会团体。传统的家庭观念，对每一个家庭成员的行为都起着一种规范教育的潜移默化的作用，使人们自觉或不自觉地按照社会规范、社区文化来建立家庭，并维系这个家庭的巩固与完整。当然，社会规范和社区文化的演变，也会引起人们在家庭行为、家庭观念上的变化。由于每一成员之间的关系是外人无法替代的，这种特定关系对于人的个性发展、个人理想的实现有至关重要的作用。残疾人比健全人更需要别人的帮助和亲情的温暖，所以残疾人家庭更具稳定性，尤其在几代人同居的联合家庭中这种稳定性更明显。

家庭是由男女老少不同成员组成的，尤其在在农村，残疾人家庭几乎都是两三代人相依为命的。虽然家庭成员有共同的理想和难以割舍的亲情，但是家庭里每个人都带有自己特有的个性和心理素质，因此，不管家庭成员之间的关系多么密切，对于其他人来说，都有不同的思维习惯和心理差异，都会产生冲突。残疾人本身的性格和心理素质与健全人有很多差别，这就需要家庭成员在生活中善于理解，加倍的体贴。为了家庭的共同利益，残疾人家庭成员在彼此协调、从差异中求统一要付出更大的代价和精力。

随着社会传统家庭解体、离婚率上升、意外事故层出不穷，对残疾人家庭的冲击也越来越大，残疾人的家庭生活面临新的考验。残疾人和家庭成员之间的关系如何，是影响残疾人家庭生活、参与社会生活的重要因素；残疾人家庭的稳定与和谐也对社区的安定团结局面有一定影响。家庭是社会的基本单元，是做为社会的人的生老病死、衣食住行的出发点与归宿。由于残疾人自身的心理或生理的障碍，使他们不得不更多的依赖家庭，更多的需要家庭成员的帮助。因此，残疾人或配偶、父母或子女之间的关系，直接影响他们的回归社会。社会康复工作无论是个案工作、小组工作还是社区工作，都要深入开展家庭服务，巩固和加强残疾人家庭成员之间的亲情，使残疾人感受到家庭的温暖，有助于残疾人参与家庭生活、回归社会生活的主流。

第二节　生命的质量

生活质量，也称为生命质量。它是在世界卫生组织(WHO)推荐的健康新概念的基础上构建的。WHO关于健康的提法是："人们在躯体上、精神上及社会生活中处于一种完全良好的状态，而不仅仅是没有患病和衰弱。"这一概念是医学模式由生物模式向"生物－心理－社会"综合医学模式转变的体现。

随着改革开放政策的逐步落实，我国人民的生活水平显著提高。在这种形势下，如何评价人的生活质量，成为社会各界普遍关心的问题。社会的发展和进步不仅仅是经济的增长，还应该包括社会成员的健康状况和生活质量等指标，一个健康水平低下的社会是不能称之为现代社会的。6000万残疾人的健康水平和生命质量，显然对中国的现代化进程有着重大的影响。

一、健康与生活质量

人类健康的价值,第一方面的含义主要指人的个体生存状态,并且较多着眼于医学范畴来考虑;而健康价值的第二方面含义,则主要指群体的生活质量,较多着眼于社会文化的考虑。两者相结合,才比较完整地体现了健康的价值。对于一个人来说,健康价值侧重于社会对个人需要的满足,而对于社会群体的健康来说,其含义侧重于公众对社会满足其生存、发展需要的评价。因此,社会中每个人的健康是社会生活的基础,个人的身心健康应该作为基本的人权,社会全体成员的健康则是社会发展和进步的重要标志。此外,健康价值还有其他方面的内涵与表现形式。

首先,真正的健康要强调"生活质量"。

1993 年 5 月,联合国人类发展计划署发表题为《衡量各国生活质量的新指数》报告,呼吁建立一个"以人类为中心的世界新秩序"。提出把国民收入转化为提高人民生活水平,认为人类发展的真正目标是确保个人生活质量不断提高,人民生活质量的提高应该作为第一位的发展战略。

所谓生活质量,包括居住环境、健康的生活方式,医疗保健水平等等。健康,既是生活质量的重要内容,也是生活质量的重要目的。把提高人的生活质量作为第一位的发展战略,毫无疑问是健康价值上升的表现。

其次,健康不应该是一时一地的、一个阶段的,而要注重可持续发展战略的提出。世界环境与发展大会倡导"可持续发展"的战略,并通过各国政府首脑的权威,郑重地把它列入"21 世纪议程",是因为环境污染、生态失衡不仅影响经济发展,而且严重威胁人类健康。健康价值包含以下两个含义:

(一)健康是基本的人权之一

从 18 世纪启蒙运动提出人人生而自由平等,到 20 世纪确认人人生而具有健康的权利,意味着不论贫穷富有、男女老少、民族肤色、宗教信仰、党派团体,健康是人的权利。为了保障健康这一基本人权,第 30 届世界卫生组织大会(1977 年)作出了 2000 年"人人享有卫生保健"的决定。此后,世界卫生组织一直致力于促成这一伟大目标的实现,特别是改变卫生资源分配极不公平,不发达国家和地区缺医少药的状况,强调健康是包括穷人在内的基本人权。有关国家和地区也作出了相应的承诺。

(二)健康成为社会发展和进步的重要标志

美国斯坦福大学莫克尔斯教授曾提出现代化国家的 9 项指标:①人均国民生产总值达 3000 美元以上;②第三产业在国民生产总值中占 45%以上;③非农业就业人口在总就业人口中占 70%以上;④识字的人口在总人口中占 80%以上;⑤适龄青年受高等教育的人数占 15%以上;⑥城市人口占总人口的 50%以上;⑦平均每个医生服务人口在 100 人以下;⑧平均预期寿命 70 岁;⑨人口自然增长率在 1%以下。当然,国际上也有不少其他标准。这 9 项指数中有 3 项与健康有关,不管对现代化国家的标准有何歧见,但在摒弃单纯经济增长观点上是一致的。

目前,关于生活质量的概念还缺乏统一的认识,医学界一般指疾病对人群生活质量的影响,它包括了两个主要方面内涵。第一,生活质量是一个多量度的概念,包括身体机能状态、心理状态与社会满意度,也包括个人的健康意识和疾病与治疗相关的症状等。在此基础上,每一个领域又可进一步针对研究的问题和被研究的特殊性,是一个广泛的概念人群再分为生活质量的各组成部分;第二,对生活质量的测量基本上是主观的,评价对象本身是首要的信息来源,其他信息来源是家属、亲友、同事的申述和医务工作者等直接相关者的看法。评价结果体现了评价者的专业技能与经验。

二、生活质量的评价原则

从健康的新概念来看,生活质量评价应该遵循现代医学模式所明确的原则与方法,即以人的生理和生物性躯体健康为基础,以心理健康为依据,以生活质量和社会生活能力为重要标准。

考虑到我国医疗卫生事业的发展,康复医疗机构及社区康复对残疾人、慢性病人和老年病人的康复采取的基本措施、优惠政策,根据各地经济发展不平衡的国情特点,对病人和残疾人生活质量的评价应遵循分门别类、简便易行的原则,特别强调其实用性。

(1)所谓分门别类,是指在进行残疾人的生活质量评价时,要充分考虑到残疾类型、年龄和城乡差别等因素。如聋哑人和高位截瘫者不能用同一标准,残疾少年、儿童和残疾老人也不便使用同一标准。关于生活质量的评价,是一个非常复杂的课题,比如肿瘤患者的生活质量测量,从1948年的麦克里奥标准到1985年美国的FDA标准,期间就经历了多次变化,目前仍没有一个公认的标准;再如糖尿病人的生活质量评价,至1982年瑞典学者豪恩奎斯特研制的标准问世以来,又有不少学者做出不同的量表,国际上对这些量表的信度、效度和反映度的考核结果意见不一。目前,国际上对于患有各种不同类型疾病的人群生活质量的评价,标准五花八门,量表数以百计。另外,各国对残疾人的概念和分类也不一致,所以很难制定出统一的残疾人生活质量评价标准。我们在评价残疾人的生活质量时,一定要注意不同类型残疾人的生活状况。具体说到慢性病人,不同性别、不同年龄的人生活质量的标准有区别;不同地区、不同民族和宗教信仰的人也不一样。在发达国家,现代化交通、网络化信息和高科技的卫生用品用具,为病人提供了家庭生活和社会生活的极大方便,而各地病人的生活环境与条件又相差悬殊。所以,生活质量评价必须根据具体情况来制定。

(2)简便易行是指评价的测量方法和具体措施。由于生活质量测量的内容较广泛,我们可以归纳为五个大的方面:

1)躯体方面　包括症状、体征、辅助检查结果、器官功能和残疾类型、残疾程度等。这方面的测量,以生活自理能力为重要内容,例如穿脱衣服、行走、洗澡、上厕所、进食、梳洗、床上移动、站立、上楼梯、洗衣、做饭、打扫卫生、阅读书写等。

2)心理方面　包括个人生活满意程度、精神状态、心理活动和承受能力等,其中包括自信心、自卑感、自控力、负罪感、情绪等。

3)社会方面　包括人际关系、交往能力、社会地位、社会活动范围等。具体来说包括使用交通工具、购物、娱乐活动方式、体育活动方式、串门聊天、参与社会活动等。

4)职业方面　包括就业情况、就业机会、主动权或被动性、职责能力及经济收益等。

5)健康意识方面　包括对目前健康状况的评价、既往病史的看法、未来健康的展望和对残疾的认识等。

很显然,对于一个人生活质量检测的内容与对其概念的理解是直接相关的,并受研究目的和测量方式的影响。因此,测量方法必须简便实用。

生活质量测量的方法常见的有4种:①量表法,也叫分类评分法,这种方法应用最为普遍;②数量估计法,简便但误差较大;③配对比较法;④目测或图示类比分级法。

目前量表法广泛应用于临床和社区康复工作,量表指标的设置极其重要,必须注意下面的几个实用性原则:

(1)简单化　即用词必须通俗准确,语句较短,易懂易记,因而容易实行和记录。

(2)全面性　尽量覆盖被测试者生活质量的各个方面。

(3)相容性　测量内容与社区公众观念要相容,测量标准应接受病人或残疾人、健全人和医务工作者的经验性鉴定。

(4)定量化　各种数据要有量化标准。

(5)适用性　应尽可能适用于各种情况下的检测与统计分析,尽量避免因年龄、性别和职业等所带来的限制。

(6)在社区被推荐广泛使用前,应在一定范围内严格地证实其效度。

(7)应对被测者在健康状况、生活水平上的变化较敏感。

(8)应能很好地区分不同类型和不同程度的残疾人存在的生活质量的差异;测量评分结果应与来自其他方面的有关测定报告和数据相一致;测量结果应得到被测者的认可。

对于病人生活质量的评价,必须注意影响评价准确性的一些因素,如测试者的主观感觉、经验及技术水平差异、测试时间的限制和测试环境的特殊性等。另外,倘若测试得不到病人及家属的积极配合,也难以得到正确的评价。

三、生命质量与社会生活能力

生命质量在一个人的日常生活中,主要是由社会生活能力来体现和展示的。评价一个人的社会生活能力,是比较复杂的事情。不同的人从不同的角度,可以得出有一定差异的结论。评价,关键是要有一个明确的标准。我们在这里强调的是一个总的原则。什么是社会生活能力呢?

社会生活能力,是指一个人在社会生活中生存、创造和发展的能力,或者说是获得并支配人类所创造的一切物质财富和精神财富的能力。物质财富是通过物质生活来体现的,通常包括衣、食、住、行等方面;精神财富是通过精神生活来体现的,主要以看、听、说、写来表达。在社会生活中的“能力”,则包括个人角色的表现能力和社会交往的活动能力两方面。

人们为了正常地、有效地参与社会生活,应具备必要的社会生活能力。构成社会生活能力的成分在个人角色的表现能力方面主要是生活基本技巧,而在社会交往的活动能力方面则包括与别人交往能力、环境适应能力和对社会生活的意识。

社会角色,也称为社会职能,是指一个人作为社会上某一类人物所应有的表现和行为,这些表现和行为符合社会对于这一类人物相应的期望或应有的规范。例如作为父亲或者母亲,应负起对家庭和对子女的义务，并在孩子面前表现出家长应有的道德规范；作为学生，应当自觉遵守学校的纪律和规章制度，尊敬老师，与同学互相帮助，在德、智、体各方面得到发展。一个人的社会角色具有多样性和可变性，即一个人在社会生活中一般来说同时具有几个角色，例如一个40岁左右的男人，他的社会角色可能是父亲、丈夫、儿子，也可能同时是工程师、处长或者经理，而这些角色又因为时间和空间的变化发生转变。每一个人都按照自己在社会生活中的角色表现出相应的社会行为，这些行为和活动是人们的社会生活主要内容。

在了解一个人的社会职能时，应该注意每个人的不同生活技巧，这对缺乏一定社会职能和生活技巧的康复对象来说，是十分重要的。所谓生活基本技巧，就是如何正确理解和执行自己的社会角色，是一个人参与社会生活能力的基础，包括与别人打招呼和应酬的能力，保持社会交往中应有的仪表的能力，表现言谈举止礼貌的能力，言语（包括文字）的沟通能力；与别人交往能力，包括意识到自己和别人的身份与需要的能力，表达自己的感受和意愿的能力，理解别人的反应和对别人施加影响的能力；环境适应能力，指一个人对家庭、社区、人际关系、学习、生活和工作环境的适应能力；社会生活的意识是一个人意识到家庭对自己的期望、社会对自己的期望，并能作出相应的反应。也能意识到自己对家庭和社会负有的责任，并能采取相应的行动。

由于残疾人、老年病人、慢性病人参与社会生活的能力存在不同程度的困难，其能力是由智能、心理、体质、精神和情绪等多种因素所决定的，因此他们的社会职能和生活技巧都存在不同程度的困难与障碍，生活质量处于比较低下的状态。

残疾人、慢性病人和老年病人由于自身存在的身体和心理障碍，参与社会生活的能力较差。同时，残疾的类型、疾病的程度、病人的性别和年龄都直接影响其参与社会生活的能力。所以，对于上述康复对象社会生活能力的评价既要有总的原则，又要有相关的不同标准和不同的方法。例如，截瘫病人是重度残疾人，生活难于自理，能力较弱，对于截瘫病人生活能力的评价，不仅要考虑其病因、病史和残疾程度（脊柱脊髓损伤状况），而且更要考虑其参与社会生活及社会交往的能力。社会交往是人与人之间的联系和相互影响的关系，包括自己与别人接触；同别人一起与社会有关方面接触；参与各种社会活动等等。这种社会交往是人们社会生活的重要方面。

在疾病普查和社区医疗卫生工作中对残疾人进行社会能力测定，是为了评价他们的患病程度、治疗效果、生存状态和社会生活能力几方面的客观情况和变化因素，以判定其是否具备正常参与家庭和社会生活的条件。对不同类型、不同性别、不同年龄的残疾人要采取不同的测定方法，使用不同的表格和评价标准。

对各种康复对象的社会生活能力进行测定与评价，通常采用个案会谈、小组调查和直接观察等方法。对于有言语听力障碍的人，只能用后两种方法。

社会生活能力测定，一般用填写记分表格进行。由世界卫生组织（WHO）拟定的《社会功能缺陷筛选表》，在1987年我国残疾人全国抽样调查中使用，证明是可行的和很有成效的。测定时，由检查者向残疾人或其亲属、知情人询问有关被测定人的社会生活能力的10个问题，即：

(1)最近一个月内的职业工作情况，包括是否按惯例行事，按时上班或参加劳动，完成任务,在本职工作或劳动岗位上与他人合作和一般表现好。

(2)(若已婚)最近一个月内的婚姻职能、夫妻关系状况如何,包括夫妻相互交往,交换意见,共同处理家务,对配偶负责,显露爱和温情,给对方支持和鼓励。

(3)(若是父母)最近一个月内的父母职能,包括对子女照顾、喂养、衣着等;带孩子玩,关心学习成绩,关心子女的健康和发育。

(4)最近一个月内的社会性退缩,指是否主动回避与人们见面和交谈,避免跟别人在一起,不和家人或朋友出外参加社会活动。

(5)最近一个月内家庭以外的社会活动,包括与其他的家庭人的接触,社区内的社会活动,其他文体活动等。

(6)最近一个月内在家中活动过少,主要指荒废时间,什么也没有干,睁眼躺在床上或者呆坐着什么也不干,不愿意跟别人谈话。

(7)最近一个月内家庭职能表现,即在家庭日常活动中,起通常应起的作用,一起吃饭,分担家务,参加家庭娱乐,共同看电视或听广播,参加家庭讨论和做出决定。

(8)最近一个月内对自己的照顾,指个人卫生,身体、衣服、头发、大小便习惯、进食、餐桌上的礼貌,保持住处清洁等方面的表现与能力。

(9)最近一个月内对外界的兴趣和关心,指是否留意并跟得上电视、广播或报纸上的消息,了解当地和全国的重要新闻。

(10)最近一个月内的责任心和对将来的计划性,包括对自己和家庭成员的成长进步是否关心,能不能热心地去完成工作任务和发展新的兴趣或设计。

以上 10 个方面的问题,评分简单地分成 3 级:0 分为无异常或很轻微;1 分为确有功能缺陷,逃避责任、缺乏兴趣、水平差、引起别人抱怨;2 分为严重功能缺陷,在家中争吵、不参加任何活动也不听劝阻,对一切不闻不问,也不考虑未来。

这些问题,显然主要是针对病人和残疾人的精神状态所设定的,另外,参考以上几个方面的问题,还可以根据不同病人的具体情况,设计一些相关的表格,如老年病人社交问卷表、脑瘫儿童社会生活技能表、糖尿病患者家庭生活评价表等。

众所周知,残疾表现为功能的不同程度的缺陷,残疾的评估也就是对功能的评估。其中社会功能的评价与残疾程度、具体残疾类型的评价明显不同,它侧重于残疾人参与家庭生活和社会生活的能力,包括对生活的愿望与信心。例如,截瘫病人往往伴有褥疮、泌尿系感染等疾病,所以对其社会生活能力的评价,要以病人的身心健康与障碍的客观存在为基础。同时,进行社会生活能力评价,也必须遵循实用性、综合性、动态性、可靠性、规范性和法规性等原则。

第三节　残疾是人类生存的代价

天有不测风云,人有旦夕祸福。每一个人在社会中生活,都有可能成为残疾人。地震、洪水、飓风使房屋倒塌;战争、凶杀、殴斗使血肉横飞;遗传病、职业病、地方病使无数男女老少瘫痪、畸形;工伤事故、交通肇事和各种意外灾害每年都使我国数十万人肢体损伤……

在人类的社会生活中,人们每一天、每一时刻都在进行改造世界的创造性的劳动。世界的面貌在改变,人类也为此付出了巨大的代价。各种疾病和意外事故造成的残疾,就是这种代价之一。残疾是人类为生存而付出的代价,也为人类社会的发展提供了经验,创造了财富。各种疾病造成的残疾,促进了医药学的发展;各种意外伤害造成的残疾,产生了不同地区和不同历史条件下的法律和规章制度;每一种残疾都迫使人们为减少障碍而发明出许许多多的残疾人用品用具。对残疾人的态度,检验着社会文明与进步的程度。

先天性疾病造成新生儿残疾,根据我国现有医疗卫生条件,有许多是可以预防的,但对于大量老少边穷地区,则未免防不胜防。在这些地区,残疾儿童的出生与计划生育工作一起陷入了"越穷越生,越生越穷"的怪圈中,使计划外超生的残疾儿童极大地增加了政府财政的负担并影响了生产的发展。

在大别山区、秦巴山区、长白山区和湘西、陕北、陇东、辽西等许多贫困地区,智力低下的人群相对集中,十分严重地影响了当地经济的发展。

遗传病造成的残疾,不仅使大量儿童智力低下,而且可以造成聋哑、肢体畸形等残疾。遗传病的起因不仅是近亲结婚,还包括母亲在孕期的服药不慎或受到意外事故伤害等。

减少新生儿痴呆者产生的数字,是人们十分关注的问题,也是提高人口素质、有利于国计民生的重要课题。20 世纪 80 年代,甘肃省共有痴呆傻人 27 万多,每年还新出生痴呆傻婴儿 2000 人。这些人大多分布在贫困山区,许多家庭代代相传,他们缺乏生产能力,生活全靠救济,给社会造成很大负担。减少遗传病造成的新生儿残疾,需要全社会、全体人民的一致行动。

据北京市民政局 20 世纪 80 年代末对东城区残疾儿童状况的调查,重残儿童大部分是脑瘫、严重痴呆、颠痫以及失去视力、听力等综合性残疾的儿童,其中先天性因素致残的占残疾儿童总数的 56%,先天因素的原因有以下几方面:

(1)父母残疾遗传,造成新生儿痴呆和聋哑等。

(2)父母基因缺损携带、染色体变异而造成子女脑性瘫痪、先天愚型弱智。

(3)父母近亲结婚造成子女弱智或聋哑。

(4)母亲在孕期接触有害物质或意外事故,造成胎儿畸形。

(5)因母亲妊娠反应强烈、先兆流产等而乱吃保胎药物,造成胎儿发育迟滞或大脑发育不全。

大量事实证明,在围产期对新生儿健康危害很大,甚至造成残疾的病毒感染主要有:风疹导致耳聋、智力低下,先天性心血管畸形;疱疹:幸存者中有 5% 患有眼、口腔、中枢神经系统等疾病;巨细胞病毒可导致耳聋、智力低下、小眼畸形、小头畸形、脑积水、视网膜病、先天性疝等等。

据有关资料报道,目前已发现有以下 10 类 26 种药物为妇女孕期禁忌药,用药不当可导致胎儿畸形:

(1)镇静药物　利眠宁、安定、反应停、氯丙嗪、苯巴比妥,可引起胎儿无肢、无眼、无耳、唇裂。

(2)抗过敏类药　扑尔敏、敏可静、安其敏、苯海拉明,可致胎儿颚裂、唇裂、缺肢。

(3)抗肿瘤类药　氨芥、环磷酰胺、氟脲嘧啶,能使胎儿发生唇裂、腭裂、泌尿道畸形等。

(4)抗生素类药　土霉素、四环素、强力霉素,可使胎儿短肢畸形。

(5)激素类　可的松、强的松，能导致胎儿唇裂、腭裂。

(6)性激素类　孕酮、睾丸酮，可引起胎儿外生殖器畸形等。

(7)抗糖尿病类药　甲糖宁、胰岛素，可能性使胎儿唇裂、肢体骨畸形。

(8)抗疟类药　奎宁、氯化奎啉、乙胺嘧啶，能使胎儿脑积水、脑膜膨出、腭裂等。

(9)抗颠痫类药　苯英钠，可使胎儿心脏先天畸形等。

(10)抗抑郁类药　丙咪嗪，能使胎儿四肢畸形。

随着经济发展，机动化程度提高，生活节奏加快，意外伤害对居民健康和安全的威胁越来越明显。20世纪90年代末，我国每年大约有70万人死于各类伤害，2000万人因意外伤害需要急诊和入院治疗，伤害已成为我国1~14岁人群的第一死亡原因。

在造成伤残的各种原因中，运动员的训练、竞赛和广大人民群众的体育活动过程中出现的不慎、失误及难以预料的事故，是十分突出的问题。其中颈、腰椎骨折脱位和四肢骨折尤为严重。在各地医疗机构接受康复治疗的患者中，因跳水而造成颈椎骨折，四肢瘫痪的运动员非常普遍。

劳动者在生产劳动以及其他职业活动中，接触有害因素引起的疾病，通常称为职业病。人们在从事工农业生产、科学技术活动和其他职业活动的时候，都有可能接触与这些活动有必然联系的各类有害物质或有害因素(泛称职业危害)，例如工业毒物、农药、各种有机溶剂、医院手术室中的麻醉剂气体等化学物质，以及噪声、电磁辐射、高温等等。某些职业危害对人体的健康影响很大，甚至危及亲属及下一代；有些职业病可以造成残疾，对于妇女来说不仅自身受到伤害，对生殖健康有不良影响，尚可影响胎儿发育甚至出生后的健康。造成新生儿的严重生理缺陷。

职业病自从工业革命以来，就始终纠缠着人类，至今已几百年。现代科学技术使各种产业迅速发展，也造成了环境的污染，不仅扩大着职业病的范围和种类，更扩大了受害的人群。人类发展生产本是为了追求高质量的生活，可在这追求中，人类又不断因为自身发明创造的不完善而伤害自己。

目前，世界范围的生态恶化在不断加剧，其中土地退化问题严重。我国是世界上水土流失最严重的国家之一，荒漠化土地已占国土面积的27%，沙化面积每年仍以2460平方公里的速度在发展。随着农药、化肥和农膜等农用化学品使用量的增加，在促进农业发展的同时，一些地区农产品中农药检出率大大高于国家食品卫生标准，土壤板结、地力下降严重。城市生态环境脆弱，不少大中城市植被破坏，人均绿地少，地下水过度超采，水土流失、洪涝、热岛效应、地面沉降等灾害严重。其他如水生态失调、海洋生态被严重破坏等，不仅成为制约我国经济发展的重要因素，而且造成疾病流行，因病致残人数大量增加。

与此同时，环境污染与生态破坏一方面加剧了各种自然灾害的发生，另一方面降低了人们抵御自然灾害的能力，扰乱了一些地区的经济和社会秩序，严重制约着我国经济和社会的可持续发展。

环境污染与生态破坏如得不到有效遏制，将不仅威胁我国经济和社会的持续稳定发展，同时也威胁到国家的安全、民族的繁衍和人口的质量。

第四节　产生残疾的社会因素

处于改革大潮中的中国，社会结构在变动，生活节奏在加快，疾病和伤残也与日俱增。致残的社会因素复杂多样，大体上有以下诸方面。

一、遗传病

目前，中国在6000多万残疾人中，有先天性残疾人1000多万，其中智力残疾者超过500万人，还有许多先天的盲、聋哑和肢体残疾人。据统计，1986年至1990年的5年中，有1亿新生儿来到神州大地，其中至少存活200万有出生缺陷的儿童。到20世纪末，我国每年出生的2000万新生儿中，因窒息、早产和心理社会因素而导致的智力低下儿已经达到60多万，他们给家庭和社会带来沉重的负担。

现代医学的发展，已经基本上可以判断出母体中的胎儿是否患有上述原因造成的残疾，从而杜绝患儿出生。首都医院的一位专家说，各种先天因素中，孕妇风疹病毒引起的残疾新生儿的出生率占第一位。她们的孩子有30%是残疾儿。要查出风疹病毒和无抗体孕妇极其简单，只要一滴血就够了。全国各地许多医院都具备相关仪器，掌握许多方法检查出胎儿是否有先天缺陷，并进而采取中止妊娠的措施。

根据我国有关法规，青年男女在结婚前应进行身体检查，通过婚前检查可以明确：

(1)不许结婚者

1)直系血亲和三代以内旁系血亲之间。

2)双方有严重智力低下者。

3)患有麻风病未经治愈或患其他在医学上认为不应当结婚的疾病的人。

(2)暂缓结婚者

1)性病未治愈者。

2)精神分裂症发病期间。

3)各种法定传染病隔离期。

(3)可以结婚但不允许生育者　男女一方有严重的常染色体显性遗传病，或婚配双方患有相同的严重常染色体隐性遗传病，或任何一方为多基因病的高发家族患者。

杜绝先天性残疾儿出生，是一项需要全社会都来参加的大工程，涉及医学、法学、社会学、伦理学等等学科和卫生、民政、残联、妇联等政府机关及团体，关系到每一个公民的切身利益。近年来我们也看到，在一些地方由于政府决心大、政策对、措施好，残疾儿童的出生率已明显下降，社区康复也有许多成功的经验。我们有理由相信，随着我国经济建设的发展和人民觉悟的提高，这个问题是可以得到解决的。

除了上述遗传因素造成的先天性残疾外，还有一些导致婴幼儿残疾，特别是智力低下的其他因素，如早产儿出生体重轻(少于2500克)、难产导致的新生儿疾病、婴幼儿本身患严重疾病、未受到学前和学龄教育、婴儿期生长发育迟缓、父母文化水平极低等等，对于这些致残因素的预防，除了早期诊断、早期治疗和智力开发的早期干预外，对家长的教育显然也是至关重要的。2000 年 6 月，中国各地的 200 多位儿科医生聚集北京，讨论通过了《关于加强早期教育促进婴幼儿智力发育防治智力低下的倡议书》，呼吁重视环境和围产高危儿智力发育问题，通过开设早期教育的机构和早期教育门诊，并在社区结合常规儿童保健工作，应用科学有效的早期教育计划，对儿童定期做智力发育监察，使智能落后的儿童通过早期教育减少残疾造成的后果，并尽可能赶上正常儿童的智力水平。

遗传因素造成的新生儿残疾，有许多是因为孕期妇女因病服用了禁忌药物的结果。北京医科大学及四川、陕西、安徽等省都曾做过这方面的调查研究。目前，我国城市妇女已经十分重视孕期慎服药物问题，但在广大农村还存在误服禁忌药物的现象，科学知识的宣传和普及工作亟待加强。

二、交通事故与意外伤害

伤害分故意和非故意两大类，其中对我国人民危害最大的是车祸、自杀、溺水。我国的自杀死亡率高于世界平均水平，最多的是农村妇女；车祸死亡率位居各国之首，而且每年正以10%的速度递增。由于伤害造成了大量残疾人和早死，消耗巨大的医疗费用，消弱国民生产力，以及发生的突然性和不可预测性给人们心灵带来沉重的打击，引起了社会各界的高度重视。

在改革开放的大潮推动下，公路、铁路、内河运输和空中航运变得异常繁忙，因交通事故而造成的伤残也越来越多。

全国各地，交通事故每天都在发生着。从社会因素来分析，下面几种情况是值得注意的：

第一，各地的交通管理和公路设施存在漏洞。如穿越山区的一些公路由于山高沟深，坡陡弯急，有的很长距离公路上标志牌极少，有的濒临深沟的险路尚未设防护墙或防护栏。

第二，近年来公路运输的客运量和货运量急剧膨胀。全国各地农村有大批报废的客车在各种正常的“绿灯”下畅通无阻地运行着。城市里被淘汰的破旧车辆许多被甩到农村和偏远山区，天天凑合着在路上跑，难免发生事故。

第三，不少司机缺乏相应的驾驶技术，仅凭各种不正常手段非法拿到驾驶证就贸然开车，这种状况当然是交通事故的隐患。

第四，流动人口的大量增加和商品经济的发展形势为交通事故提供了条件。人们急于赶路，不少个体司机热衷于多拉快跑，成千上万辆各种汽车严重地超载运行，致使公路上险象环生。

以上是交通事故的社会背景。如果就司机的个人责任而言，出事的往往是下列情况：

(1)驾驶时精神不集中。有的司机习惯一只手把握方向盘，另一只手常放在车窗上，或边与别人谈话边打手势，或边打手机边开车，这样遇有紧急情况必然不便采取措施，也可能因动作幅度大而带偏方向盘。

(2)跟车过近，或机动车与行人、自行车横向距离过近，如再加上行车时抽烟或吃喝等，更易造成交通事故。

(3)操作失误。造成这种情况的往往是司机技术不熟练，并与判断不准确有一定关系。有的司机见到自行车、摩托车迎面驶来，因车速或方向判断失误而相撞；有的司机技术尚不熟练，就驾驶从未开过的另一种车上路，结果发生情况时手忙脚乱，甚至发生要刹车却踩到油门上造成事故的情况。

(4)各种个体户车辆的司机缺乏管理。有些个体户车辆的司机或因手续不全而走黑道、走险路，为躲避警察而超速抢时；有的司机为赚钱而疲劳驾车、玩命超载；有的车主本人不会开车而频繁更换司机；有关部门对个体司机缺乏安全教育和管理，等等，都是事故的诱因。

(5)不遵守交通规则。一些司机为表现能干而开“英雄车”，常常因躲闪不及而驶入逆行；有的司机酒后开车屡教不改；有的开报废车；有的无视交通标志和标线，这些故意不遵守交通规则的现象极易触发事故。

各种交通事故使国家和人民的生命财产遭受严重损失，也给伤残者及其家属带来巨大不幸。伤残人数量的增加还在一定程度上造成了社会的不稳定因素。因此，防止交通事故，加强交通事故流行病学的调查研究工作，是我们当前急需开展的一项工作。

搞好交通事故和其他意外事故中的残疾预防工作，是一种迫切需要解决的社会问题。因此，公安交通管理部门，建筑部门和一切工矿企业要大力加强教育宣传工作，同时还应会同医疗卫生和政府民政部门、社区机构共同制定出对各种事故受伤人员运送、抢救的有关规定，如运送方法、抢救治疗程序、资金担保办法、最终结算等，以减少伤员致死、致残的危险。

三、运动伤残

众所周知，运动员在训练和比赛中身体受到不同部位、不同程度的损伤是司空见惯的事。因此，我们必须呼吁加强体育活动中的残疾预防工作。

在体育活动中预防残伤残，当前主要应从以下三个方面着手：

(1)在参加各种比赛前一定要搞好技术训练，包括身体素质、运动技能和技术规范等，以使运动员在比赛过程中能灵活判断和自由应付各种情况，避免和减少身体损伤。

(2)在训练过程中，运动员应及时发现骨损伤的早期症状，这是预防疲劳骨折的重要方面。同时，当发生急性损伤后应及时治疗，并调整训练，分析受伤原因，防止别人继续发生同样的事故，在以后的训练中尽量去除不利因素。否则，即使是非致残的损伤，也可能因为反复损伤骨骺及骨组织，使疲劳和损伤得不到恢复，使病变恶化，甚至造成残疾。

(3)在一些工矿企业尤其是各地农村，由于场地有限、器材年久失修或自制器材质量低劣，使人们在体育活动中的损伤率大幅上升。这些地方的体育活动往往缺乏组织纪律和安全常识，准备活动不足，体育教学组织不当。这种状况亟需改进。

归根结底，在任何体育活动中都要注意预防伤残。组织者、教练员和运动员都不可疏忽大意。

四、职业病

职业病对人类的危害极大，不仅直接使成千上万劳动者因伤病致残，而且影响到下一代的健康。在造成残疾的职业病中，生产环境中有毒化学物质的浓度过高往往会引起职业中毒。我国每年至少发生 3000 ~ 4000 例急性和慢性职业中毒，其中多数是由于违反安全生产和劳动卫生的要求。如急性一氧化碳中毒、急性硫化氢中毒，严重时都可以导致脑缺氧、脑水肿，引起中枢性神经的残疾;急性氨中毒除损害呼吸系统外,还可损害眼睛的角膜,造成失明。

某些职业有害因素有生殖毒性(或称发育毒性)时,可对卵细胞造成损伤,影响卵子的发育。其结果可使妇女出现月经异常、不孕或孕卵发育不良,并可通过母体干扰胚胎死亡而流产或出现先天畸形,或使胎儿生长发育迟缓,出生时体重低,或于出生后逐渐发现婴儿有视力听力异常、智力低下等功能发育障碍。

母亲孕期接触有害因素对出生人口素质的影响很大,放射线、甲基汞、有机溶剂、农药可导致胎儿出现先天缺陷。如孕期接触有机溶剂,新生儿易出现中枢神经系统缺陷、唇腭裂和心血管畸形。使用农药地区的胎儿先天缺陷发生率高于非农业地区,频繁使用含氯苯氧基农药的地区,在喷洒农药季节(夏季)受孕的婴儿先天缺陷明显增加。我国的调查还发现,在人造丝厂孕期接触二硫化碳的女工以及橡胶厂的女工子女中,先天缺陷发生率高于对照人群;孕期接触铅、苯、抗癌药、氯丁二烯、丙烯腈及强烈噪声,可导致胎儿生长发育迟缓,使低出生体重儿的发生率增高。

孕期接触噪声可影响胎儿听力发育。接触强噪声的纺织厂织布车间女工的幼儿园年龄(3~7岁)及小学年龄(7~15岁)的子女,平均智商均低于母亲孕期未曾接触职业噪声的子女。母亲从事铅作业的蓄电池厂托儿所儿童血铅浓度明显高于母亲不接触化学毒物的对照组儿童,而平均智商则低于对照组。由于铅可自母亲乳汁排出,母源性乳儿铅中毒已有多次报道,主要发生在蓄电池厂和化工厂等从事铅作业女工的乳儿中。

以上情况说明,加强职业妇女的劳动保护,对残疾预防、提高出生人口素质有十分重要的意义,是关系中华民族未来的大事。我国政府50年来已建立起比较完善的劳动保护法规,如《女职工劳动保护规定》、《女职工禁忌劳动范围的规定》、《女职工保健工作规定》等。对保护妇女儿童健康起到了重要作用。在社会主义市场经济的条件下,做好职业妇女的劳动保健,不仅是工业部门的事,在其他各行各业以及广大农村的妇女劳动者中这项工作也是十分必要的。

五、突发性灾害与环境灾害

突发性灾害指规模较大、有一定分布空间、在不同地域范围内短时间造成人员伤亡的重大灾害。突发性灾害造成的人体伤残,是人类生命与健康的重大威胁。突发性灾害一般分为自然灾害和社会灾害两种,有时一些环境灾害也能成为突发性灾害。

(1)自然灾害　主要有地震、飓风(包括台风、龙卷风等)、洪水(包括海啸、风暴潮等)、沙尘暴、山体滑坡、暴风雪、雷电等各种各样的灾害。这些自然灾害是不可抗拒的;同时,也有一些虽可预料和抵御但防不胜防的自然灾害,如大规模的河湖决堤、干旱、蝗灾等导致疫病和人口伤亡的灾害。

(2)社会灾害　主要包括战争、饥饿、流行病及较大规模的人口中毒、人口迁移等。新中国成立前后,我们经历了大大小小无计其数的战争,每次战争都会造成大量人员伤残;在流行性疾病中,对健康危害十分严重的脊髓灰质炎是导致儿童神经麻痹、下肢残疾的重要因素。流行性脑膜炎等都是造成残疾的因素,研究表明,人口迁移对移民的心理健康也会产生很大的影响,甚至出现精神障碍。

在社会灾害中,突发性灾害还包括局部的建筑物倒塌(如因质量问题或年久失修所致桥梁、高楼、隧道等坍塌)、火灾、公共场所密集人群拥挤践踏、飞行器失事坠落并在城市住宅区爆炸等等。

(3)环境灾害　台风、风暴潮、海啸、地震等是不可抗拒的自然灾害,在努力减少其损失的同时,我们还必须努力解决那些人为不合理的经济社会活动造成的各种环境问题给人类带来的灾害。尽管环境灾害并不像那些突如其来的自然灾害一样受到人们的重视,但它却与我们的生产、生活息息相关,危害并不亚于一些自然灾害。大量事实表明,日益严重的环境灾害也是产生残疾的重要原因。

尽管我国的环境保护工作近年取得了重大进展,环境污染加剧的趋势得到初步控制,但我国的环境形势不容乐观,环境污染依然严峻。

第一,我国的水环境污染严重。1998年,在7大水系及太湖、滇池和巢湖中,只有36.9%的河段达到或优于地面水环境质量3类标准;大淡水湖泊和城市湖泊为中度污染;污水灌溉地区45%的土地受到不同程度的污染。水体污染是我国环境污染的首要问题。

第二,大气环境质量差。空气仍以煤烟型污染为主,部分大中城市出现煤烟——机动车尾气混合型污染。

第三,固体废物污染不容忽视。据有关部门报告,我国城市垃圾粪便只有58%得到妥善处置,但据专家估算,真正达到无害化处理的也就15%左右,生活垃圾围城现象十分普遍,城市噪声污染扰民也十分突出。

保护环境,爱护我们生存的家园,是全社会、全人类的责任。我们虽然不能完全预见和抵御地震、洪水、风暴等自然灾害,但是可以控制江河湖海的污染,努力减少对空气的污染,有效地处理工业废弃物和生活垃圾,合理使用农药和化肥,用绿化防止沙漠化。世界各国都已经认识到环境保护对人类生存和社会发展的重要意义,我们相信人类既然能用劳动和智慧把世界创造的像今天这样丰富多彩,就一定能继续开创更美好的未来。

六、愚昧与陋习

中国是一个幅员辽阔、人口众多的大国,有5000年悠久的历史和56个民族。这些背景决定了我们的特殊国情——以农民为主体的中国社会,存在着许多愚昧落后的思想、习俗和伦理观念。愚昧与陋习,威胁着人们的健康。落后的自然经济,也助长了愚昧思想。

就先天性致残因素而言,近亲结婚的危害十分严重。近亲结婚问题是人们讨论很久的一个老话题,应该说现在已经受到了极大遏制,情况也有了明显改变。但是,在远离城市、远离乡镇、远离公路的山村,这种现象仍然是严重的。即使在并未远离城市的乡村,愚昧仍束缚着许多农民的头脑,蒙着他们的眼睛。

在陕西省安康地区的秦岭山区和大巴山山区,在一些村子里经常可以看到三五成群的呆傻人揣着手、流着口水在晒太阳。许多呆傻人的家里空空荡荡,人们穷困潦倒。这种现象在甘肃定西地区、安徽大别山区和皖南山区也有不少。在辽宁省西北部贫困山区,呆傻人约占这些地区人口总数的5%。这些人有地种不好,有猪养不大,有树栽不活,日子越过越糟。造成这种情况的,主要原因是近亲结婚。

愚昧和落后,还在生活习惯上有所表现。我国北方部分地区农村的“灶连炕”,就经常成为对婴幼儿生命与健康的威胁。在中国人民解放军二五三医院烧伤整形科,经常收治被烧伤的婴幼儿,他们几乎全是大面积重度烧伤。据了解,内蒙古医学院附属医院、包钢医院的情形也大致如此。这些婴幼儿被烧伤的原因同出一辙——因为家里灶连炕,孩子由炕上掉进灶上的热锅中被烧伤、烫伤。据不完全统计,内蒙古自治区每年至少有三千多名婴幼儿掉入锅中被烫伤而到医院急救,没去医院医治和当场被烧死的根本无法统计。

北方地区冬季寒冷,几千年来沿袭着做饭的灶和睡觉的炕相连的习俗。其好处在于生火做饭的同时也达到了土炕取暖的目的。至今仍沿袭这一习俗的地区有内蒙古西部地区、陕西神木地区、河北张北地区以及山西的一些地区。东北地区虽然也是灶连炕,但基本上是用墙壁把灶与炕隔开的,即炕在里间,灶在外屋,不会发生对婴幼儿的烫伤。为了孩子的健康和家庭的幸福,预防残疾,沿袭灶连炕陋习的农村必须引以为戒,尽快改变这一陋习,不要再让灶连炕造成的悲剧重演。

以上诸因素造成的残疾,是我国存在6000多万残疾人的基本原因。残疾人及其家庭的存在,给社会和医学都带来了挑战。

(马洪路)

第三章　残疾人的婚姻与家庭

第一节　残疾人家庭的基本状况

一、社会、社区与家庭

社会是人类生活的共同体，是人们相互交往的产物，是各种社会关系的总和，特别是以共同的物质生产活动为基础而相互联系的人们组成的有机的系统。就是说，社会虽然是由人群组成的，但它不是单个个人的堆积或简单相加，而是一个有机的系统，一个由许多要素部分组成的有机整体。

构成社会的要素，包括以下一些自然条件和生活领域：

1. 地域　即一定数量的人群比较长期生活的地区空间，包括各种自然生态环境提供给人们的生存条件。

2. 人群　指在一定地域范围内生活的人类群体。人群是由血缘关系、地缘关系和业缘关系所决定和联系在一起的。

3. 语言与文字　每一个社会都有一种或数种比较固定的语言，语言是由简单到复杂的人类思想交流方式，文字是晚于语言而出现的人类社会互相交流的手段；没有文字的社会在当代已经罕见，但语言和文字既可以是人类交流的有利工具，也可以形成交流的障碍。

4. 习俗　在一定地域范围内生活的人们所长期形成的习惯与风俗，包括思想观念、婚丧生育、生产劳动、居室建筑、生活用品、服饰装束、交往方式、休闲方式等等。

5. 宗教与信仰　人们对自然界万事万物或特殊人士及其品格的崇拜与追随，造成了古老的或现代的意识形态同一性。这种意识形态相信超自然的神灵或超越一般人类的巨大力量，在社会生活中有普遍意义。

这些要素之间联系或互相作用，构成了各种血缘关系、地缘关系和业缘关系的群体与组织或民族共同体，并根据某种社会属性（政治等级、财产占有关系、职业类别等）构成了等级和阶级等不同社会层次，创造出了原来自然界所没有的文化和文化体系。社会是人类产生和在自然界生存繁衍的必然现象。

社区，是指聚居在共同领域的进行一定的社会活动、具有某种互相关系和共同文化维系力的人类生活共同体，是一个相对独立的地域社会。社区兼有人群与地域两大要素，既是一个小社会，也是研究大社会的起点之一。在当代社会中，社区成员具有不仅基于血缘纽带，而更重要的是基于地缘、业缘和共同文化所产生的强烈的认同感和地缘感。这种社区意识，是同一地域人们在长期的共同生活方式的氛围里形成的，是维系社区成员关系的重要凝聚力。

家庭是社会的基本细胞，是社会组成的最小单位。家庭是建立在婚姻与血缘关系基础上的亲密合作、共同生活的初级群体。家庭具有两重属性，即自然属性和社会属性。男女两性的生理差别和人类所固有的性本能，决定了婚姻、家庭存在的必要；种的繁衍和血缘的联系成为维系家庭的特殊纽带，使家庭具有其他社会群体所不具有的特征。家庭的社会属性，是指它作为人类社会特有的现象，基于社会生产和社会生活需要而形成，并受各种社会规范的制约。从根本上说，家庭是非自然的产物，是社会的产物；它不是处于静止状态，而是随着社会的发展进行着规律的运动。因此，社会属性是家庭的本质属性。

综上所述，我们知道除非死亡，任何个人的一生都不能永远离开社会、社区而生活；同时每个人出生在这个世界上，都必然和一个或几个家庭密切相连。社会、社区和家庭都可能发生变化甚至解体，但是新的社会、社区和家庭也在这种变化或解体中产生。一般来说，每个人对社会、社区及家庭的作用与依赖是不同的，未成年人、老年人和有特殊困难的群体更需要社会、社区及家庭提供帮助。残疾人对社会、社区及家庭的依赖是人类社会生活的必然需求，提供帮助的程度也是社会、社区与家庭文明与进步的标志。

二、残疾人的家庭结构

我国的6000多万残疾人，是社会问题与医疗问题集中交汇的十分复杂的群体，是社会保障和医疗制度改革的敏感区域。

(一)残疾人的家庭结构

家庭是一个动态的因素，它的变化受生产方式和社会制度的制约，也受社会各种因素的影响。同时，家庭人口的流动，家庭成员的生死，家庭角色的变换，也都影响着家庭结构形态的变化。一般来说，病人尤其是残疾人在家庭中的地位和作用，受到经济、社会伦理以及心理等方面的影响，处于弱势状态。

残疾人、慢性病人和老年病人，是对家庭结构有重大影响的社会因素，这些家庭的每个成员，都不同程度地承担着病人和残疾人所造成的经济和精神上的压力，他们的婚恋、生育甚至求学、就业，无不笼罩着一层“残疾”的阴影。

残疾人家庭，在社区里和社会上比其他家庭承受着更大的压力。这些压力来自经济、教育、伦理、习俗等各个方面。

我们来看一看残疾人家庭的基本状况：据1987年中国残疾人抽样调查，当时我国1564万残疾人中，靠个人劳动而生活的残疾人占30.27%，需要亲戚和家庭供养的残疾人占67.08%，此外有2.65%得到了国家和集体的救济。由于城市和农村的经济发展状况、文化教育条件不同，城市中的残疾人靠个人劳动养活自己的比农村多，比例最高的上海市为51.96%，一般在20%～40%左右。因此，全国大约有1270万城市残疾人靠自己的收入和亲戚、家庭的供养而生活。十几年过去了，我国的残疾人早已超过了6000万，这种状况并没有多大改变。经济上的原因也影响了残疾人的婚姻和家庭生活。残疾人婚姻状况与健全人比较，残疾人未婚率比健全人高近3倍。调查表明，大量残疾人生活在联合大家庭中。在社区里，残疾人社会康复所面临的第一个问题，就是回归家庭后所处的地位和所起的作用。

新中国成立以来的历次全国人口普查表明，无论城市还是乡村，家庭规模缩小是社会发展趋势的一个特点和普遍存在的现象。联合大家庭逐渐减少，核心小家庭日益增多，是社会发展与进步的一种必然趋势，反映了家庭关系和家庭伦理观念的变化。

我国改革开放初期对山东省淄博市居民家庭结构的调查表明，在夫妻有经济自主权和独立生活的能力，并有必备的生活条件的核心家庭中，残疾人家庭仅占其中的14%，即有86%的残疾人都生活在有父母和兄弟姐妹共同生活的三代以上的联合大家庭中。与此相反，在没有残疾人的一般城市居民家庭中，83%是独立的核心小家庭，仅有17%还保留着联合家庭的结构。这种情况清楚地说明，残疾人普遍缺乏经济自主权和独立生活能力，或者缺乏必备的生活条件如住房等等，因此，对父母和兄弟姐妹有很大程度的依赖。中国残疾人对家庭的依赖，是由各种社会原因决定的。

(二)残疾人在家庭中的地位与作用

在城镇残疾人的核心家庭中，残疾人多数都有一定劳动能力，轻度残疾并不形成对于生活、工作和学习的多大影响，所以就业率高，一般有较稳定的收入，在家庭中的地位与其他家庭成员是完全平等的。城镇残疾人的核心家庭中，决定残疾人平等地位的主要因素有以下三点：

(1)比较稳定的经济来源。

(2)夫妻之间有较好的感情基础。

(3)社会公共道德的制约。

夫妻双方都是残疾人的家庭，绝大多数是在传统观念和世俗的压力下组成的，只有10%有一定的感情基础。所以维系中国残疾人家庭关系的纽带主要是传统的伦理道德而不是爱情。不过，家庭传统观念的这种制约，显然有利于维护残疾人在家庭中的地位。

在城镇中的联合家庭中的残疾人，子女残疾与父母或祖父母残疾所处的地位也不尽相同。从总的情况看，残疾子女可以在家庭中得到无微不至的关怀与照顾，父母不仅对残疾子女十分疼爱，甚至胜过对健全子女的关心。这一方面是因为残疾子女确实需要更多的照顾；另一方面，则是因为父母责任感和情操。

在城镇的联合家庭中，作为父母的残疾人在家庭中的地位一般不如残疾子女那样受到关怀和重视。他们虽然是长辈，但在家庭中多处于从属的、很不重要的地位。而且，随着年龄的增大、劳动能力和生活自理能力逐渐降低，他们的地位更是每况愈下。虽然多数子女尚能关心照料自己的残疾父母，但远不如父母对残疾子女那样无微不至。由于广大农村经济、文化教育、医疗卫生事业等都落后于城市，残疾人生存、发展和实现自身价值的范围与机遇都受到极大限制，残疾人的地位比城镇中的残疾人更为低下。

因疾病或意外伤害而后天性致残的病人，经过一个阶段康复治疗后，出院时最为担心的就是能否顺利回归家庭、回归社会。首先面临的问题，除了家庭和社区的生活环境物理性障碍之外，就是家属、亲友和邻里是否能够接纳自己。社区康复工作必须做到残疾人家庭中去，一方面鼓励和支持残疾人融入家庭，融入社区；另一方面动员残疾人家庭和社区接纳残疾人，为残疾人重新参与家庭生活和社会生活创造条件，这是我国残疾人康复事业的重要任务。

后天致残的残疾人，很多都是生活自理有一定困难的病人，例如截瘫病人，终日离不开轮椅，大小便不能控制，其艰难是可相而知的。在中国康复研究中心的调查表明，几乎每一个重残病人,都得到家属无微不至的照料。夫妻之间,父母子女之间,兄弟姐妹之间,感情十分真挚而强烈,充满了浓厚的爱意。这种血缘关系的家庭纽带,仍然远胜于业缘关系和地缘关系的情感,维系着残疾人和每个家庭成员的心,亲情不断温暖着残疾人,是残疾人回归社会的有利条件。

要正确理解残疾人家庭,还要从社会文化的角度来分析。

众所周知,在中国的传统文化背景下,男女双方结合建立起家庭,一般是以“白头偕老”终身厮守为目标的。选择什么人做配偶,或者说什么样的男女之间容易实现婚姻上的结合,有许多不容忽视和改变的条件,这些条件的实现程度,直接影响着家庭的巩固和稳定。目前这些条件一般包括男女双方年龄、文化程度、职业和工资收入,其次是性格爱好,住房情况,家庭成员及社会关系等等,而在这所有条件之上,人们第一个考虑的就是身体状况,几乎每一个青年男女都不愿找一个身患重病的伴侣,所以残疾人就更难找到健全人成婚了。结婚难,是广大残疾人一致的叹息,也是残疾人平等参与社会生活的一个障碍。残疾人的家庭比健全人有更多的磨难。婚姻是组成家庭的前提,也是家庭的基础。从社会的角度看,婚姻本身也是一种特殊的社会关系。男女双方的婚姻是否自主,志趣、爱好、生活习惯等是否相近,双方感情是否真诚,都对婚姻的缔结和婚后家庭的稳固有直接的影响。大量事实表明,男女双方有一定恋爱的基础,婚后感情很好,有了孩子后更加和睦,即使突然有一天丈夫或妻子因不幸事故受伤致残,夫妇的感情也不会因此而破裂,残疾人仍然会受到家庭的温暖,愿意回归家庭,并承担应尽的义务。但是,如果男女双方在缺乏相知相恋的情况下迫于世俗的压力而成婚,这种家庭从组成之日起就潜有危机。在一切正常的情况下,还可以和风细雨、平平淡淡地度过年复一年的日子,而一旦出现因突然事故导致夫妻中某人伤残,双方的情感就会出现严重的冲突,直至男女分手,家庭破裂,这种家庭的不幸,无疑给残疾人带来极大的伤害,增加了回归社会的难度。

第二节 残疾人家庭存在的问题

一、家庭的接纳

残疾人回归社会,首先面临的是家庭接纳问题。社会康复工作必须到残疾人家庭中去,帮助残疾人调适家庭关系,这是我国残疾人社会工作的重要任务之一。

家庭是一种基本的社会制度,也是一个其成员最亲密的基本社会团体。传统的家庭观念,对每一个家庭成员的行为都起着一种规范教育的潜移默化的作用,使人们自觉或不自觉地按照社会规范、社区文化来建立家庭,并维系这个家庭的巩固与完整。当然,由于每一成员之间的关系是外人无法替代的,这种特定关系对于人的个性发展、个人理想的实现有至关重要的作用。残疾人比健全人更需要别人的帮助和亲情的温暖,所以残疾人家庭比一般健全人家庭更稳定,在几代人同居的联合家庭中这种稳定性更明显。在农村,残疾人家庭几乎都是两三代人相依为命的。

但是,家庭毕竟是由个人所组成的,每个人都带有自己特有的个性和心理素质。因此,不管家庭成员之间的关系多么密切,对于其他人来说,都有一定的个性、心理差异,都会产生冲突。残疾人本身的性格和心理素质与健全人有很多差别，这就需要家庭成员在生活中善于理解，加倍的体贴。为了家庭的共同利益，残疾人家庭要彼此协调，从差异中求统一，要付出比一般家庭更大的代价和精力。随着社会的发展，生产和生活中的竞争日益增加，人际交流越来越频繁，传统家庭解体，离婚率上升，意外事故层出不穷，对残疾人家庭的冲击也越来越大，残疾人的家庭生活面临各种新的考验。因此，社会工作者通过社会康复的方式进行家庭关系调适，对于改善残疾人在家庭中的地位，更好地发挥残疾人在家庭生活中的作用，有非常积极的社会意义。

住院的残疾人回归社会，首先面临家庭问题。住院残疾人和家庭成员之间的关系如何，是影响残疾人回归家庭、回归社会的重要因素。家庭是社会的基本单元，是人的生老病死、衣食住行的出发点与归宿。由于残疾人自身的心理或生理的障碍，使他们不得不更多的依赖家庭，更多的需要家庭，更多的需要家庭成员的帮助。因此，残疾人或配偶、父母或子女之间的关系，直接影响他们的回归社会。

二、残疾人家庭的困难

城镇中和农村中的残疾人家庭所面临的问题，表现有所不同。

1. 城镇残疾人家庭主要困难

(1)因为残疾人就业难，家庭的经济收入较少而开支却较多(如医疗和某些特殊需要的用品用具支出)，所以比一般健全人家庭的经济状况有明显的困难；

(2)残疾人家庭的住房困难在城镇十分突出。由于残疾人存在各种行动障碍，他们中又有许多人长期与父母、兄弟姐妹生活在一起，残疾人的居室空间多很狭小；另一方面，寻找住房的困难又迫使残疾人只好在大家庭中生活。住房困难是当前城市居民生活中普遍存在的大问题，这种困难在相当长的时间里难以解决；

(3)在婚姻恋爱方面，不仅残疾人本身困难重重，而且直接影响到残疾儿童的丧偶父母再婚和残疾人的兄弟姐妹寻偶。这个问题使不少残疾人家庭长期笼罩着一片阴影；

(4)残疾人家庭在成员患病时，大都面临比健全人家庭更大的困难。不仅残疾人求医有特殊困难，而且作为配偶或父母的残疾人，当其他成员因病求医或住院治疗时，自己缺乏帮助的能力。这个问题在夫妻双方都是残疾人的家庭中特别突出；

(5)残疾家庭大多数存在着社会交往方面的困难。由于世俗的偏见、生活环境物理性障碍和心理负担，作为配偶或父母，残疾人参与社会交往的机会很少，有时不得不放弃。尤其是精神病人的家庭成员，社会的舆论使他们不愿与社区内的人们往来，因此也增加了生活方面的困难；

(6)以上原因及残疾人求学难、交通困难等原因，使残疾人家庭大都感到精神压抑。作为残疾人的直系亲属，心理负担随着残疾人的情感变化而动荡起伏，这是普通没有残疾人的家庭很难体会到的。

2. 农村残疾人家庭的困难

城镇残疾人家庭的上述问题，对于生活在农村的残疾人来说也普遍存在着，只是在住房困难方面，农村残疾人比城市的情况略好(指使用面积而非设施)，而农村残疾人更为突出的困难是：

(1)交通不便严重影响残疾人求学、就医、就业和其他社会交往。由于大多数农村地区道路崎岖、交通工具少，或山路狭窄、泥泞，或缺乏轮椅、支具，使残疾人很难离开居室；

(2)难于从事繁重的体力劳动，生活缺乏保障。农村一些地方还没有落实保障残疾人权益的优惠政策和具体措施，许多残疾人家庭照样负担分配的耕地及各种摊派款项。残疾人本身无力参加繁重的田间劳动，使很多残疾人家庭困难重重；

(3)农村缺医少药，给残疾人家庭求医治病造成了比城市更多的困难。

残疾人是当代社会中最困难的群体，残疾人家庭存在的困难不仅直接影响到残疾人参与社会生活，并且必然影响到社会的稳定于发展。尽管各地因经济基础、文化背景的不同而表现出的困难程度不同，但据我们对辽宁、山东、江苏、陕西和甘肃等地残疾人家庭状况的调查来看，他们所面临的上述困难是共同的，只是东部沿海地区困难较轻，西部地区的困难更为严重。残疾人家庭的结构特点及其面临的问题，直接影响到残疾人在家庭中的地位，因而也是残疾人回归社会的关键因素。

第三节　家庭康复与社区服务

一、社区工作面临的问题

在我国6000多万残疾人中，能够有机会到各级康复机构接受全面康复服务的人数十分有限，绝大多数残疾人的康复工作是在社区和家庭中开展的。因此，家庭康复与社区康复不仅是我们今后长期工作的重点，而且是社会康复服务的首要任务。城市社区服务的工作正在向纵深发展，城镇医疗制度的改革也已经取得了令人瞩目的成绩。但是，在大中城市里康复医学领域还有许多问题需要解决，农村的问题显然更为突出，更为严重，更为迫切。

我国目前对残疾人的家庭康复和社区康复还处于刚刚起步的阶段，虽然社区康复的试点工作已经进行了十几年，但是在政策法规、管理体制、技术人员、康复流程、服务方式等许多方面都曾走过弯路，还缺乏成功经验，仍在不断探索之中。这些工作都急需大力推进。

首先，保护残疾人合法权益的法律法规尚不完备。1990年12月28日，第七届全国人大常委会通过了《中华人民共和国残疾人保障法》，并于1991年5月正式实施，为了贯彻执行这个保障残疾人基本权利的大法，各地政府做了大量工作，相继制定了实施的细则。但是，还有相当多的地方对于《残疾人保障法》不够重视，没有认真贯彻落实。特别是老少边穷地区，实施《残疾人保障法》有很大困难。另外，与《残疾人保障法》配套的法律法规还不完备，在残疾儿童的医疗、入托和残疾青少年入学及毕业分配方面，还需要有切实可行的政策；因交通事故和意外伤害致残者的赔偿方面有关法规还存在很多缺陷；关系到残疾人谋生自立的就业法规，也有一些环节需要改进；无障碍环境在很多城市尚未推进，农村残疾人家庭的居室无障碍环境几乎无人过问；社会保障政策的进一步完善和落实对于生活在农村的广大残疾人还存在相当大的距离。

其次，社会和社区目前对残疾人的帮助十分有限。近年来城市社区服务和部分地区社区康复的开展,减少了残疾人对家庭的依赖,对他们回归社会很有益处。不过,大多数城镇的社区服务还在建立和完善之中,有些工作只停留在表面上。由于人力和财力所限,正在开展社区服务和社区康复的城市出现了一系列新问题。专业人员缺乏;社区服务设施使用率较低;社区医疗卫生管理水平急待提高;在很多中小城市,社区康复还是一个陌生的名词。残疾人的衣食住行在很少得到社会和社区服务进行帮助的情况下,只能主要依赖家庭成员的照顾。

第三,从根本上说,政府尚无力拿出大量资金以满足残疾人各方面的需要。残疾人因自身的障碍很难与健全人在社会上竞争。即使获得了可以维持自己生活的经济收入,在其他方面仍然需要求助于家庭成员的帮助。当前残疾人面临的各种社会问题很多,残疾人要改善生活状况,主要还得依靠自身的努力和家庭的扶助,其中就业是获得经济自立的主要手段。至2000年,全国15岁以上有劳动能力和部分劳动能力的残疾人占70%以上,但未就业者占残疾人总数的25%以上,就业难和经济上的困难,是残疾人生活质量难以提高的重要原因。

第四,各级残联长期以来为残疾人康复事业的发展作了大量卓有成效的工作,然而目前的管理和服务性工作仍存在很多问题和缺陷。例如,职业康复在我国已经开展了多年,但一直效果甚微,各地职业康复人才奇缺,按比例交纳的资金难以周转,理论研究更严重滞后;作为政府和残疾人之间的桥梁与纽带,对蓬勃兴起的各地残疾人"非政府组织"(NGO)采取漠视的态度;社区康复的试点和全面推广都存在许多漏洞,甚至不少地区虚报浮夸,流于形式;"半官半民"的机构性质成了一些人只当官不为民的场所。各地一些残联的"不作为"是残疾人难于摆脱困境的客观因素。

综上所述,残疾人的社区康复和家庭康复面临着许多具体困难,其中经济困难是第一位的。我们开展社区康复服务,必须遵循因地制宜、因陋就简的原则,充分利用各地不同的社区资源,组织和发动社会支持网络,把康复服务工作抓实抓好。

二、社区医疗服务要侧重家庭康复

把医疗卫生工作的重点放到农村,放到基层,放到社区,是医疗卫生工作深入改革的指导思想和发展方向。社区医疗服务的主要任务是保障社区居民的健康。社区医务工作者的工作重点是把服务延伸至社区内的每一个家庭,家庭康复是搞好社区医疗服务的关键环节。

我国长期形成的社会习俗和家庭伦理观念,使很多残疾人认为依靠父母、子女和其他家庭成员而生活是天经地义的事情,关心家庭中的残疾人也是每个成员责无旁贷的义务。在西方,男女成年后都要离开父母独立谋生,而在中国没有结婚的青年即使年龄很大了仍习惯与父母同居,残疾人则更习惯于这种家庭结构和生活方式。虽然大多数残疾人也有独立谋生的要求,但在遇到各种困难的情况下,传统的习俗和家庭伦理观念会使他们的独立愿望淡化,一些残疾人甚至十分担心家庭的变革。

社区康复工作必须做到残疾人家庭中去,一方面鼓励和支持残疾人融入家庭,融入社区;另一方面动员残疾人家庭和社区接纳残疾人,为残疾人重新参与家庭生活和社会生活创造条件,这是我国残疾人康复事业的重要任务。

第四节 家庭与残疾人社会福利

残疾人，是人类社会中一个有特殊困难的群体，对残疾人的社会保护程度和福利政策体现了社会文明与进步的程度。我国是一个文明古国，中华民族不仅以吃苦耐劳著称于世，而且以敬老爱幼、扶贫助残为传统美德。新中国成立后，党和政府十分重视残疾人的社会福利，千方百计地为提高残疾人的生活质量而努力。尤其是实行改革开放之后，残疾人事业有了空前的发展。《残疾人保障法》的颁布实施以及按比例安排残疾人就业、残疾人教育条例等法律法规的逐步贯彻落实，使数千万残疾人的福利得到基本保障。

残疾人的社会福利，主要是通过政府制定的有关政策和社会力量的扶助来体现的，医疗卫生服务是其中的一个重要方面。当前，社会福利社会化是改革的需要和发展的必然趋势，社会化过程则需要大量的社会工作来完成。康复医疗机构中的残疾人社会工作，是一种针对社会上最困难的弱势群体进行的工作，涉及面宽，内涵复杂，矛盾冲突较多，社会影响大。只有在医疗卫生服务中不断加强社会康复工作，才能使残疾人的福利政策得到更全面、更有效的落实。

残疾人社会福利的体现与落实，还在一定程度上取决于残疾人在家庭中的地位和作用。家庭地位和社会地位是一致的，残疾人在社会上地位的低下，也就决定了在家庭中的地位比较低下。亲情的爱，弥补了这种低下，也掩盖了这种不平等，但并不表明在社会生活中处于劣势的残疾人已经在家庭中真正平等了。所以，基层的残疾人社会工作，还要深入地开展残疾人家庭工作，对存在的家庭问题进行调适，以利于残疾人福利的落实。

残疾人社会福利的体现与落实，需要建立这样一个体系，首先要以国家兴办的残疾人福利机构为示范，在运行机制、管理方式、服务水平、操作规范及硬件建设等方面应该发挥示范作用，起到辐射作用。其次，多年来发展良好的社区福利服务要成为这个服务体系的依托，就是在社区修建一批福利服务的设施和网点，成立一批中介性福利服务组织，努力形成一支福利服务的专兼职队伍，动员社区内的各个单位参与社会福利事业，使社区福利服务形成能够有效运作的网络。另外，福利服务要以居家为基础，就是要坚持家庭在助残服务中的基础地位，通过道德教育、舆论宣传、制度规范和政策支持，最大限度地发挥家庭的福利服务功能和作用，避免把本来由家庭承担的责任借着“社会化”而错误地推向社会。

在福利机构服务、社区福利服务和家庭福利服务相结合的服务体系里，家庭服务虽然是长期存在的、关系到每一个家庭成员利益的问题，但却没有得到社会的深刻认识，也没有得到政府必要的引导和扶持。建立新型的残疾人社会福利服务体系，必须对有中国特色和文化传统的家庭服务定性定位，充分发挥残疾人家庭福利服务的巨大作用和潜在的影响力；社区工作将是我们今后一个相当长的时期里福利服务的重点，如何在行之有效的社区服务工作中进一步强化社区康复服务，是我们搞好网络建设、发挥社区依托作用的中心工作，也是我们推进社会福利社会化的一个突破口。

残疾人在家庭生活中面临的问题，除了家庭和社区的生活环境物理性障碍之外，就是家属、亲友和邻里是否能够接纳自己。在推进社会福利社会化的工作中，福利服务必须深入到残疾人家庭中去，一方面鼓励和支持残疾人融入家庭，融入社区；另一方面动员残疾人家庭和社区接纳残疾人,为残疾人正常参与家庭生活和社会生活创造条件,这样才能很好地落实福利政策。

首先,要尽力维护残疾人家庭的稳定性。江西省赣州市的残疾人家庭状况调查表明,盲人100%与残疾人配偶组成家庭;聋哑人与其他类型残疾人组成的家庭占残疾人家庭97%,即仅有3%聋哑人与健全人结了婚;只有肢体残疾者的配偶健全人较多,这个调查有普遍意义。根据东方文化的传统和中国的国情,残疾人的婚姻与家庭大多数是从繁衍后代的自然属性出发,以一定的经济利益或其他个人利益为目的和条件组成的。从这种意义上说,残疾人与残疾人组成的家庭,有利于达到夫妻间的心理平衡和相容互谅,有特殊的凝聚力和稳定性;残疾人与健全人组成的家庭,稳定性就比较差。

其次,要加强对残疾人家庭的关怀和调适工作。家庭是由男女老少不同成员组成的,尤其是在农村,残疾人家庭几乎都是两三代人相依为命的。残疾人和家庭成员之间的关系如何,是影响残疾人家庭生活、参与社会生活的重要因素;残疾人家庭的稳定与和谐也对社区的安定团结局面有一定影响。因此,残疾人与配偶、父母或子女之间的关系,直接影响他们的生活观念。亲情的温暖,有助于调适残疾人的家庭生活和参与社会。在社会福利社会化的进程中,家庭福利服务将越来越明显地发挥基础作用,受到残疾人和其他社会弱势群体的欢迎和信赖。

社会福利社会化的目标是要建立一个适合中国国情的以居家供养为基础、以社区福利服务网络为依托、以社会福利机构为补充的服务体系。这一目标的确立符合形势发展的需要,是适应现代化特别是城市化进程的必然要求。在现代化和城市化过程中,人们的生活节奏不断加快,人口迁移日益频繁,家庭规模逐步缩小,空巢家庭日益增多,使传统的家庭福利保障和服务功能进一步弱化。家庭对社会养老、抚幼、助残的服务需求急剧增大,要求提供内容广泛的便利的社会化服务,而这只有靠推进社会福利社会化才能解决。近年来的实践证明,在社会主义初级阶段条件下,社会福利社会化实现了对社会福利事业发展道路认识上的一次质的飞跃,突破了由国家包览社会福利事业的传统做法,极大地调动了社会各方面举办社会福利事业的积极性,在一定程度上满足了人民群众对社会福利服务多层次的需求,为传统的家庭自我服务提供了强有力的支持,巩固和完善了家庭在我国福利保障和服务体系中的基础地位,适应了社会主义市场经济体制的需要,为保证国民经济和社会的健康发展作出了贡献。

因此,在社会福利社会化过程中,不仅不能动摇家庭在社会福利服务体系中的基础地位,而且要大力倡导家庭养老助残的美德,反对有能力、有精力养老助残的家庭把老人和残疾人推向社会。要采取措施、出台政策,支持家庭更好地发挥应有作用。例如,家庭服务业的福利性质非常明显,是帮助困难者解除困难和忧虑的高尚的工作,也是造福人群的社会工作。那么,为残疾人家庭排忧解难,为儿童和年老体弱者提供家庭护理和其他帮助,是否可以纳入专业的社会工作范围?从事家庭服务业的“保姆”、“小时工”等服务人员,可否成为“社会工作者”?对家庭福利服务是否应制定法律法规?政府部门和家庭服务业的经营者应起到什么作用?这些问题,都需要在社会福利社会化的改革进程中认真探讨。

家庭福利服务,一般区分为三种情况,第一是家庭成员的互助行为,具有普遍性、经常性、义务性和强烈的责任感等特点;第二是志愿者到残疾人家庭进行服务,较少普遍性和经常性,多为阶段性而具有专业性,属于义务服务;第三是家庭服务业的雇佣者提供的有偿服务。这些家庭福利服务的共同性质是通过为受助者提供家庭服务，解除其特殊困难的需求，消化已存在的家庭矛盾和社会问题，稳定家庭、社区和社会秩序，消除或防止可能继续发生的困难或障碍。其中家庭服务业除了具有一般企业的性质外，还兼有社会福利性质，这种两重性既需要政府的宏观管理、指导与扶持，又需要社会尤其是所在社区各个阶层、各个部门的关心、参与和监督。

社会福利社会化是社会发展必然趋势所决定的，家庭福利服务作为社会福利服务体系的基础，应该成为我们今后工作的一个重要方面，深入调查，认真研究，使其充分发挥积极作用，并体现出我们社会主义制度的优越性。

（马洪路）

第四章　社会康复个案工作

第一节　社会工作的专业化

一、社会工作的内容及特点

社会工作起源于慈善事业，在19世纪末20世纪初首先在法国和美国发展起来，在第二次世界大战之前已初步形成一门独立的学科，并对社会的稳定和发展起着一定作用。一百年来社会工作的内容和范围有很大的发展和变化。各国的社会学家对社会工作的内涵和理解也不尽一致，目前基本上有下列几种解释：

(1)社会工作是调整个人与他人、个人与团体、个人与社会的关系的工作。

(2)社会工作是专指对生活有困难的个人或团体的服务，即帮助老、弱、病、残、贫等个人或群体适应社会、改善生活状况的工作。

(3)社会工作泛指社会服务事业的工作。凡一切能促进个人或社会福利的事业均属社会工作，包括各种社会救济、社会保险、社会福利服务等。

(4)社会工作，作为一门学科，主要是研究社会服务的方法和技术；作为一种工作，是指各种社会服务，其目的是调整人的社会关系以改善个人和团体的生活。

根据国内外的一般共识，广义的社会工作包括社会政策、社会指导、社会教育、社会建设、社会促进等方面的服务性工作；狭义的社会工作则专指社会福利工作，如社会救济、社会福利生产、残疾人救助、丧亡抚恤及有关老年人、妇女、儿童的社会工作。无论广义的或狭义的，社会学所说的社会工作都与我们日常习惯地把本职以外的工作理解为社会工作是完全不同的含义。现在，人们已普遍地接受这样一种观点，即社会工作是“运用科学的知识与技术、方法提供专业服务，这种专业服务包括个人、团体、社区乃至整个社会为对象的各种有组织的活动，其目的在于发展个人内在的潜能，运用社会资源，协助个人、团体、社会解决并预防其问题，满足其需要，调整个人社会关系乃至整个人类的社会关系，以达到增进人类幸福生活、富足与和谐。根据这一观点，目前我国专业的社会工作具有以下几个特征：

(1)以全心全意为人民服务为行动指南，崇尚专业的伦理精神。

(2)助人为乐，不以营利为目的。

(3)力促专业化的发展方向，加强持续的社会工作专业督导。

(4)充分重视人的尊严、权利和人格的完整性，注重人与环境的调适。

(5)充分运用社会资源，利用社会支持网络以达到助人的目的。

(6)提倡团队协同工作的方法,综合地协调解决社会问题、家庭问题和个人问题。

(7)充分发挥个人潜能和创造性,强调自助与参与。

(8)最大限度地利用社会保障政策。

总的看来,社会工作既是一种助人的活动,也是一种有社会价值的专业,在国外已成为一种专门的职业,在我国港台地区不仅成为人们喜爱的职业,而且形成了一种工作制度。但是,在我国大陆内地对社会工作专业的理解尚十分肤浅,甚至存在误解与偏见。在这种形势下,社会工作的开展是有很多困难的。但我们相信,随着社会的进步,我国的社会工作一定会发展起来。

二、医务社会工作的专业化需求

社会的发展使社会组织、社会结构和社会问题都日趋复杂,也使人际关系越来越复杂。同时,科学技术的发展使各种科学领域的学科或专业分工越来越精细。也有的学科或专业跨越出本领域而与其他学科或专业交融,形成了交叉科学、边缘科学。医学科学的发展就是如此。20世纪在医学迅速发展的过程中,产生了社会医学,也产生了医学伦理学、医学人类学、医学哲学、医学工程学、医学心理学等学科。同样,社会学在其自身的发展过程中也派生出城市社会学、农村社会学、青少年社会学、妇女社会学、医学社会学(健康社会学)等学科,并相应出现了在这些领域开展实际工作的专业社会工作者。社会发展的要求和科学本身的发展演变,对研究人员和实际工作者的需求必然出现专业化的倾向,医学与社会学结合的社会康复和医务社会工作就是这样应运而生的。

医务社会工作的专业化,具有不可替代性。第一,从事医务社会工作的专业人员必须具备一定程度的专业知识,包括基础医学、社会学和法学三个方面的大学专科以上的知识结构和水平;第二,必须熟练掌握社会工作方法和技巧,善于沟通人际关系;第三,必须具备良好的个人素质和道德操守,有乐于助人的精神和对社会弱势群体的同情与关怀;第四,必须具有较好的语言文字表达能力,能将个案、小组和社区的实际工作提高到理论水平认识;第五,必须具有团队精神和合作意识,能够在机构中和社区里与医生、护士以及其他专业技术人员密切配合开展工作。

不过,医务社会工作的专业化,也具有广泛的兼容性。虽然我国缺乏专业性的社会工作理论和技术队伍,但是我国有优于西方的集体主义精神和家庭、社会伦理道德,有广泛的社会调解基础,有丰富的思想工作经验。所以,许多具有人文色彩的专业人员容易接受或直接介入社会工作,如民政工作者、社区医务工作者、从事幼儿教育和特殊教育的老师、党团组织和工会的基层干部、各种身份的志愿者等等,都比较容易融入社会工作。这些社会人力资源经过一定时期的医学和法学、社会学专业培训,能够很快进入医务社会工作的的服务领域,顺利地开展工作。

第二节 康复机构的医务社会工作

一、工作内容

在专业的社会工作中,医务社会工作具有极其重要的地位与影响,这是由社会问题中大量因素与医疗卫生事业有密切关系所决定的。

由于我国与西方社会有极大的文化差异和不同的医学发展历程，我国的医务社会工作虽然有近百年的发展史，其中却充满曲折和艰难，至今仍然是缓慢的。

1921年，在美国医务社会工作专家蒲爱德（Miss lda Pruit）的领导下，北平协和医院首先创立社会服务部。1930年，济南鲁大医学院附属医院设立社会服务部。1931年，南京鼓楼医院、上海红十字医院、仁济医院、重庆仁济医院先后成立社会服务部，开展医务社会工作服务。1932年，南京中央医院设立社会服务部，且派员到北平协和医院实习。由于国内外政治、经济和其他各个方面因素的影响，在这二十几年的特殊历史阶段内，医务社会工作仅仅是初步的，处于萌芽状态。

新中国成立后，医务社会工作中断了。一些专业医务社会工作者到台湾、香港继续工作。1949年前，台湾过去没有这方面的工作，至此台北医院由前北平协和医院社工刘良绍女士主持成立社会服务部，台湾的医务社会工作得以开展起来。1980年台湾在东海大学召开"医务社会工作座谈会"，呼吁成立医务社会工作者协会，使社会工作专业化。1981年4月，于东海大学召开"医务社会工作人员研习会"；7月通过了台湾的"医务社会工作协会草案"。1987年12月，于台大医院召开第七届"医务社会工作研讨会"，会员已达220人。主题为"医务社会工作企业化，及出院计划之参与"。到20世纪90年代，台湾已有近50家医院设立社会服务部门，由专业社会工作者从事以个案为主的医务社会工作。

香港和澳门的医务社会工作与台湾大致相同，只是更西方化，有更多的发展空间。一些医院和康复机构里设置医务社会工作部门对伤残人士、老年人从事社会服务；社会工作者也通过社区开展康复的辅助性工作。其中香港麦理浩医院和香港社会服务联会发挥了突出作用。

21世纪初，台湾医务社会工作的发展方向是：①专业制度化；②组织健全化；③知识充实化；④研究科学化；⑤重视个案，团体工作；⑥医务社会工作限于医院内开展；⑦加强评估。港台的经验是宝贵的，但是由于制度和政策的差别，我们必须强调社会工作的"本土化"。

我国内地的医务社会工作是随着改革开放的形势重新崛起的。20世纪80年代恢复的社会学研究与教学工作为医务社会工作的开展奠定了基础，残疾人康复事业的蓬勃发展为其铺平了道路。目前，医务社会工作所涉及的内容很广泛，主要包括人的生理卫生、心理卫生、伤残康复、疾病诊断与治疗、卫生保健、毒品或滥用药物、环境保护与治理等一系列问题。其对象以病人及其家属为主体，包括老年病人、慢性病人、残疾人、酒精依赖者、药物依赖者和许多受到身心伤害的妇女儿童。

医务社会工作的开展主要有两种途径，其一是各种医疗和康复机构，其二是社区。由于我国的医疗社会工作尚处于起步阶段，本属专业人员的医疗社会工作者往往由非专业人员代替，不仅力量薄弱，而且工作很不规范，专业机构远远不能满足广大群众的需求，所以社区工作是今后工作发展的重点。

医务社会工作的具体内容，针对残疾人的服务就是前述社会康复工作的内容。但是以社会康复为主的残疾人社会工作与通常所说的医务社会工作有一定区别。从医务社会工作的角度看，其基本的理论指导是医学社会学、社会医学，要更多地关注社会流行病学、医院社会学、医疗保健和卫生保健学、卫生经济学等，为各类病人服务；而社会康复学理论指导下的残疾人社会工作，则必须研究康复医学、康复工程学、康复心理学和关于残疾人的法律法规与政策，研究残疾人的求学、就业和婚姻家庭问题，为残疾人以及处于准残疾状态下的老年病人、慢性病人服务。残疾患者的需求与困难，同非残疾的患者必然存在差异。由于残疾人有其自身的特殊困难和特殊的需求（如残疾人用品用具），所以残疾人社会工作者实际工作中采取的手段也具有特殊性。不过，许多老年病人和慢性病人在日常生活中都存在不同程度的障碍，处于准残疾状态；一些急症、重症病人也需要康复的手段，所以在康复社会学理论指导下的社会康复工作，对残疾人以外的其他康复对象也是适用的。

二、医务社会工作的方法

医疗社会工作，是在医疗和康复机构中以及社区康复中开展的社会工作，必须遵循社会工作的基本理论和方法。

（一）个案工作方法

一般来说，在康复机构中开展的社会工作，是以个案工作为主，小组工作和社区工作为辅的医疗社会工作。其个案工作方法是，每一个专业社会工作者负责一个病区或一种疾病，一种伤残类型的康复对象，对案主进行一对一的工作，采取调查立案、咨询、会谈和访视等手段，在案主及当事人的配合下，帮助案主解决他们在住院期间所面临的社会问题，这些问题主要包括，工伤的认定和处理，家庭环境的无障碍改造，婚姻家庭关系的调适，康复器械的配备，学习和就业的指导等方面。

随着康复事业的发展，全国各地纷纷建立起各种形式的康复中心、康复医院和其他康复医疗机构，许多综合医院也都在设置康复医学科。这些康复机构虽然规模不同，但是有一项内容是一致的，就是开展对残疾人、老年人和慢性病人的康复医疗和功能训练工作。在康复机构中的社会康复工作，是协助康复医师对病人提供优质服务的专业社会工作，属于康复医学领域里的不可忽视的重要工作，它是以个案工作为主的社会康复学指导下的医务社会工作，由专业社会工作者承担。

个案工作是社会工作的一种主要方法，具体来说就是当一个病人（案主）或者病人家属遇到某种困难，需要专业人员帮助解决时，一个机构的专业人员向这个人提供帮助。这种帮助往往采取一对一的形式，称为个案工作。

个案工作，目前在我国还是一项没有引起广泛重视、发展缓慢的社会工作。在康复机构中开展个案工作，有相当大的阻力和困难，这些阻力主要来自住院病人对治疗的强调、医院管理体制的弊病和社会问题解决的难度。不过，由于近年来残疾人事业的蓬勃发展，法制建设的加强，改善了社会大环境，越来越多的人们认识到残疾人参与社会的重要意义，所以残疾人的个案工作也越来越引起重视并有所发展了。

社会康复的临床个案工作，主要是在残疾人或其他康复对象住院后，及时与其家属和单位取得联系，全面了解残疾人的家庭与社会情况，协助残疾人及其家属解决影响残疾人住院期间的家庭与社会问题，以便使其安心治疗；同时和医生、护士、心理工作者、功能训练人员（OT、PT）以及康复工程技术人员一起讨论并制定康复治疗和训练方案，定期进行康复评定，为残疾人回归社会创造条件。

康复医学的兴起和发展，迫切需要医务社会工作者的参与。但是我国至今仍未有一支专业化较强的社会工作者队伍。目前我国专门从事社会康复的中国康复研究中心的社会工作者,来自医学、法学、社会学、工程学、护理学等各个专业,大多没有接受过社会工作专业的理论学习,缺乏社会工作经验,因此,在集中到一起共同从事社会个案工作的时候,只能凭借每个人原来所学的专业知识,在工作中边学习边提高。1987年起,中国康复研究中心开始进行残疾人社会康复个案工作试点。经过一年多的探索,1989年对住院的残疾人全面开展了个案工作。到2002年底,十几年里接案两千余人,为案主解决了大量个人难以解决的问题,受到案主的赞誉和信赖。然而,面对6000万残疾人群体,面对全国每年在医院中住院治疗的几十万残疾人,这种工作虽然意义重大,但成效显然是微乎其微的。

(二)小组工作方法

社会康复的小组工作是在其他专业人士的配合下共同完成的。为此,医院内应设立康复评定部门,由康复医师负责对每一位残疾患者进行功能恢复和重新回归社会方面的综合评定。小组有社会工作者、医生、护士、康复训练技师、心理工作者、康复工程技术人员共同参加。这种小组评定工作一般对每一个康复对象都分三次进行,每次评定对上一次评定后的综合康复效果做出小结,并对此后的继续康复内容进行讨论和做出决定。在每次评定中,社会工作者都要全面介绍工作情况。小组工作对住院患者的全面康复有至关重要的影响。

另一种小组工作形式,是社会工作者将住院残疾人按照残疾类型(或病种)分成活动小组,有时将残疾儿童家长组织起来开展小组活动。这些小组工作的目的是鼓励残疾人和残疾儿童的家长自助,充分调动他们的主观能动性和自身的潜力,解决各种社会问题。

(三)社区工作

社会康复在社区中的工作,是社区康复的重要内容,与个案工作同步进行。一方面社会工作者要多次到案主所在的社区进行调查,访视,与社区有关部门共同商讨案主回归家庭和社区后出现的新问题,确定解决问题的途径,落实措施,以帮助案主重新参与社会生活;另一方面社会工作者在社区康复服务中按照个案工作和小组工作的原则与方法开展工作,同时在政府、企业、社会团体和其他专业人员中起协调和配合作用。

应该强调的是,社区中的社会工作与社区康复是既有联系,又有明显区别的。社区中开展的社会康复,是指在社区范围内社会工作者所从事的专业性服务工作,本书后面还要比较详细地介绍;而社区康复则是对残疾人和其他康复对象开展的全面康复工作,包括残疾人状况调查、社区医疗、社区特殊教育、职业康复、康复评定等各项服务。就是说,社区康复中要开展社会康复服务,而社会康复既要在社区中进行,又要在各种康复医疗机构、社会福利机构中进行。

总的看来,我国的医疗社会工作虽然是很有意义的工作,但由于专业人员的缺乏和社会机制的不完善,目前仍处于刚刚起步的阶段,力量十分薄弱。

三、工作措施与步骤

由于国情的不同和社会制度的差异,中国内地的医务社会工作一方面借鉴了欧美医务社会工作的先进经验,不断掌握社会工作特有的方法和技巧,同时也结合国内的具体情况在实践中总结出适合中国内地实施的医务社会工作措施。中国的专业医务社会工作者,主要是在机构中以个案工作方法从事对住院和门诊病人的社会康复服务。

(一)工作措施

(1)在病人入院的48小时之内,个案工作者与病人或家属进行谈话。抢救性或急性期患者,只应接触其家属及陪护人,以免干扰医护人员的抢救和治疗。

(2)根据患者或其家属提供的情况,决定是否建立《社会康复个案登记表》即立案。对接受立案的病人,应继续与其家属、单位、陪护人员及主管医生、护士协商,开展工作。

(3)在条件允许的情况下,到一些社会问题较多的重点家庭、单位和社区进行调查,以便与残疾人家属和社会有关方面共同做好工作。

(4)认真参加联合查房和定期的康复评定,经常与医护人员交流病人情况,查阅病人的病案记录,及时了解病人在医疗、心理和功能训练方面存在的问题及取得的进步。

(5)组织患者参加各种社会活动,事前要同各病区医护人员妥善安排,在社会活动中既要防止各种事故的发生,又要使病人心情舒畅,有良好的收效。

(6)对病人及其家属的咨询和谈话,一方面要谦虚谨慎,态度和蔼;另一方面又要坚持原则,注意政策,特别是涉及工伤认定和处理方面要讲究谈话方法并及时记录在案。

(7)在每次康复评定前,要对病人做出社会康复方面的评价,并在病人出院前为其回归社会做出相应安排。

(8)建立信息反馈、随诊和复查制度,及时了解病人回归社会后的情况。

(二)个案工作的步骤

社会康复个案工作的具体步骤如下:

(1)接案　每一个住院的残疾人,在入院48小时内即由康复医师通知社会康复工作者,由参加该病人所在病房的个案工作人员接案。

接案时个案工作者与残疾人、残疾人家属及有关人员进行初步会谈,一方面对住院的个人史、家庭情况和所在单位、社会环境进行充分的了解,基本掌握病人存在的社会、家庭问题及问题的背景,决定是否立案干预;另一方面,向病人及其家属介绍本机构的工作性质和服务范围与内容,使病人认真考虑是否与个案工作者建立专业关系。

(2)立案　接案并不等于立案,这点与国外流行的工作程序有所不同。因为从事社会康复个案工作的专业人员分工不一样,工作的对象分别与残疾类型如截瘫、偏瘫、脑瘫、截肢等相对应,所以必须分别与病人所住专科病房的康复医师共同研究以确定是否立案。

当决定立案后,个案工作者即应对患者的致残原因或病因进行认真的调查分析,收集案主所涉及的政治、法律、经济、生产劳动条件和家庭伦理道德等问题,进行专题或综合研究,明确工作的方向。

(3)社会诊断　“诊断”是来自医学上的名词,社会个案工作所强调的是“社会诊断”,不同于“医学诊断”。社会诊断的概念是:依据个案工作的观点,将由会谈、访视或其他方式所得到的有关案主人格特质、发展情形、家庭、社会情况以及案主对于问题的看法等资料,以客观的态度,经过综合的分析与比较研究,确定案主的问题所在与问题的成因,以便对症下药,对案主提供最有效的帮助。目前社会诊断既注重解决病人的社会问题,也注意和心理工作者配合,帮助病人解决心理方面的问题。

(4)社会治疗:社会治疗,也称作“服务”与“处置”,是社会康复个案工作的重要步骤。经过社会诊断之后，要在社会治疗中帮助病人解决问题。

医务社会工作者的个案工作对住院病人的社会治疗方式主要有以下几种：

1)经常组织病人参与社会活动，以减少他们的孤独、自卑感。如游览公园、到商业区购物、观看和参加文体比赛、开展病人与医护人员之间的联谊活动等等。

2)和医学工程技术人员密切配合。做好康复器械的配备和组织有关训练项目。

3)用书信、访视、约见等方式与病人原在单位或所居社区负责人交流病人情况，促使其为病人在出院前夕或出院后帮助病人改变居住条件，实现无障碍环境的改造。

4)解决因工伤、交通肇事和其他意外事故所造成的直接影响病人康复的法律纠纷。

5)帮助调解病人的家庭关系和其他人际关系。

6)和职业康复工作者及有关部门协作，帮助病人重新求学、就业、回归社会。

7)帮助病人解决经济方面的问题，如因伤残产生的医疗待遇、工资待遇等等。

8)为病人及家属提供有关资料。

(5)结案与评定：这是个案工作整个程序中的最后一个阶段，当案主的问题基本解决了或者案主已具有应付和解决问题的能力、办法时，就可以结案，一般是在住院病人出院之前的末次康复评定之后，

根据康复医师领导的康复小组工作进程，每个病人在住院期间要进行三次康复评定：住院一周时首次评定，旨在对病人当时的身体、心理和社会障碍状况进行评价；大约二三个月后进行第二次评定，旨在总结前时期医疗、功能训练、心理治疗、社会治疗等各项取得的成绩、存在的不足并制定下一步康复方案；病人出院前一周左右，进行末次评定和全面总结，并提出回归家庭、回归社会的建议。

社会康复的个案工作的结案即末次评定，主要工作是个案工作者向病人及家属、护理者、单位代表等回顾立案以来的个案工作过程，向案主指明今后继续努力的方向及回归社会后的注意事项，使案主有所遵循。个案工作者同时应该告诉案主：工作到此告一段落，并非表明以后不再关心案主的问题了，以后若有问题仍随时愿意再协助案主。

四、个案工作技巧

社会康复个案工作的灵魂，就是要把握社会工作者与病人之间的专业关系，要使这种专业关系有效地为病人服务。则必须通过个案工作的一些基本技术，如会谈、访视、记录等才能完成。我们以康复机构中的个案工作为例来说明这个问题。

1．会谈　当一个门诊或住院病人向社会工作者请求帮助时，社会工作者主要通过会谈及其他方式协助病人或其家属处理他们的困难问题。可以说在个案工作中，会谈是不可缺少的、极其重要的工具，也是重要的工作环节与过程，会谈的成效直接影响到个案服务的后果。

(1)会谈的意义　每个人在一生中都免不了有无数次各种会谈的机会，会谈与一般闲谈有许多不同之处。我们给会谈的定义是：参与者之间互有目的的一种专业性谈话。

会谈与一般聊天的相似之处在于参与者之间用语言、手势、表情等交换意见，每个人的态度与彼此的感觉，都有面对面的互相影响，并使谈话参与者得到某种体会与乐趣。

会谈与一般闲谈的区别则在于：

1)会谈的内容有一定选择,这种内容的选择是为了达到会谈既定的目的,因此,与会谈目的无关的内容应尽可能不涉及。

2)在会谈中各方面角色及职责有明确的区分,每个人都对会谈负有一定责任。

3)在会谈中各方面没有互相帮助的义务,只是单方面的服务性质,也就是个案工作者为病人即案主提供帮助,病人不承担帮助对方的义务,但案主有责任向专业人员提供真实的情况和必须的证明材料。

4)在会谈中,各方面应对涉及的问题及谈话内容经过慎重考虑,负有责任。

5)个案工作者接到病人或家属、单位请求会谈要求后,应尽快安排会谈时间,不得无故拒绝或拖延。

6)个案工作者在会谈中不应有个人感情的好恶倾向。

(2)会谈的目的与形式　个案工作会谈的主要目的包括:

1)收集与诊断病人的情况及其社会问题的有关资料,称为"社会咨询会谈";

2)与病人建立良好的社会康复专业关系,同时以分析和评估所得资料为依据作出诊断,称为"社会诊断会谈"。

3)为病人提供社会康复的建议和相关的社会服务,称为"社会治疗会谈"。

4)在每次康复评定前,与病人进行"社会评定会谈"。

上述会谈是在不同阶段开展的,并根据当时的具体需要来决定时间长短,意义轻重等。

会谈的形式,包括传统的个别谈话,即一个人与另一个人的会谈;也包括多方面的会谈即座谈,如家庭会谈、夫妻联合会谈、团体会谈等。

个案工作的会谈与解除病人的社会问题困境有直接的关系,也与开展社会学的研究有相辅相成的关系。通过大量的个案会谈,我们积累很多第一手资料,从中总结出带有普遍性、规律性的问题,从而在理论上进行探讨,对实践起到指导作用。

(3)会谈的阶段　每一个社会工作者对待一个请求帮助的案主尤其是住院者,都可能进行一连串的会谈。从先后顺序来看,每一次会谈只不过是整个会谈过程的一部分而已。不过,每次会谈又都具有开始接触、中间过程、结尾过程,因此,每次会谈都有特定的意义。

在医院里,个案工作者在会谈过程中应始终注意自己的一言一行,以和蔼可亲,有礼貌有风度的姿态接待案主,尽量减低案主前来寻求帮助时的各种拘束不安的感觉。用一般的开场白和启发性的语句作为正式会谈的准备。避免激起案主太多的情绪反应,鼓励案主多想、多表达,这时注意倾听案主的申诉是极其重要的。尤其是在首次接待情绪不稳定的案主时,耐心的倾听也是一种抚慰和治疗方法。同时个案工作者应该在首次会谈中让案主清楚地了解到这个机构所能提供的服务有哪些,社会康复所涉及的工作范围是什么,以及案主对自己处理问题的责任,为下一步共同合作解决问题做好准备工作。

会谈的发展阶段可以分成几次会谈来进行,这几次会谈都应该是针对解决问题的目的而进行的,因此,个案工作者必须运用自己的技巧将会谈向着解决问题的方向发展。为了达到目的,个案工作者应注意会谈的范围、深度与谈话内容的变换和转移。

范围:是指选择充分有关的领域作为探讨的对象,个案工作者应协助案主在足够的范围内涉及到必须的材料,包括病因或伤残的原因、当事人情况、会谈前的处置过程、案主所能提供的资料等。在决定会谈包括哪些资料时，社会工作者运用自己对特殊问题或特殊领域的专业知识，如法律、建筑、社会心理、医学等等，来协助案主坦诚讨论与问题有关的每个细节。

深度：讨论一般内容之后，个案工作者应把焦点集中在特殊领域中以深入探讨。例如，在中国康复研究中心附属医院住院的残疾人提出的社会问题主要集中在工伤的认定和处理，意外事故伤害赔偿、房屋改造、工伤待遇、家庭关系调适、交通工具及康复器械配备等问题上，这些问题在我国具有普遍性。所以个案工作者应根据每个病人的不同困难，有针对性地进行专业内容的谈话。同时，还应当运用谈话策略来平衡谈话的范围和深度两者的关系。

转移：转移是从一个话题或内容谈到另一话题或内容，这种转移可以由个案工作者或案主任何一方根据需要进行。不过，当病人转移话题时，个案工作者应运用自己的敏感力和判断力决定是否允许这种转移，即专业人员应控制会谈的主动权。

会谈中还应注意的是结束阶段，一般来说，个案工作者为了工作方便，在开始时就应告诉案主准备谈多长时间，以免话题内容杂乱或情绪难以控制。在会谈结束时，应使病人或家属有平静的情绪，对会谈表示满意。

(4)会谈注意事项　会谈是提供社会诊断和社会治疗的主要途径，病人方面每次会谈时都带着许多问题，有不同的焦虑和心理波动，如何在这种状态下使会谈取得满意的结果，有些事情是必须注意的。

1)会谈前最好有双方约定的时间，以便对会谈的内容有所准备。

2)会谈的场所应安排得安静、舒适，并有一种隐密感，使案主能够在安全、舒畅的环境中自由表达自己的想法。

3)个案工作者在会谈中应注意自己的仪表及举止。

4)每次会谈的时间保持在45分钟之内为妥，可以有伸缩性，但应尽量避免过长或过短，过长有疲劳感，过短则很难使问题深入了解。

5)会谈的目的要明确，每次会谈的内容必须有衔接。每次的会谈都受到前次会谈的影响，故会谈时应考虑到前几次会谈的要点，连贯到目前的会谈中。

6)对病人及其家属的谈话，一方面要谦虚谨慎，态度和蔼；另一方面又要坚持原则，注意政策，讲究谈话方法，及时记录在案。

个案会谈，是提供社会康复服务的重要工作方法，通常以连续数次的方式进行。会谈是社会工作者与病人之间互相交流与反应的过程，个案人员必须具有仔细倾听的能力和耐心，同时主动地，有选择地了解案主表达的信息。另外，除了了解表面上的问题和资料外，还应善于体会案主谈话隐含的内容或弦外之音。同时，还要运用支持的技术，直接影响的技术，解释的技巧，描述与疏通的技巧，以及敏捷反应性讨论的技巧和环境改变的方法，使案主的潜能得以充分发挥，达到解决问题的目的。

2. 访视　访视是亲自到实地进行调查研究，具体了解实际情况，这种方法是会谈的重要补充。

前面在第一节中讲到个案工作的程序需要运用"访视"的方法，目的就是获得更详细更确切的资料。因为只凭在办公室等处的会谈，有时只能获得表面的资料，或因案主的片面表达而失去真实性。医务社会工作者在接触住院病人时，会谈中难免经历病人谈话失实的例子。所以,经过"访视"由个案工作者自己的观察思考,才能得到较正确的诊断,接着才可能有正确的社会治疗方案。

社会工作者的访视工作主要包括残疾人家庭、残疾人所在单位、问题所涉及的工厂、机关、学校等,结果表明,访视是十分必要的方法,也是重要的步骤。

在访视中,主要注意这样几点:

(1)访视的目标要十分明确,即对象、问题、涉及的部门等都要事先考虑到。

(2)在访视准备中,需事先了解案主的有关资料,为方便起见,应先记住案主的姓名和地址、电话号码等,并熟悉一下交通路线,以免因此浪费时间。

(3)访视的时间最好事前与有关部门约定,不过个案工作者根据需要也可以不约定或临时做出决定。

(4)访视者需注意服装整洁,并根据访视的社区文化背景(如宗教信仰和民族习俗等)、单位性质,对象特殊状况而调整自己的装束,以避免因此引起误解和产生隔阂。

(5)个案工作者在出访时态度和言行一定要谨慎,并尽量使用对方理解的语言。

除了上述几点外,访视者在行前还应把过去掌握的资料进行筛选,去粗取精,避免主观臆断。

3. 记录　记录是指在与案主的会谈及访视活动中,对问题处理的记载。记录有十分重要的意义,主要是:

(1)可以依据记录做出正确的诊断和有效的治疗。

(2)如果有个案工作者或病人的变动,新的个案工作者可以借助记录了解情况,继续抓好工作,并可依此保障案主的权益。

(3)良好的记录可以应用在社会研究和社会康复学习、工作上。

(4)由于许多病人的个案涉及法律责任,会谈纪要可以成为证据。

因此,完整的社会个案工作记录应包括尽可能详尽的资料。如病人本身的资料,病人的家庭及社会关系资料,社会问题的发生和演变资料,案主的期望,案主对残疾的认识,案主对全面康复的认识等。记录一般采用以下几种:

(1)流水帐式　将所有能收集到的有关案主的资料全部记录下来,内容很多,也很详尽。但是明显的缺点是花费时间多,且没有轻重之分,经验较少的个案工作者多应采取这种方式。

(2)对话方式　这是记录的主要方式,记录会谈和访视过程中彼此之间的交流不仅记录直接引用的口语式的,也要记录观察和体会到的,这种方式不易遗漏重要内容,并且透过这样的记录使阅案者能够对案主的问题十分了解并可感受到案主的心理状态、会谈的技巧等等。这种记录方式适合有一定工作经验的(中级以上)个案工作者。记录适用于教学及帮助新进人员开展专业工作。

(3)归纳方式　归纳记录是以会谈及问题的先后时序分段记录,有时每段还加上一个小标题,使涉及的各项内容清晰可见。这种记录适用于做为向上级领导做的个案工作报告。

无论采取哪一种方式记录,都要注意以下几点:

(1)语言尽量简明扼要,通顺畅达。

(2)记录力求完整。

(3)所采用的格式和书写方法等必须适合本机构的统一使用和存档。

(4)应正确使用专业术语,并记下每次记录时间,以免造成日后混乱。

此外,一定要使记录内容维持正确性,避免涂改。

以上所讲的个案工作的会谈、访视和记录,是实际工作中不可缺少的基本技术和技巧。这些技术与技巧,需要在不断实践中改进和提高。

第三节　社区康复与社区医疗

一、社会康复与社区康复的区别

在专业的社会工作中,社区工作具有极其重要的地位与影响,也对以残疾人为主要对象的群体社会福利有直接的促进作用,这是由社会问题大量与社区的医疗、教育、文化、体育、就业、交通、环境以及物业等社会服务的需求和质量有关所决定的。

在社区开展的社会工作各项任务中,改善残疾人生活质量是一项重要工作。社会康复工作是对残疾人所做的社会工作。它不同于一般的残疾人社区服务,而是社会工作者运用社会工作方法帮助残疾人补偿自身缺陷,克服环境障碍,使他们平等地参与社会生活、分享社会发展成果的专业活动。

残疾人社会工作是一种特殊的社会工作。首先,这种特殊性来自于残疾人的特殊性:因为他们不像老人、儿童、贫困者那样,由于社会或者自然环境条件的限制而使自己的社会生活处于困境之中,残疾人一般是由于生理器官(组织)的缺陷、损伤,而使他们难以像正常人那样生活,更不用说公平地参与竞争。因此,如果说其他社会工作对象陷于痛苦和不幸的话,残疾人则是双重痛苦和不幸。这样,残疾人社会工作就更具重要性和艰巨性。其次,残疾人社会工作的特殊性还来自于这一工作过程的特殊性:在其他社会工作中,社会工作者具有与受助对象的相同或相似的生活经验是可能的,因而社会工作者的"感同身受"也比较容易。但是他们很难具有与残疾人相似的生活经历,因此对这类工作的理解就困难得多。

社区工作中的残疾人社会工作,是对残疾人个人、家庭或残疾人群体进行的有目的的专业活动,是以残疾人为主体对象而提供的各种有效的服务和帮助。目前,残疾人社会工作的主要内容包括社会康复和职业康复;帮助残疾人获得教育的机会;对残疾人的婚姻与家庭关系进行调适;帮助残疾人进行家庭和社区实施无障碍环境;对残疾人迫切需要的法律、特殊用品、社区服务等问题进行适当的指导或转介等。总的看来,社区中残疾人社会工作涉及到残疾人社会生活的各个方面,其范围相当广泛,未来有充分的发展空间。

一般来说,机构中采取的社会康复工作方法与步骤,同样可以在社区工作中运用,只是机构中的小组工作是由医务工作者负责主持的,而社区中的小组工作则可以根据具体情况由不同专业或岗位的人员负责。目前的城乡社区工作,应该由民政工作人员负责组织、筹划、协调、监督检查和评估。

社区康复的定义是:在城乡社区水平基础上,积极调动和协调社区内有关部门和人员,包括残疾人及其家属,充分开发和利用社区的资源,在医疗、教育、职业和社会等方面,为残疾人及其他康复对象提供有效、可行、经济的全面康复服务,从而促进他们在社会生活及家庭生活中的自尊、自信、自强、自立,积极参与社会生活。

这个定义包含以下内涵:

(1)社区康复是在一定地域内使残疾人全面康复的一种形式,它是相对于在康复机构内的康复工作而言的,两者相辅相成。

(2)社区康复的任务是为社区各类残疾人提供医疗的、教育的、职业的和社会的康复服务。

(3)社区康复应由社区的政府组织发动,由政府有关职能部门参与筹划,社会企事业和城乡基层组织积极配合,由残疾人及其家庭或监护人参加。

(4)社区康复需开发利用社区现有的人力、物力和财力资源,并充分利用初级卫生保健网络和社区服务网络,同时发动教育机构、福利企事业单位和其他部门,配合残疾人家庭对残疾人实施全面康复服务。

(5)社区康复工作应在专业人员和志愿工作者的指导下进行。

(6)社区康复是在城市街道、农村乡镇范围内,对残疾人和其他康复对象实行康复的有效途径,应采取因地制宜、因陋就简和因势利导的原则,以方便、经济、有效的方法进行,逐步发展,不断完善和提高。

显然,社区康复是在一定地域内使残疾人全面康复、回归社会的一种好形式,它是相对于在康复机构内对残疾人全面康复而言的,与机构康复相辅相成。在中国,社区康复应由社区的政府组织发动,由政府有关职能部门参与筹划,社会企事业单位和城乡基层组织相配合,由残疾人及其家庭积极参加。这项工作必须开发利用社区现有的人力、物力和财力资源,充分利用现有的社区服务网络和初级卫生保健网络,同时发动教育机构、福利企事业单位和其他部门,配合残疾人家庭对残疾人实施全面康复服务,使残疾人参与社会生活。

社区康复和社会康复仅一字之差,它们的根本区别是:社会康复是残疾人康复事业中的一个重要组成部分,是现代康复医学的一个环节,主要是指在康复机构和社区里采取的措施中有关社会生活方面的内容;而社区康复则是残疾人康复工作的一种具体形式和途径,是在一定地域和范围内落实各项康复措施的工作,这些措施中也包含着社会康复的措施。无论是社会康复还是社区康复、家庭康复,都是康复医学和社会康复学理论指导下的研究方向和实践方法。

二、社区医疗卫生工作存在的问题

自 1949 年以后,中国在计划经济时期形成了解决社会问题的特殊方法和传统,这种传统与西方的社会工作有不同的文化背景和方式,因此必然有诸多方面的不协调,既包括理论认识上的分歧和具体方法上的差别,也包括制度、体制上的排斥性。我国城乡基层专业工作者在具体工作中,一定要在学习和吸收西方发达国家好的经验的同时,结合国情开展工作,注意发现和总结我国各地自己产生的好经验、好方法,把社会康复服务质量切实提高上去。

(一)目前医务社会工作存在的具体问题

(1)专业人员严重缺乏。卫生行政管理部门没有认识到医务社会工作在提高医院管理水平、改善医患关系等方面的重要意义,自己不培养,也不要求有关教育部门培养。

(2)高等院校的医学院极少开设社会工作专业课程;其他院校的社会工作专业教育也较少

医务社会工作的课程设置，社会工作专业的毕业生难以胜任医疗机构的工作。

(3)由于医疗机构基本上没有设置社会工作部门和岗位，病人求医目的及对医生、护士的依赖，使病人减少了对医务社会工作的需求。

(4)医疗卫生的社会福利性质和社会工作的助人性质，正在受到经济体制改革的挑战，即医务社会工作面对市场经济，出现了许多新问题需要解决。

(5)城市社区建设的发展，要求医务社会工作走向社区，在社区医疗服务中发挥更大的作用，中国还没有迈出这一步，需要在实践中探索。

(6)医疗卫生制度和社会保障制度都处于改革过程中，制度的不完善给康复机构的专业社会工作造成一定困难。

(二)社会因素对医学的挑战

在1981年召开的世界卫生大会上，确定了“2000年人人享有卫生保健”的全球卫生政策。1982年又进一步通过了实施这一策略的行动计划。这个宏伟的20年计划，反映了人类对自身健康的良好愿望。但是，就在20世纪结束的时候，我们看到这一美好愿望并未完全成为现实。影响这一计划和策略实现的障碍，主要不是来自医学本身，而是来自社会发展中的消极因素，或者说是人类为自身设置的障碍，这些障碍也是医务社会工作者十分关心并力图解决的问题。

第一，是人口问题。自1990年以来，世界人口增长率开始缓慢下降。这个历史性的全球人口增长率下降趋势，实际上掩盖了复杂、混乱的地区间差异。在我国，人口问题虽然因计划生育政策而得到有效地缓解，但农村超生现象仍相当严重，流动人口中也普遍存在超生问题。人口问题产生的一系列其他问题，严重地阻碍了“人人享有卫生保健”的计划实施。

第二，是生态环境问题。由于工业发展导致的空气污染、饮用水质量恶化，机械化造成的事故，杀虫剂和化肥的应用引起的危害，以及火灾、电力伤害和噪音伤害，都在不断地削弱由经济发展带给人类的利益，生态平衡的破坏严重威胁着人类的健康。

第三，是初级卫生保健问题。众所周知，初级卫生保健必要因素的普及是实现人人健康战略的保证和捷径。20世纪90年代尽管健康教育和健康促进的政策在许多国家有明显进展，但仍存在许多问题。如普遍缺乏合格的工作人员和培训机构、语言和习俗障碍、在下层社会普及与交流的困难、设施和有关资源的相对集中，以及卫生保健服务系统协调较差，缺乏整合化等等。在我国，母乳喂养、卫生用水、公厕改造等都存在极大的困难。所有这些问题，都不仅仅是医疗卫生部门所能解决的。

第四，是医疗制度改革过程中的医院结构与管理问题。我国医疗制度的改革，首要问题是城镇医疗保险制度的改革与确立。定点医疗机构制度的实行，将使医院之间在医疗质量、价格、服务、信誉等方面面临优胜劣汰的竞争，因此非定点医院的经营与管理都出现严峻的局面。医疗机构更加公开、全方位的面向社会，如果对慢性病防治、老年护理、残疾人康复、妇幼保健、临终关怀等人生整个过程中的医疗和特殊人群的需求得不到满足，管理体制缺乏活力，就无法适应改革的步伐。

第五，是医疗机构内部的人际关系问题。过去在计划经济体制中，医疗卫生事业完全属于社会福利的范畴，医疗机构内部的人际关系较少涉及经济利益。当前在市场经济的外部环境中，社会福利要逐步走社会化的道路，医疗机构从宏观上要以需求为导向，以竞争为动力，发挥自身优势，发掘内在潜力，建设功能合理、优质高效、方便群众的卫生服务体系；在微观上，则要进一步完善领导体制和科室建设；改革财务制度和人事分配制度；制定诊疗技术规范和操作规范；规范医疗行为；改善工作流程。做好这一切，都涉及到每个人的经济利益，都要自始至终注意调整人际关系。

第六，是医患关系问题。这是医学社会学和医学伦理学共同面对的突出问题。尤其是在《执业医师法》颁布实行后，患者的权利和医生的义务都比过去更为明显，病人及其家属法制观念的加强会使他们更自觉地维护自己的利益，而医疗技术（诊断、手术、用药等）的水平差距与难以预料的意外，都为医患关系中产生的纠纷增加了数量和处理的难度。

上述问题，既是社会康复学研究的问题，也是康复医疗机构和社区康复工作中医务社会工作者在实践中要解决的问题，医务社会工作者的任务十分艰巨。

三、社会工作促进社区医学的发展

1996 年下半年，国家决定在大中城市开展社区卫生服务，改革卫生服务体系。到 2000 年，全国已有 170 多个城市开展了社区卫生服务，各地正在按照卫生服务的“二级网”的目标，规划、改造和建设自己的卫生服务体系。

1999 年，在国务院十部委制定的《发展社区卫生服务事业若干意见》中，要求各级地方政府加强工作，并给予必要的财政支持。社区卫生服务系统中心的社区健康档案系统，为医务人员向居民提供连续性的健康服务提供了强有力的支持，实现了儿童保健、计划免疫和成人的免疫接种、周期性健康检查、妇女保健（包括产前、产后保健）、病人教育等临床预防内容和全科诊疗、慢性非传染性疾病的管理、传染病的控制、社区护理和家庭病床等临床内容以及社区康复和计划生育技术服务等内容有机融合。在推进城市社区卫生工作的基础上，2002 年 10 月，党中央、国务院作出了《关于进一步加强农村卫生工作的决定》，明确了农村卫生工作的指导思想和目标，对公共卫生责任、疾病预防控制、妇幼保健、爱国卫生运动都提出了具体要求；号召大力推进农村卫生服务体系建设，对建设社会化卫生服务网络、发挥网络的整体功能、推进乡（镇）卫生院改革、提高农村卫生人员素质、发挥中医药的优势作用、促进药品供应网络建设等方面作出了重要部署；中央号召加大农村卫生投入、合理安排公共卫生经费并加强管理、加大卫生支农力度和扶贫力度；中央决定逐步建立和完善农村合作医疗制度和医疗救助制度；依法加强对农村医药卫生的监督与管理。党中央和国务院同时号召各级党委和政府加强对农村卫生工作的领导，落实有关部门的责任，保护和增进农民健康，根据本地经济发展水平和农民需要，确保农村卫生各项工作的完成。

总的看来，我国城乡社区卫生工作的发展还很不平衡，城乡的差距还相当大。尤其是东部沿海城市和西部农村，短时间内难以发展到同样水平，因而医务社会工作只能在城市首先实现，积累经验，逐渐向具备条件的农村推广。

社区康复与社区服务在我国城乡基层的社区建设中是相得益彰的。只要社区领导重视残疾人的社会工作和社区康复，在社区发展规划和建设中把残疾人康复工作纳入议程，并逐步落实，以改善残疾人生活质量、提高其福利待遇为宗旨的社会康复工作一定会蓬勃开展起来。

第四节　社区中的社会康复工作

一、社区康复的文化背景

社会康复的重点在基层，尤其是广大农村基层。近年来，各地普遍兴起的社区康复，为残疾人回归社会创造了有利条件，同时开辟了广阔的前景。

社区是一种基层社会结构，是人类社会中不同地域和民族的一种历史、自然地理、经济状况、行政区划、宗教信仰和语言、习俗等等互相交织而承袭沿革的产物。联合国《关于残疾人的世界行动纲领》指出："残疾人的处境必须根据不同的经济和社会发展水平和不同的文化来进行具体分析。"由于中国的传统文化与世界上其他任何国家都有很大差异，所以在中国特有的社区文化传统背景下，如何确立社区康复的格局，如何实施社区康复计划就成为引人注目的课题。

众所周知，在康复机构中进行治疗和康复训练，接受特殊教育、职业康复和社会康复的残疾人，在中国还不到5%，就是说95%以上的残疾人是在社区中进行康复的，意味着在康复体系中，各种形式与规模的康复机构是骨干，社区康复则是庞大的基础。当前，我国人口众多，经济不发达，国家和地方的财力都很有限，要建立和健全中国的康复体系，首先要注意社区康复的基础工作，然后才是康复机构的建设，否则就要使骨干无所依托，很难发挥作用；也使在康复机构得到训练的残疾人回到社区和家庭之后，不能继续巩固机构中训练的成果，乃至前功尽弃。如果社区康复不尽快发展起来，则迟迟不能建立适合国情的康复体系。

中国的社区结构在世界上有独特的稳定性和强大的内聚力，这是由中国传统文化决定的，开展社区康复必须深刻了解我国的文化背景。

在远古社会里，一个氏族或者一个部落，即可以看作是一个原始的社区。进入文明时代之后，逐渐形成的儒家思想很快使汉代的文化成为中国大陆居主导地位的思想和文化。在汉民族成为中国人口最多、居住面积最广的民族之后，其他少数民族都或多或少地受到汉族文化的影响，不断改变着本地区、本民族传统文化的面貌。在大一统的强权政治下，一家一户的小农经济数千年里一直是中国主要的经济结构。同时，严密的宗法制度和农村以血缘关系为纽带的家族聚居形式，共同构成中国社区的政治、经济、文化特点。这种以小农经济、儒家思想、宗法观念、宗族生活方式、闭塞的思维习惯为综合体的社区形态，对城市居民也有强烈的影响、根深蒂固的传承。

在这种文化传统下，春秋时代的乡间制度到20世纪初年仍可以在保甲制度中寻觅到踪迹，这种传统的社区结构的稳定性和内聚力，甚至影响到21世纪。目前各地城乡的居民委员会和村民委员会，是植根于传统的社会组织形式的。我们可以举出成千上万个例子说明，无论是黄河流域、长江流域还是东北平原和西北高原，到处可以看到以几个姓氏为主的张家村、李家庄、王家店和赵家堡。世代聚居在这些社区里的人们，其稳定的结构和强大的内聚力并没有因改革开放大潮的冲击而完全失去固有的特色。同时，这些社区的排它性也比世界上发达国家和许多发展中国家更为明显。

中国社区的文化特点，决定了社区康复必须有自己的特色。中国的文化传统和社区结构，决定了中国社区康复既不能照搬欧美发达国家那一套方法，也不能模仿第三世界一些国家的形式。目前,符合中国国情的社区康复工作最重要的方法和策略,在城市是纳入民政系统的社区服务系列中去,在为残疾人进行各种社会服务中强化全面康复的指导思想;在农村是纳入初级卫生保健网络中去,利用三级卫生网络的医疗保健优势带动残疾人的全面康复工作。

二、我国对“社区”的界定

“社区”一词希腊语中指“友谊”或“团契”之意。德国早期社会学家滕尼斯于 1887 年将“社区”译为“公社”。目前社区康复中的社区一词,原译为“公社”、“团体”、“同一地区的全体居民”、“共同性”等。社会学家认为,“社区是指进行一定的社会活动,具有某种互动关系和共同文化维系力的人类生活群体及其活动区域”。社区,作为社会的一部分,对于社会在整体上达到良性运动及协调发展,起着重要的作用。一个社区的构成包括社区区位、社区人口、社区文化和社会活动四个要素。它是人类生活的基本场所,是社会空间与地理空间的结合。社会学家依据不同的原则对社区进行了分类,即自然社区、专能社区、精神社区等。各国根据其经济发展、文化背景、人口状况、行政区划等情况,对“社区”有着不同的界定。

随着经济的发展和社会的进步,人们对社会保障、医疗卫生、大众教育、社会生活等诸方面的需求不断增加,近年来出现了社区化发展的趋势,如:社区服务、社区卫生、社区教育、社区文化等,即向社区大众直接提供各种服务。改革开放方针的实施和中华民族邻里互助的美德极大地促进了我国社区建设的发展。社区建设是指在党委、政府的领导下,依靠社区力量,利用社区资源,强化社区功能,解决社区问题,促进社区政治、经济、文化、环境协调和健康发展,不断提高社区成员生活水平和生活质量的过程。社区建设工作的开展,首先是要建立与社会主义市场经济体制相适应的社区建设管理体制和运行机制,探索建立新型社区,逐步完善街道、居委会的服务管理功能,推进街居工作社区化和社区工作社会化,强化全社会的社区意识。我国目前推进的城市社区建设中,“社区”一词的涵义,特指经过城市基层社会管理体制改革后,规模调整了的居民委员会辖区。

三、社区中开展社会康复的有利条件

在社区中积极开展残疾人的社会康复工作,是促进残疾人与社会融合的重要途径,在我国也是可行的,有利条件是:

(1)在党和国家的领导下,社区建设工作已成为我国社会主义建设事业的组成部分。社区建设的深入开展,有利于提高整个社区文明程度,使残疾人能与其他社区居民一道共享环境优美、治安良好、生活便利、人际关系和谐的文明社区环境。

(2)社区中有配置较为合理的资源,包括设施、设备、人力资源、服务网络等。在“资源共享”的原则下,残疾人可以获得在医疗、康复、教育、职业以及参与社会生活等方面的物质基础和保障条件,有利于残疾人全面康复目标的实现。

(3)在社区中残疾人可以得到方便、及时的康复服务。街道、居委会是城市的基层单位,是最贴近残疾人的管理层面,一方面管理者和服务者容易了解残疾人的康复需求,另一方面残疾人在社区中有亲切感和归属感,这无疑地有利于残疾人在社区和家庭得到方便、及时的康复服务。

(4)在社区中可因地制宜地为残疾人提供各种康复服务。我国幅员辽阔,各地在经济发展、风俗习惯、资源情况等方面十分不同,加之各地残疾人发生及分布的不同,残疾人对康复的需求也会不同。社区可根据自身的实际条件,以残疾人迫切需要解决的问题为出发点和落脚点,确定服务内容、方式和方法。

四、社区中开展社会康复的主要内容

现阶段残疾人社会康复的主要内容包括了解并反映残疾人意愿;保障残疾人的基本生活,为残疾人提供帮扶服务;开展残疾人社区康复;培养残疾人积极向上的生活情趣,活跃残疾人文化生活;建设社区无障碍环境,方便残疾人参与社会生活;维护残疾人合法权益等方面。

1. 了解并反映残疾人意愿和需求　社区残疾人调查是为残疾人提供有针对性的康复服务的一项基础性工作。通过调查可掌握社区残疾人的数量、分布、残疾程度、生活状况以及各种康复需求,调查结果可为制定康复服务计划、提供客观依据,也可为向有关部门反映和解决残疾人的困难提供客观依据。

2. 保障残疾人基本生活,为残疾人提供帮扶服务　受自身残疾和外界环境的影响,残疾人有着正常人难以想象的困难和障碍,他们需要社会给予理解关怀,帮助和扶持。具体内容有以下方面:

(1)落实包括城市最低生活保障制度在内的各项社会保障政策,保障残疾人基本生活。

(2)关心残疾儿童和残疾人子女的教育问题,对家庭生活困难的给予支持和帮助。

(3)创造无障碍的社区环境,方便残疾人出行。

(4)宣传、贯彻《中华人民共和国残疾人保障法》等法律、法规,制定、落实社区对残疾人的优惠扶持措施,提高残疾人和社区群众的法律意识。为残疾人提供优先、优惠、优质、高效的法律服务和援助,切实维护残疾人合法权益。

(5)采取志愿者助残等多种形式,解决残疾人生活中的实际困难。

3. 开展残疾人康复服务　社区康复充分利用社区资源,动员社会力量,使残疾人在社区和家庭得到综合性康复服务,具有就地就便、经济有效、简便易行等优点,它适应了我国残疾人数量多、分布广、经济条件有限的实际情况,是使我国残疾人普遍能得到康复服务,满足残疾人基本康复需求的一项具有战略意义的长远性工作。

社区康复主要服务内容有两方面:

(1)为残疾人普遍提供综合性康复服务主要包括:康复医疗服务、训练指导服务、心理支持服务、知识普及服务、用品用具服务和转介服务。

(2)组织并帮助残疾人广泛开展康复训练主要包括:组织实施白内障复明手术;为低视力者配用助视器;开展"社会化、综合性、开放式"精神病防治康复工作;开展聋儿听力语言训练;肢体残疾人功能训练、脑瘫儿童早期训练、智力残疾人能力训练和盲人定向行走训练等。

4. 帮助维护残疾人合法权益　残疾人作为普通公民享有国家法律、法规所规定的所有权利。同时,作为特殊困难的群体,国家还针对残疾人的特殊情形制定了专门的法律、法规,以便充分地保障残疾人的合法权益。

为保障残疾人的合法权益得到维护,首先,要向残疾人普及法律知识,帮助他们掌握法律武器,提高依法保障自身权益的意识,让他们了解普通公民能够享有的基本权利,包括政治权利、劳动权利、公平分配权、物权、继承权、知识产权、契约自由权、债权、请求权、人格权、身份权、婚姻自由权以及生命权、社会和文化权、发展权、健康权，同时要组织学习《残疾人保障法》，让他们了解残疾人特殊享有的社会福利权、社会救助权、社会保险权、社会优抚权等社会物质帮助权，以及机会平等权、身份平等权、社会平等权。另外，要让残疾人了解，当其合法权益受到侵害时，应当如何申请法律援助。此外还应关注未成年人或者无行为能力的残疾人的权益保障问题，一旦发生权益侵害事件，应及时向当地法律援助机构反映情况，协调、推动法律援助机构提供优质、高效的法律服务。

此外，社区还要落实对残疾人的优惠扶持措施，关心那些残疾情况较重、生活特殊困难的残疾人。

5. 帮助残疾人接受教育　残疾人有受教育的权利。文化素质和劳动技能的提高，是实现残疾人自立生活、贡献社会的必备条件之一。在社区中要创造条件，使残疾人得到受教育和学习的机会。

(1)根据残疾儿童少年的不同特点，帮助他们进入普通学校、特殊学校受教育；对家庭经济困难的，要给予支持和帮助。

(2)充分利用社区的教育资源，采取授课、讲座、竞赛、展览及志愿者送教上门等多种形式，组织开展针对成年人的思想品德、科学文化、法律常识、文化艺术、家庭美德及婚育新风等方面的教育，提高残疾人素质。

(3)支持、鼓励、帮助成年残疾人的学历教育。

(4)根据残疾人的特点，开展残疾人职业教育培训，为残疾人就业创造条件。

(5)做好残疾人家长的教育工作，并协助他们教育好子女，使残疾人的子女在家庭里健康成长。

(6)开展扫盲活动，减少残疾人文盲或半文盲率。

6. 帮助安排残疾人就业　推动社区残疾人就业工作的开展，对于鼓励残疾人参与社会，自强自立，解决实际困难，扶持弱势群体，维护社区的社会稳定，意义重大。

社区应针对残疾人的特点和实际情况，依法安置残疾人在社区内相关单位按比例就业；扶持残疾人组织起来就业；鼓励扶持家电维修、缝纫裁剪、小百货经营、盲人按摩等适合残疾人特点的个体从业和自主就业，对自谋职业的残疾人，应在工商登记、场地安排、税费减免、资金信贷等方面，给予更多的扶持；社区便民服务网点、市民求助系统等公益性就业岗位，也应优先安置残疾人就业。

7. 建设社区无障碍环境　建设好有利于残疾人的无障碍环境，对于帮助残疾人克服外界障碍的影响、促进残疾人参与社会生活、建设文明优美的社区环境具有重要意义。在建筑设施无障碍建设方面，要严格执行《城市道路和建筑物无障碍设计规范》等有关强制性标准的要求。对已建成的无障碍设施要加强维护和管理，确保正常使用；社区内残疾人经常出入的社会服务场所、设施等，要根据他们的实际需求因地制宜进行改造，方便残疾人参与社会生活；在新建的住宅、公共设施和道路的设计中，要将无障碍理念和措施认真予以体现和落实。

在信息交流方面，要帮助服务行业人员学习、掌握基本聋人手语；帮助有条件的残疾人学会使用互联网，获取和交流信息；资助贫困残疾人加入社区求助系统，为聋人、盲人设计和安装方便他们使用的光、声信号、生活用品等。

8. 组织社区残疾人的文化体育活动 组织好社区残疾人文化体育活动，是丰富残疾人的文化生活、培养健康的情趣和情操、促进残疾人全面参与社会生活的重要形式。活动的形式包括：组织群众性的文体活动，如观光游览、纳凉文艺晚会、体育运动会时，积极动员、鼓励残疾人参加；根据残疾人的特点和实际情况，组织读书、编织、网络、家政、书画等兴趣小组，开展经常性活动；社区举办的摄影展览、棋类比赛等小型活动，要吸纳残疾人参与，为他们展示才华提供机会；社区各类公众文化、体育、娱乐活动设施，向残疾人开放，并提供优惠服务，同时要针对残疾人的特殊需求，开辟合适的活动场地，配置适合他们使用的视、听、读物和体育娱乐器具等，有利于残疾人参加活动。

五、社区残疾人社会康复活动的组织管理

1. 充分发挥社区居民(村民)委员会在社会康复工作中的领导作用 无论是城市街道办事处和社区居民委员会，还是农村的基层组织，都要充分认识到残疾人社会康复的重要性，将社会康复工作纳入社区发展和残疾人工作计划，切实融入相关部门业务范畴，形成在政府领导下的部门分工协作，充分发动社会力量参与，为残疾人提供服务的社会化工作机制。

2. 加强区县、街道、乡镇残联建设，为残疾人提供优质的服务 基层残联是开展残疾人工作的关键环节，是联系残疾人的重要纽带，肩负着直接听取残疾人的意见，反映他们的需求，为他们服务的重任。区(县)街道(乡镇)残联建设的好坏，关系到残疾人事业的发展，也关系到残疾人的基本需求是否能解决好。区县残联在社区残疾人的社会康复工作中发挥规划和指导作用，街道乡镇残联要认真做好落实、提供直接服务。

3. 建立社区残疾人协会，密切联系残疾人 根据民政部、中国残疾人联合会等14部门联合下发的《关于加强社区残疾人工作的意见》，“要按照社区组织建设的要求，依托社区居民委员会，建立社区残疾人组织。社区残疾人组织名称为‘社区残疾人协会’，主席由社区居民委员会成员担任，副主席由优秀残疾人或残疾人亲友担任。”社区残疾人协会的主要职责是：配合社区居民委员会做好本社区的残疾人工作；密切联系残疾人，代表其利益，倾听其呼声，反映其需求，维护其合法权益；联系有关方面，为残疾人提供切实服务；倡导“自尊、自信、自强、自立”精神，团结、教育、带领残疾人参与社区建设和社会生活，为社会主义现代化建设贡献力量。

4. 建立助残志愿者队伍，实现服务经常化 残疾人是一个特殊困难的群体，需要全社会的理解、尊重、关心和帮助。社会工作者要广泛动员社会力量建立助残志愿者队伍，经过培训，使他们掌握有关残疾的基本知识、残疾人的基本康复需求、国家的有关法律、政策，以及为残疾人提供服务的方法和技能。切实为残疾人提供经常性的有效的帮助，解决残疾人的实际困难，助残志愿者队伍是残疾人社会康复工作中的一支重要力量。

5. 积极动员残疾人及其家属的参与 残疾人是社区成员的一部分，残疾人社会康复的各项工作内容，都应从残疾人实际需要出发，因此要倾听残疾人及其家庭成员的意见。同时也要充分认识到残疾人及其家庭具有极大的积极性和能力，他们既可以成为服务的接受者，也可以是服务的提供者，他们是残疾人社会康复服务中必不可少的人力资源。

(赵悌尊 马洪路)

第五章　社会康复的法律、法规与政策

第一节　中国医学法制的沿革

在近代欧洲，启蒙思想家洛克、孟德斯鸠和卢梭等人将权利看作是人的依自然规则自由生活所不可缺少的自然本质。19世纪德国法学家梅克尔则进一步将该观点表述为：权利是法律赋予权利主体的一种以享有或维护特定利益的力量。1679年、1689年、1701年英国由国会分别通过了《人身保护法》、《权利法案》、《王位继承法》，将天赋人权的思想作为立法的指导思想，体现在每一条法律条文中，成为调整和规范人们行为的准则；美国独立战争期间，1776年的《独立宣言》也集中表述了天赋人权的思想。1929年《国际人权宣言》开宗明义："每一个国家有义务承认每一个人对于生命、自由和财产的平等权利，并有义务给与该国领土上的一切人不分国籍、性别、种族、语言和宗教以这些权利充分的和完全的保护。"1945年，联合国通过了《联合国宪章》，郑重向全世界宣告："欲免后世再遭今代人类两度身历惨不堪言之战祸。重申基本人权、人格尊严与价值"。

第二次世界大战给人类带来了极大的创伤，战争夺去了无数人的生命，造成了无数人的伤残。战争给人类带来了灾难，同时也给人类敲响了警钟。人们呼唤和平，渴望健康，要求社会和谐、人道。一些国家开始建立收容机构，对伤残者采取康复措施，补偿功能。在此基础上，又引发出伤残者其他权利的保障问题，残疾人问题日益受到各国政府和社会的重视。维护病人和残疾人的权利，成为人道主义的内容和呼声。

1948年通过的《世界人权宣言》，是国际组织第一个系统地提出保护人权和基本自由为内容的国际文献，也为今后制定保障残疾人基本权利的指导思想奠定了基础。联合国1969年颁布了《禁止一切无视残疾人的社会条件的公约》；1971年联合国通过了《智力迟钝者权利宣言》，首次提出了残疾人的权利；1975年联合国通过了《残疾人权利宣言》，确认残疾人享有同健全人完全平等的权利；1982年联合国通过《关于残疾人的世界行动纲领》；1993年联合国通过《残疾人机会均等标准规则》，将"平等、参与、共享"作为总的奋斗目标。这一切表明，残疾人事业已充分引起国际社会的广泛重视，残疾人和残疾人权利的保障问题已被提到联合国和国际社会的议事日程。

我国浩瀚的史籍中蕴含着相当丰富的医疗法史料，早在周代，我国已建立一定的医疗制度。西周的法律典籍《周礼》其开卷篇《天宫》明确规定医是一种官职，并有专业分工和规定的员额。以后各朝代的律令中，都有或简或繁的区别，医制的简繁也与王朝的强弱兴衰有关。强大的王朝的医制甚至对周边国家的封建医制产生深远的影响。但是在奴隶制和封建制时代，各朝各代都没有医疗法的专门典籍，只是散见于各种律书和典籍中。

我国医疗卫生立法专门化、系列化，始于民国时期。当时的中央政府曾着手制定包括医疗法在内的医药卫生法规，公布了一系列法律规范，其中有《医师法》、《助产士法》、《医事人员检核办法》、《中医师检核办法》等。根据这些法律法规，这个时期的医药人才是靠医药教育培养，或是由曾经执行医药业务考试及格者担当，无论那种途径都需经一定的法律手续予以确定。尽管当时我国医疗法有了一些规模，但在那种历史条件下不可能真正实施。

中华人民共和国建国伊始，国家百废待兴，发展医药卫生事业，保障人民健康是一项重要任务，1949 年《中国人民政治协商会议共同纲领》第 48 条规定“提倡国民体育，推广卫生医药事业，并注意保护母亲和儿童的健康”。1954 年《中华人民共和国宪法》第 15 条规定中华人民共和国劳动者在老年、疾病或丧失劳动能力的时候，有获得物质帮助的权利，国家发展社会保险、社会救济和群众卫生事业，并且逐步扩大这些设施，以保障劳动者享受这种权利”。我国的医疗立法以此为指导方针，在国民经济刚刚开始恢复，国家财力能力还十分困难的情况下，国家相继建立劳动保险医疗和公费医疗制度。1951 年中央人民政府政务院颁布了《医院诊所管理暂行条例》、《医师暂行条例》、《中医师暂行条例》，卫生部发布了相应的实施细则，使我国在短时间内迅速建立一套新的医疗保障制度和医疗管理体制。这些医疗法规尽管仍不够完善，但它反映了我国政府在建国初期运用法律手段，管理医疗卫生事业，保障人民健康的决心和信心，对建国初期我国医疗卫生事业迅速发展起了重要作用。

中国共产党八届九中全会纠正了左倾错误，国民经济实行“调整、巩固、充实、提高”的方针，我国的各项事业得到比较顺利的恢复和发展。为适应个体行医，私人诊所的需要，1961 年卫生部制定了《从业医生暂行管理办法(草案)》。“文化大革命”期间，我国社会主义民主与法制遭到空前的破坏和践踏，医疗立法全面停滞，严重的阻碍了医疗卫生事业的健康发展。

中国共产党第十一届三中全会以后，随着社会主义现代化建设事业全面展开，必然要求医疗卫生事业与经济建设协调发展，与此相适应，医疗立法逐渐活跃起来，进入了崭新的发展时期，据不完全统计，1981 ~ 1994 年卫生部发布(或与其他部委局联合发布)医疗行政规章及其他规范性文件 40 余件，内容既涉及各级各类医疗机构和医务人员的组织管理，工作制度职责，也涉及医疗活动中的道德规范，技术规范和标准以及医患关系的权益保护，还包括医疗管理改革和实施新的医疗政策中的遇到的新情况、新问题等，内容广泛，其中一些适用范围较广，涉及医疗卫生事业全局性问题的行政规章和规范文件如下：

《全国医院工作条例》(1982 年 1 月 12 日发布)；

《全国中医院工作条例(试行)》(1982 年 5 月 19 日发布)；

《关于维护医院秩序的联合通知》(1986 年 10 月 30 日与公安部联合发布)；

《医师、中医师个体开业暂行办法》(1988 年 11 月 21 日发布)；

《医务人员医德规范及实施办法》(1988 年 12 月 15 日发布)；

《中医医疗机构管理办法》(1989 年 1 月 14 日发布)；

《关于开办外宾华侨医院，诊所和外籍医生来华执业行医的几条规定》(1989 年 2 月 10 日经贸部联合发布)；

《关于清理整顿医疗机构若干问题的规定》(1989 年 4 月 13 日发布)；

《公费医疗管理办法》(1989 年 8 月 9 日与财政部联合发布);

《医院分级管理办法(试行)》(1989 年 11 月 29 日发布);

《外国医师短期行医暂行管理办法》(1992 年 10 月 7 日发布);

《护士管理办法》(1993 年 3 月 26 日发布);

《医疗广告管理办法》(1993 年 9 月 27 日与国家工商行政管理局联合发布)。

在医疗行政法规方面也有新发展。针对医疗事故处理无法可依情况,为了正确处理医疗事故,保障患者和医务人员的合法权益,维护医疗单位工作秩序,1987 年 6 月 29 日国务院发布《医疗事故处理办法》,就医疗事故处理的立法宗旨,医疗事故的概念,分类与等级,处理原则与处理程序,医疗事故的鉴定及具体处理办法作出了明确规定,是各地各级各类医疗机构处理医疗事故的法律依据。为了配合该办法的正确实施,卫生部分别发布了《医疗事故分级标准》(1988 年 3 月 30 日)、《关于医疗事故处理办法若干问题的说明》(1988 年 5 月 19 日)。

为了加强对医疗机构的管理,促进医疗卫生事业的发展,保障人民健康,1994 年 2 月 26 日国务院发布《医疗机构管理条例》,该条例规定了各级各类医疗机构的活动原则,规划布局,设置审批执业条件,执业规范和监督管理,突破了过去按医疗机构的所有制类型,规模,行政级别,服务内容分别立法区别对待的做法,为各级各类医疗机构之间开展公平竞争,促进医疗卫生事业健康发展提供了统一的法律尺度。同年卫生部发布了一系列配套行政规章和规范性文件。

医疗行业属于高技术、高风险行业,疾病种类繁多、情况复杂,患者情况各异,医院规模和管理水平以及医生的素质水平差异较大。随着我国社会主义市场经济体制的逐步完善,人民群众法制观念不断增强,1987 年 6 月 29 日国务院发布的《医疗事故处理办法》,有关医疗事故的界定、鉴定程序和赔偿规定已经不能适应新形势的需要。因此,社会各界要求制定《医疗事故处理法》的呼声很高。为了适应经济和社会发展的需要,保证科学、公正地处理医疗事故,维护医患双方合法权益,保障医疗安全和社会稳定,为了完善处理医疗事故的法律制度,考虑到目前制定法律尚缺乏足够的经验,从实际情况与实际需要出发,2002 年 4 月 4 日国务院发布《医疗事故处理条例》,自 2002 年 9 月 1 日起施行。条例对 1987 年的《医疗事故处理办法》作了较大的修改,体例结构有较大的变化。条例突出了预防为主,明确规定了医疗机构的责任;医疗事故争议的解决途径,以及当事人要求行政机关处理的具体程序;明确了医学会组织医疗事故技术鉴定,并对有关鉴定的内容作出规定;明确了医疗事故赔偿原则、赔偿标准和计算方法;明确了卫生行政部门的职责,违反条例规定行为的法律责任。

民主与法制建设的不断深入,促进医疗立法在立法程序、规范形成、调整内容和立法技术等方面日渐成熟,这尤其反映在我国改革开放以来医疗立法方面。依法办院、依法行医、依法维护医患权益,已经成为各级各类医疗机构和医务人员的共同心意和强烈呼声。

20 世纪末,卫生改革的步伐逐步加快,在借鉴其他国家的医事管理模式的基础上,《中华人民共和国执业医师法》于 1998 年 6 月 26 日经九届全国人大常委会第三次会议审议通过,自 1999 年 5 月 1 日起开始实施。《执业医师法》是卫生法律中第一部关于卫生人员管理的法规,这部法律的颁布填补了卫生立法中的一个空白。《执业医师法》建立了国家医师资格考试制度、医师执业注册制度和考核培训制度,规定了医师的权利、义务和执业规则等。这些制度的建立，严格了医师队伍的入门资格，加强了对医师执业的经常性管理，激励医师要不断地提高自己的业务水平，也保证了为广大人民群众提供优质的健康服务。

我国政府重视残疾人问题。特别是十一届三中全会以后，随着改革开放的深入，经济和社会的发展，残疾人事业的发展也有了很大的提高。残疾人权益保障工作也已被列入政府、人民法院、人民检察院的议事日程，并引起社会各界的广泛关注。一个以宪法为核心，残疾人保障法、国务院相关条例和地方法规、规章为基础，县、乡村扶助残疾人规定为补充的残疾人保障法律法规体系已初步形成。在重视立法工作的同时，各级人大和政府还加大了执法检查的力度，将执法检查放在与立法同等重要的位置。

残疾人既是普通公民，又是有特殊困难的社会群体。作为普通公民，他们享有宪法、法律、法规所规定的所有权利，包括政治权利、劳动权利、公平分配权、物权、继承权、知识产权、契约自由权、请求权、人格权、身份权、婚姻自由权，以及生命权、教育权、文化生活权、健康权等等。残疾人和普通公民一样拥有这些法定的权利，任何组织和个人都不得非法侵犯残疾人所享有的这些法定权利。

残疾人由于受到生理、心理条件的限制，在社会上处于弱势地位。在行使自己法定权利的时候，往往受到社会其他组织和个人的侵害或不公正的待遇。这就要求法律必须针对这种情况制定适应残疾人的特殊的法律法规，即保障残疾人能够和普通公民一样行使其权利、使其拥有和普通公民一样的社会平等权利。因此，在残疾人拥有和普通公民一样的权利之外，法律还规定残疾人享有社会福利权、社会救助权、社会保险权、社会优抚权等社会物质帮助权，以及机会平等权、身份平等权等社会平等权。在我国，针对残疾人的特殊情形指定了大量的特殊维权法律、法规，充分保障了残疾人能够享有这些社会保障权利。

第二节　《执业医师法》和《残疾人保障法》

一、认真贯彻落实《执业医师法》

(一)《执业医师法》的基本内容

《中华人民共和国执业医师法》(以下简称《执业医师法》)于1998年6月26日经九届全国人大常委会第三次会议审议通过，自1999年5月1日起开始实施。《执业医师法》是卫生法律中第一部关于卫生人员管理的法律，随着这一法律的颁布实施，我国的医师管理工作开始走向法制化、规范化的轨道。它所规定的医师资格考试制度，医师执业注册制度，医师的权利、义务以及执业规则等，确立了符合我国国情的医师执业法律制度。

《执业医师法》共六章48条，第一章总则，规定了《执业医师法》的立法目的和宗旨、调整对象，医师的必备素质和保障医师合法权益，医师执业管理机构，医师在作出贡献时给予奖励，医师的医学专业技术职称和医学专业技术职务的评定、聘任，以及医师与医师协会的关系等；第二章考试和注册，规定了国家医师资格考试制度、资格，助理医师考试条件，国家实行医师执业注册制度和申请注册程序，注册医师执业要求，不予注册情形，重新注册的条件，个体行医和个体行医的监督检查；第三章是执业规则，规定了医师在执业活动中享有的权利、义务，医师在执业活动中出具医学证明、文书、资料的要求，对危急患者，医师必须采取紧急措施救治，医师在诊疗活动中使用药械的规定，医师应当在患方知情、同意的情况下进行诊疗活动，医师应当遵守的职业道德，医师在紧急情况下所负使命，医师在执业中履行报告制度，执业助理医师执业规则；第四章考核和培训，规定了医师考核的标准、形式、内容，卫生行政部门对医师考核工作的指导，对医师和农村、少数民族地区的医务人员实施培训和继续医学教育，医疗、预防、保健机构以及承担医师考核任务的医疗机构对医师的培训和继续教育职责。

引起社会各界广泛关注的是该法规的第五章即“法律责任”，这一章规定了医师在执业活动中有违法行为时，应当承担法律责任，医师在医疗、预防保健工作中造成事故的，依照法律或国家有关规定处理，非法开业医疗机构和非医师行医应当承担法律责任，侵犯医师合法权益的行为人承担法律责任，医疗、预防、保健机构未按照本法规定履行报告职责所应承担的法律责任，卫生行政部门工作人员或者医疗、预防、保健工作人员违反本法有关规定所应当承担法律责任。

《执业医师法》的最后一章是“附则”，规定了本法颁布之日前具有一定技术职称和技术职务的人，如何取得医师资格和执业证书，计划生育技术服务机构中的医师适用本法范围的补充规定，乡村医生的管理，军队医师的管理，境外人员在我国境内从事有关医疗活动的管理，以及《执业医师法》的时间效力。

(二)严格执行《执业医师法》

医学是以保护和增进人类健康、预防和治疗疾病为研究内容的科学。医学是人类情感的一种表达，是维系人类自身价值，并保护其生存、生产能力的重要手段。

自从有人类开始，便有了医学。尽管它的初期是与原始巫术结合在一起的，甚至是自然性的、不自觉的，如对出血的局部压迫、病灶的烧灼、针砭等，也会遇到缺乏“人道”的医疗服务。但救死扶伤毕竟始终是人性善良的体现，进而成为现代社会文明的一种责任。

由于医学的发展和社会化，受社会因素和科学技术的影响与制约愈加显著。医学的非人道化或医学人道化遇到的冲击日益突出，引出了很多有争议的和亟待解决的问题。

在研究医患关系的问题时，我们注意到大量医疗纠纷主要是由于医院和医生服务质量存在缺点和失误引起的。其中除了我国卫生体制和管理等方面尚需改进外，医生本人的责任首当其冲。

我国的《执业医师法》指出：“医师应当具备良好的职业道德和医疗执业水平，发扬人道主义精神，履行防病治病、救死扶伤、保护人民健康的神圣职责”。同时强调“全社会应当尊重医师。医师依法履行职责，受法律保护。”医生有义务关心、爱护、尊重患者，保护患者的隐私，同时应当如实向患者其家属介绍病情，但应注意避免对患者产生不良后果。这种精神，正是符合《里斯本宣言》所倡导的精神，对避免和缓解医患冲突，减少医疗纠纷是非常重要的准则。如果每一名执业医师都能严格遵守《执业医师法》，不但我国的医疗技术水平和服务质量会有很大提高，而且医患关系也会达到一种新的和谐，从而形成一种新的人际关系，创造一种新的文明风尚。

还应该指出，随着市场经济体制和政策的推进，医师的执业水平以及社会、患者对医师的尊重与信赖也会出现新情况、新变化。比如有特殊需要的病人可能提出自己认为合适的治疗方式，与医院及相关医务人员制定契约或协议，这种方法在一些地区和少数医院已经开始试行。

在发生医疗纠纷时，医德问题是一个突出的问题，是医生和患者之间产生矛盾的主要方面。但是，如何评价医生的职业道德并非完全由患者一方来决定，即应该从全社会的利益来客观地评价。

从古希腊“医学之父”希波克拉底的“誓词”到我国唐代名医孙思邈的《千金要方·大医精诚论》，都说明古今中外行医者都很重视医德。评价医德，其中不少问题都牵涉到个人与社会的利益矛盾。医护人员和病人及家属的矛盾，看起来是人与人之间的矛盾，但有时这种冲突与医学发展、医院制度、社会习俗、家庭伦理密切相关，或者说与社会公众利益有关。如果这些矛盾不解决，对很多问题如安乐死、器官移植、人体试验等的态度就会产生分歧，或者因循守旧，把应该采取的革新措施长期拖延下去。在个人利益与全社会乃至人类利益的关系中，前者应该服从后者，在评价医德时也应该这样。当然，在处理具体问题时，应采取慎重态度，尽可能地既满足患者的要求又不损害社会的公益，但在不能两全时，就要以社会大众共同的利益作为道德的尺度和基础，在做好耐心细致的思想工作的同时，旗帜鲜明地把全社会的利益放在首位，只有这样，才能使医德评价有明确的标准可循。

社会工作者从医生素质方面评价医德，把调整医患关系作为开展社会服务的一项重要内容。

医生的职业关系到人的生命，医德高尚、医术精湛的医生可以使重病患者起死回生，全面康复；庸医则可以使病情加重，痛苦加重，甚至致人于死。如：在浙江某医院曾经发生将患者的右腿骨髓炎写成左腿的错误。哈尔滨的工人黄某在维修冷库时摔伤，从下午到第二天上午辗转了7家医院都被各种借口推出门外，最后含恨死在第7家对他拒收的医院大门口。山西忻州地区曾发生一起严重的一级医疗责任事故，医生忙着打麻将，致使12岁的小学生病情恶化而死在病床上。山东省的一名医生，擅自在家中伙同子女为一个颈枕部有先天性囊肿的农村儿童进行手术，造成患儿延髓损伤、缺氧性脑病，造成永久性残疾。吉林省一家职工医院私自让一名福建流窜来的社会庸医，用自己配制的“特效药”治疗皮肤病，结果使病人中毒死亡；山东省某乡镇卫生院为一名产妇接生，医生竟然将产妇的子宫扯出，致使产妇失血过多而死亡。此类庸医有的是水平低下，自作聪明；有的并非不知道自己的实际水平，而是完全被金钱迷住了眼睛和良心。上述事例都是发生在20世纪90年代，可见医学的发展和许多医生的觉悟并没有跟上时代的脚步。

东北某市传染病院的医生，为了招揽病人而出“损招儿”坑骗患者。有着多年行医历史的医师，竟然私自涂改病人的化验单，逼骗本无大病、不该住院的病人住院，只为自己每个月多拿一些“奖金”。这些被骗的病人不但花了数千冤枉钱，而且承受着巨大的心理压力，同时无形中增加了被传染疾病的危险。应该说，类似的情况天下绝非仅有。碰上这样的医院，遭遇这样的医生，病人还不等于入了虎口吗？

作为一名医生，应具备《执业医师法》中规定的以下道德水准和义务：

(1)遵守法律、法规，遵守技术操作规范。

(2)树立敬业精神，遵守职业道德，履行医师职责，尽职尽责为患者服务。

(3)关心、爱护、尊重患者,保护患者的隐私。

(4)努力钻研业务,更新知识,提高专业技术水平。

(5)宣传卫生保健知识,对患者进行健康教育。

由于医学的发展和社会化,医疗行为受社会因素和科学技术的影响与制约愈加显著。医学的非人道化和医学人道化互相遇到的冲击日益突出,引出了很多有争议的和亟待解决的问题。例如:在一个教学医院里,一位未婚先孕的女青年来做引产手术,医生把她安置在手术台上之后,又进来20多个男女实习学生,医生将此人作为典型,毫无顾忌地向这些实习学生讲述她的隐秘。这种做法引起了她的强烈不满,由此也引起了医学家和社会学家的争论。对于这类问题,法律是模糊的。如果从医学社会学的人道化角度来看,带教医生的做法显然是欠妥当的。

医学的最突出特征是研究人,一切医学理论与实践都涉及人的生命价值观念。人是世上万物中最宝贵的东西,是无可比拟的财富,其他如金钱、权利和宝物都不能比生命更重要。但是,生命需要一定的经济来维持,也需要一定的文化(包括政治信仰)来制约,而二者常常淡化和影响生命的价值,或者折射生命的光彩,甚至扭曲了生命本来的意义。

人作为医学的对象,生命的本质是相同的,但每个人生命的社会价值却不相同,这就使医学的"一视同仁"受到冲击。比如如何给全人类不同地区和民族的人群提供医疗保健?不同经济文化条件的病人能否做到平等地分享这种医疗保护?很显然,在商品社会,医药的提供和索取是不可能人人平等的。在一定的历史阶段,包括我国的社会主义初期阶段,这种医学人道化是难以完全实现的。目前,卫生资源的有限与卫生需求的无限之间矛盾十分突出,是世界各国制定卫生政策都感到困难的问题。在经济还不发达的条件下,有限的卫生资源只能首先满足最基本的卫生需求,而不能满足一切需求,更不能只满足高级需求,但我们又不能否定一些必要的高级需求。我国正在进行的医疗改革,其基本医疗和多级保健就是根据这种伦理学的原则,从我国社会经济和卫生资源的实际情况考虑的。

因此,社会工作者应该帮助医生适应新形势,恪守廉洁行医的信条。把同情、关心、尊重、爱护病人作为自己崇高的职责。医师决不能利用职务之便,索取或非法收受患者财物。救治了病人,是对人的价值的最好的保护,是对生命价值的肯定。当然,政府和社会应对医生的劳动给予合理报酬,也是对其价值的尊重。

减少医疗纠纷的根本办法,在于提高医院的管理水平和技术水平。不管患者就医是否属于"消费",起码是医院向患者提供服务,这种服务是专业性很强的、充满人道主义的服务。因此,医疗机构和医疗过程、手段在客观上成为医患合作或者产生矛盾的主体,避免纠纷必须首先从医院抓好。医院向病人提供的服务基本上有两种内涵,其一是医疗品质,是病人可以得到的、可以量化的服务,包括诊断和处置过程中的技术、药物、器械、病房设施、护理质量、化验方法、功能训练方法等;其二是服务品质,是病人可以感受到的、不能量化的服务,是"无形的"但很大量、很具体的工作。服务品质,可以由"医风医德"来涵盖,大量医疗纠纷的案件表明,病人对医院的意见和指责不是针对医疗品质,而是针对服务品质。如果病人感到不受重视,服务太差,就为纠纷埋下了隐患。所以,病人需要优良的服务,前提就是医院的管理和服务过程所表现的人员品质。

当前医院普遍存在的问题是，管理组织结构越来越庞大，职能重叠，人浮于事，效率低下。医院里各部门和科室之间人为隔阂较多，以致职工疲于应付内部矛盾和摩擦，削弱了为病人服务的力度。医院管理者要消除这些障碍，必须减少层级和环节，建立起精干、高效、无障碍的组织结构和科学、通畅的工作流程，有利于直接与第一线职工沟通，及时了解病人的需求与期待，认真倾听病人的意见，并切实改进工作。只要把病人照顾好，医院管理者就不会担心医疗纠纷了。

我们有理由相信，随着医疗卫生制度的改革不断深化，全面推进，医务社会工作必将越来越受到各级各类医疗机构的重视，医风医德建设会越来越成为医院管理者的自觉行动，成为医务人员的自觉追求，医疗品质和服务品质也一定会有很大改善，医患关系将成为人们社会生活中的一种和谐美好的人际关系。

（三）打击非法行医

造成医疗纠纷的原因是多方面的，虽然主要责任方往往是在医院和医生一方，但非法行医造成的医疗纠纷在社会上反响更为强烈。由于管理不利，当前社会上非法行医的现象比较普遍，因此导致的医疗事故时有发生。非法行医的主要原因可以归纳为以下几点：

（1）医疗资源分布不平衡。相当一部分农村地区资源缺乏，缺医少药。这就为非法行医的产生、发展提供了条件。非法诊所一出现，就受到当地群众的欢迎。另外，乡镇医院水平较高的医生由于生活条件、经济收入等方面原因，不愿在乡镇医院工作，总是千方百计往城里的医院钻。长期以来，乡镇医院缺少"名医"，不少人认为，到乡镇医院诊疗与到个体诊所没有大的差别。非法诊所在这样的环境中开展诊疗活动，自然有利可图；加之大部分群众根本不知道啥是非法行医，对非法行医自然也无人举报。因此好多偏僻乡村的非法诊所，卫生行政机关长期发现不了。

（2）非法行医活动的地区经济落后，交通不便。不少偏远地区，患者到县城、乡镇医院看病路途遥远，花费多，就医成本高，这也为非法行医提供了条件。患者在本地诊所就诊，不仅可省去繁琐的程序，还大大减少了医疗费用。

（3）患者缺乏必要的安全医疗意识。大部分非法行医者的设备简陋，医疗条件达不到安全医疗要求。竟有个体行医者隔着衣服打针注射，用唾沫代替酒精擦拭皮肤后打针注射的，也有一次性用品用具多次使用的，但却被农村不少人视为正常现象。

（4）非法行医者本人对自己的非法行为有模糊认识。他们认为自己学过医或有祖传医术，行医是方便百姓，受百姓欢迎，且老百姓来看病都是自愿的，即使个别时候出现误诊也非故意，对非法行医的危害没有足够认识，因而对卫生行政部门给其定性为非法不服气，对卫生行政部门的管理不予配合。

（5）非法行医活动较为隐蔽。除了落后、偏远地区，因交通不便，信息不灵等原因非法行医活动不易被发现外，一些药店的老板既卖药，又行医，且大多是看病不开处方，卫生行政管理机关明知其非法行医，但没有确凿证据，无法管理。另外，一些兽医诊所兼看人病，群众不举报，卫生行政主管机关也难以发现。

（6）卫生行政部门行政执法不到位。受人员素质、数量、执法水平等限制，不少地区存在卫生行政执法不到位的现象。主要表现在两个方面：一是检查管理不及时，有的非法行医者非法行医很长时间无人过问。二是执法不严，对非法行医诊所罚款达不到法律、法规规定的额度，或者对非法行医者处罚后，明知其在继续非法行医，却听之任之，不依法予以取缔。在一些非法行医者的头脑中就有一种错误观念：只要交了罚款，没有《医疗机构执业许可证》，行医也是合法的。

(7)有少数医疗机构的领导者为利益所惑，违法默许或纵容非法行医者以“挂靠”、“联办”的名义营业，或者放任手下的医生外出搞“承包”，为医疗事故的发生提供了“合法”的掩护。

非法行医活动的大量存在有其深厚的物质基础，想杜绝并非易事，不仅需要一个长期的过程，而且更重要的是有待社会经济的进一步发展。要有效地解决这个问题，卫生行政部门当前主要应做好以下几方面的工作：一是调整医疗资源的分布，逐步缓解偏远落后地区群众就医难的问题，有计划地对各村诊所进行培训。二是大力推行合作医疗制度，通过定点医疗改变群众医疗观念，增强其安全医疗意识。三是加大卫生行政执法力度，对非法医疗机构一定要取缔，并做好卫生行政法律、法规的宣传工作，提高群众抵制非法行医活动的自觉性。

(四)制止医疗卫生服务的商业化

医学的社会化使医学不能囿于福利施予，而要注意到经营与发展。于是，医疗过程(看病、检查、开药、手术等)更多地注入了金钱意识。金钱起作用，医生也不能例外。而医生会感到他的报酬与技术复杂、富于责任和充满风险的工作不相平衡；业余服务、兼职等并非每一个医生的时间、精力和能力都能胜任的。在这种情况下，有些医生产生了心理上的失落。

我国大多数医生都能忠于职守，勤于奉献。在工作岗位上，医生们很少计较个人得失，而以病人的康复为自己的欣慰与幸福。只是当商品意识日渐浓重时，医生难免陷入困惑，到医院看病和到商场购物终归不是一回事，金钱或经济利益既是医院和病人的媒介，又可能是两者之间的屏障。它淡化了医生和患者之间真正的、真诚的感情联系，却可能强化了其中的不正常的商业交往。“红包”现象屡禁不止，玷污了“白衣天使”的形象；患者以“花钱买服务”的想法错误的理解医疗服务，难免发生侮辱甚至打骂医务人员的现象。这种把医疗卫生服务商业化的倾向，必须制止。

医生的特殊职业使广大人民群众对医生寄予厚望。医生的素质和职业道德、医疗技术关系到全社会每个人的生命价值和生活质量。所以每一个医务工作者都应该具备济世救人的崇高信念。同样，社会也应该给予医务工作者充分的肯定、爱护和理解。只有这样，才对建立美好合谐的医患关系创造良好的条件，从而有利于社会的进步与发展。

二、认真落实《残疾人保障法》

(一)《残疾人保障法》的产生

由于残疾人在社会生活中一般处于不利地位，保障他们的合法权益不受侵害是残疾人事业和残疾人社会工作的一项内容。根据《残疾人权利宣言》，“残疾人”是指任何由于先天性或后天性的身心缺陷，不能保证自己可以取得正常的个人生活和社会生活上一切或部分必需的人。残疾人问题不仅是残疾预防和康复问题，更重要的是社会对残疾人的歧视和残疾人与社会严重隔离的问题。

制定保障残疾人权益的法律法规，首先要承认残疾人享有同正常人一样的基本权利。也就是在国家基本政治、经济、文化、社会生活中所处法律地位的权利，这其中也包括国家对残疾人的合法权益予以保护的内容。

其次，要从思想上消除对残疾人的歧视。对残疾人的歧视，是指基于残疾的原因，在政治、经济、文化、家庭生活或其他方面对残疾人进行排斥、限制或有损于残疾人利益的"区别对待"，从而使残疾人不能与其他社会成员一样在平等的基础上享有或行使自己的权利，合法的权益受到损害。

第三，要在全社会广泛开展宣传教育，增进全社会对残疾人和残疾人事业的认识和理解，大力弘扬人道主义的精神，尊重、关心、帮助残疾人。维护残疾人的合法权益，是全社会和每个公民义不容辞的责任。

第四，通过舆论、行政、法律等手段，积极为残疾人奔走、呼吁、协调、据理力争，推动残疾人社会问题的解决。

与此同时，广大残疾人要"自尊、自信、自强、自立"，全面提高素质，展示自身能力，为社会创造财富。这有助于使人们认识到残疾人的能力和价值，从而自觉地减少和消除对残疾人的偏见和歧视。此外，残疾人还应增强法律意识和维权观念，善于运用法律手段维护自身权益，以减少和遏制歧视现象的发生。

我国《宪法》对保护残疾人权益做出了原则规定，《选举法》、《义务教育法》、《民法通则》等法律中也有保护残疾人相关权利的条款。随着我国经济、社会的发展，残疾人全面参与社会生活的愿望日益强烈，然而社会上有些人对此理解不够，认识不足，不但提供特殊帮助和保护不充分，甚至存有偏见和歧视，与残疾人参与社会生活的愿望形成强烈反差。这就需要一部专门的法律，将残疾人作为特定的对象，通过特殊扶助给予保护，以便减轻或者消除残疾的影响和外界的障碍，使残疾人的公民权利得以实现，使社会成为"人人共享"的社会。

至20世纪90年代，世界上已有130个国家和地区制定了保障残疾人权益的法律和规定。理解、尊重、关心和帮助病伤残者，是每一个现代人都应具备的思想道德品质，以国家的意志强调这一问题，亦成为衡量社会进步和文明的标志之一。在这种形势下，我国第一部保障残疾人权利的法律经过6年的反复修改讨论，终于在全国人民的企盼中诞生，标志着中国残疾人事业迈入了历史的新里程。

(二)《中华人民共和国残疾人保障法》的基本内容

《中华人民共和国残疾人保障法》(以下简称《残疾人保障法》)是保障残疾人权益、发展残疾人事业的基本法律，旨在保障残疾人以平等的权利、均等的机会，充分参与社会生活，共享社会物质文化成果。

《残疾人保障法》于1990年12月28日由第七届全国人民代表大会常务委员会第十七次会议通过，1990年12月28日中华人民共和国主席令第36号公布，自1991年5月15日起施行。这是我国历史上第一部关于全面保护残疾人的法律。它是保障残疾人合法权益、发展残疾人事业的法律依据，是一部规范社会行为的具有中国特色的法律。

这部保障残疾人权益的法律，具有以下特点：

第一，它既富有时代精神(如强调平等参与，同等机会，共同创造社会财富，共享社会物质文化成功)，又从我国经济、社会发展的实际出发，是一部立足我国国情，又具有时代精神的法律。

第二,它继承了我国优良的民族文化传统,又与我国社会主义精神文明一致。事实上,它是更深刻地推动社会主义文明建设的一部法律。

第三,通过发展具有中国特色的残疾人事业,保障残疾人的权益。比如,通过发展康复事业,改善残疾人功能状况;通过发展教育和劳动就业,改善残疾人生存状况;通过发展文化事业,丰富残疾人精神生活,提高全面参与社会生活的能力;通过推行无障碍设施,为残疾人充分参与社会生活创造必要的前提等。

第四,它既规定了政府和社会各方面的责任,又有倡导性内容,是一部刚柔相济、远近结合、虚实结合,具有较大时间和空间容量的法律。这部法律,不但是我国广大残疾人权益的法律保障,而且是规范所有社会组织和公民行为的法律准绳。

残疾人保障法共9章54条。第一章总则,规定了立法依据、原则,残疾人的定义、类别,残疾人的权力和义务,对残疾人的特别扶助和特别保障,政府的职责,社会的责任,残疾人联合会的法律地位和法律责任以及残疾人亲属的责任等内容。第二章康复,规定了康复工作的指导原则以及如何组织实施、如何培养人员、如何供应康复器械等内容。第三章教育,规定了国家保障残疾人受教育的权利,残疾人教育的实施原则,发展方针,办学渠道,师资培训,以及区别不同情况事实普通教育和特殊教育等内容。第四章劳动就业,规定了国家保障残疾人劳动的权利,残疾人就业的方针,社会各方面的责任,给予残疾人的优惠与扶植等内容,特别是规定了各类组织均应按一定比例安排残疾人就业,在劳动就业的各个方面均不得歧视残疾人。对于扶植农村残疾人参加生产劳动也有明确的规定。第五章文化生活,规定了国家和社会鼓励、帮助残疾人参加各种文化、体育、娱乐活动以及相关的特别扶助措施等内容。第六章福利,规定了国家、社会采取扶助、救济和其他的福利措施,保障和改善残疾人生活,并且给予特别照顾。第七章环境,规定了国家和社会采取措施,为残疾人参与社会生活逐步创造良好的物质环境和精神环境。特别规定每年5月的第三个星期日为"全国助残日"。第八章法律责任,对违反上述条款、侵害残疾人合法权益的行为,规定依法追究行政责任,民事责任或刑事责任。第九章附录,规定了根据本法制定有关条例和实施办法。

(三)贯彻落实《残疾人保障法》

社会越向文明和进步变革,越对残疾人和残疾人事业表现出关注和热情。我国残疾人由旧中国沿街乞讨、食不裹腹到新中国被人民政府收养救济,反映了社会的这种巨大变革;十一届三中全会以来,随着改革开放带来社会、经济逐步繁荣,残疾人由被收养救济到学习技能、参加生产劳动,萌生和增强平等地充分参与社会生活的意识,进一步反映了社会的这种巨大变革。我国残疾人保障法就是在总结40多年来残疾人工作经验的基础上,吸收古今中外所长,顺应社会向更高文明发展的趋势制定出来的。为了制定好这部法律,早在20世纪80年代中期就开始酝酿,经过大量调查、考察、比较、研究,征询各方意见,特别是残疾人的意见,从1984到1990年,先后起草二十几稿。这部法律贯彻了作为我国社会基础思想之一的社会主义的人道主义精神,充分反映了当代社会文明。由于历史的原因,我国残疾人事业目前仍滞后于社会经济的发展,因而残疾人依法应当享有的公民权益,有些目前仍未实现。残疾人的生活质量仍然低于社会平均水平。侵犯残疾人合法权益的现象仍时有发生。在这种情况下,社会康复应当经常做的事情就是加强残疾人保障法的宣传，使这部法律为更多的人所了解和接受，从而形成理解、尊重、关心、帮助残疾人的社会风尚。

《残疾人保障法》规定了残疾人在政治、经济、文化、社会和家庭生活等方面享有同其他公民平等的权利，残疾人的公民权利和人格尊严受法律保护，禁止歧视、侮辱和侵害残疾人。还规定国家采取辅助方法扶持措施，对残疾人给予特别扶助，减轻或者消除残疾影响和外界障碍，保障残疾人权利的实现。规定各级人民政府应当将残疾人事业纳入国民经济和社会发展计划，经费列入财政预算，统筹规划，加强领导，综合协调，采取措施，使残疾人事业与经济、社会协调发展。这部法律对残疾人的康复、教育、劳动就业、文化生活、福利、环境及应当承担的法律责任都做出了具体的规定，受到残疾人及其亲属的衷心拥护。

1991 年 5 月 15 日，《残疾人保障法》正式开始实施，各地政府为贯彻和落实《保障法》纷纷制定出在本地区的实施措施和具体规定，制定出保障残疾人合法权益的规定和优惠政策。各地的具体规定和优惠政策，使广大残疾人享受到了法律的保障，体会到了法律的威力。《残疾人保障法》第一次以国家的名义确定了残疾人的权利保护、特别扶助、特别保障、政府职责、社会责任和残疾人义务等等，并对残疾人的康复、教育、劳动就业、文化生活、社会福利、生活环境和法律责任等问题做出了明确规定。这些规定为残疾人回归社会、全面参与社会生活开辟了广阔的前景，创造了有利条件。

《保障法》规定：国家和社会采取扶助、救济和其他福利措施，保障和改善残疾人的生活。除了经济上的扶助和救济外，其他福利措施包括：对无劳动能力、无法定抚养人、无生活来源的残疾人按规定给予供养；帮助残疾人参加社会保险；举办社会福利院和其他安养机构，按规定收养残疾人；为残疾人提供优先服务与辅助性服务；对残疾人搭乘交通工具给与便利或免费；减免农村残疾人的各种社会负担等等。

按照规定，国家为公众提供各种服务和公共服务机构，如火车站、长途汽车站、码头、飞机场、商店、旅馆、公园等，应为残疾人提供优先服务，主要指在人多的情况下不排队可以购票、购物。对残疾人进行特别照顾还包括：残疾人搭乘公共交通工具，应当给予方便和照顾，其随身必备的辅助具，准予免费携带；盲人可以免费乘坐市内公共汽车、电车、地铁和渡船；盲人读物邮件免费寄递；县级和乡级人民政府应当根据具体情况减免农村残疾人的义务工、公益事业费和其他社会负担；各级人民政府应当逐步增加对残疾人的其他照顾和有效地扶助。

众所周知，事实上我们的社会还远未做到上述的特别照顾，规定了的制度在一些服务机构没有很好地执行，更重要的是人们的社会公共道德风尚不良给执行有关规定增加了阻力。比如在人多拥挤、秩序混乱的情况下，很少有人想到首先照顾残疾人的特殊困难，让他们优先购票、购物或先登机、登船、上火车、汽车；大多数车站、码头、机场等并没有为残疾人提供辅助性服务，如配备轮椅、拐杖或搀扶他们上车、上船，或引领盲人到自己的座位，或用字幕显示有关事项供聋人了解。因此，保障法的实施还有相当大的困难。另外，保障法中规定减免残疾人的义务工、公益事业费和其他社会负担，义务工主要是指义务劳动：公义事业费主要是指公益金和公积金：其他社会负担指的是除上述两项外的负担，如集中办学等。这种减免，是根据具体情况的酌情减免，而不是一刀切。各地经济发展很不平衡，减免的项目和程度只能依本地的平均水平为依据，总的指导思想是要体现对残疾人的特殊优惠。不少省、市、县和一些乡镇已经在这种思想指导下制定出减免农村残疾人社会负担办法，给残疾人带来实惠，但是也有相当多的残疾人还没受到减免的照顾，增加了经济生活的困难。

各地农村对残疾人减免义务工、公益事业费和其他社会负担的办法是多种多样的，有的地方还根据当地财力对特殊困难的残疾人定期发给补贴，提高了重残人员在家庭中的地位和社会中的地位；各地区县一级政府都制定了保障残疾人权益的具体措施，其中包括公安局、工商局、法院等部门采取的措施。有的地方优先安排残疾人就业、供应家用物资、收购农副产品、办理营业执照；有的地方政府还减免残疾人贫困户的农牧产税、教育基金、养地基金、公益事业费、义务工及免收残疾学生的学杂费等等；还有很多地方民政、建设、交通等部门和残疾人联合会共同发出《关于优待残疾人乘坐车、船的通知》，规定盲人可以免费乘坐市内公共汽车和各种渡船，本省残疾人搭乘公共交通工具时，交通部门应给予方便和照顾，其随身必备的辅助器具准予免费携带。总之，为了贯彻落实《残疾人保障法》，我国各地各级政府普遍制定了关于残疾人优惠待遇的若干规定，对残疾人的就业从培训、营业执照、摊位、税收、开发性生产等各方面给予照顾，同时对农村残疾人减免公益事业费，适龄残疾儿童入学、残疾人看病及交通、诉讼、贷款、毕业分配等各方面给予优惠待遇。

与此相反，也有不少地区没有认真贯彻执行《残疾人保障法》，残疾人的社会保障还没有落到实处，在农村中问题尤为突出，这种状况必需依靠政府和社会力量彻底改变。

第三节　医务社会工作必须走法制化道路

残疾人的社会福利，主要是通过政府制定的有关政策和社会力量的扶助来体现的，而贯彻落实法律、法规与政策，推动社会力量对残疾人的扶助，则需要大量基层的残疾人工作者去努力实践。专业化的医疗社会工作和残疾人福利社会化工作在我国都处于起步阶段，对门诊和住院病人中的残疾人实施法律援助，就是一种有重要意义的专业社会工作，对残疾人的社会保障有重要的意义。

一、法律政策咨询

社会康复的宗旨是维护残疾人和其他康复对象的合法权益不受侵害，帮助他们平等参与社会生活。当前，残疾人的法律政策咨询主要有以下几个方面比较突出：

(一)劳动就业问题

由于残疾人自身难以克服的身心障碍，需要特殊的就业保护政策。新中国成立后的半个世纪以来，各级政府对残疾人参加生产劳动一直采取鼓励和扶持的政策，先后制定了一系列法律、法规和政策，帮助残疾人就业，为福利企业的生产发展拓宽道路，同时支持残疾人力所能及的从事各种生产劳动。20世纪80年代以来，福利企业受到了经济体制改革的不小冲击，有的在大潮中垮掉了，有的在经历一场风暴洗礼之后站稳了脚跟，发展壮大了，同时也崛起一批新兴的福利企业。残疾人分散按比例就业的政策，为广大残疾人获得劳动就业的权利提供了保障；市场经济也给许多有理想、有才干的残疾人创造了很多就业的机遇和施展抱负的舞台。但是，也有大量残疾人因为残疾而被迫离开了自己赖以安身立命的岗位。对此，许多残疾人不会用法律保护自己,只好依靠政府救济勉强度日。有些下岗的残疾人生活状况相当困难。法律工作者应当研究残疾人就业这个领域的新问题、新情况,伸出援助之手。

(二)意外伤害赔偿问题

因各种意外伤害致残的人数与日俱增,伤残者中农民进城打工者占有很大比例。其中交通事故伤、建筑业坠落伤、矿产井下作业伤等十分突出。

车祸,已经成为现代社会中对人类生命安全最严重的一种灾害,也是造成人体伤残的重要因素。因交通事故造成的伤残,是全球的公害。1999年全国公安交通管理部门共受理道路交通事故412860起,83529人死亡,286080人受伤,造成直接经济损失人民币212401万元,分别比1998年增长19.3%、7%、28.4%和10.1%。另外,许多交通事故未报告交通管理部门,其损失不计其数。在北京中国康复研究中心住院治疗的以外伤性截瘫病人为主的人员中,因交通事故受伤致残者连续十年都是第一位的。

在造成伤残的各种原因中,运动员的训练、竞赛和广大人民群众的体育活动过程中出现的不慎、失误及难以预料的事故,是十分突出的问题。其中颈、腰椎骨折脱位和四肢骨折尤为严重。著名体操运动员桑兰,在美国参加比赛时摔伤致残,受到广泛关注;在远南运动会上为祖国赢得了荣誉的北京某大学优秀运动员齐凯利,也是在训练中受伤致残的。此外,各地学校的体育课、运动会以及某些艺术院校的体能训练也经常发生受伤致残的情况。

在康复医疗机构中开展的社会工作,维护残疾人的合法权益是首要任务。通过个案工作的法律咨询与调解,解决住院和门诊病人的社会问题,可以改善医患关系,安定病人的情绪,减少欠费现象,提高医院的服务质量和社会效益,也会给医院带来一定经济收入。

(三)法律咨询服务的工作方法与原则

社会工作者接待病人法律保护和支持方面的咨询,与律师的工作有些相似,但也有着本质的差别。律师是以法律为专业手段为当事人服务的,一般收取较高的费用;而医务社会工作者是以"助人自助"为目的,通常采取个案工作方法来帮助案主。因工伤、交通事故和其他意外伤害致残的患者,大多数都需要向社会工作者咨询有关法律、法规和政策。医务社会工作者应该掌握以下几个方面的方法、步骤和原则。

1. 接案　案主向社会工作者提出问题,请求帮助时,应该要求案主提供这样几份文字材料:①医院的《诊断证明书》和病历摘要;②工伤证明或《交通事故责任认定书》、《交通事故调解终结书》等;③法医的伤残等级鉴定书;④意外事故的当事人、责任人、证明人、监护人等出具的书面材料;⑤有关的劳动合同、协议、契约、证件等;⑥有关的录音、录像资料。上述证明或资料,可以是复印件。

2. 立案　在接案后,经过必要的社会调查等准备工作,应该对具备条件的病人立案,并开展工作。接下来的会谈中,要向案主作出政策性解答。例如,交通事故受伤致残,应告知关于"伤残评定"的如下规定:

①当事人(案主)具备公安局交通管理部门对于事故的《责任认定书》和《调解终结书》;②案主(伤残者)具备所经区县级以上医疗机构的《诊断证明书》;③具备法医出具的《残疾等级鉴定书》或相关证明;④如需通过司法程序解决有关问题,需要案主提交相关文字材料,如法院或劳动仲裁等部门的委托书等。

3. 社会诊断与社会治疗　①尽一切可能开展调查工作，以便明确事情真相，做出正确的诊断；②始终保持中立的原则与态度；③坚持社会工作的“助人”理念开展工作，以协助者的角色为主要身份和考虑问题的出发点；④以协调者的身份在有关人员之间组织各种会谈；⑤对于残疾程度严重的案主，避免自己的使能者角色；⑥注意法律援助的技术性措施和政策运用技巧，避免引起歧义与纠纷。

4. 结案与评定　①用词科学准确；②语言精练；③解释通俗明了；④确定今后继续坚持社区康复的目标及方法。

因交通事故、工业伤害、体育运动而伤残的受害者，许多是农民工和青少年学生，不懂得用法律保护自己的权益，大多数家庭并不富裕，突遭不幸，经济受到重大损失，精神受到极大压力，对农村进城的打工者生活贫困的和其他需要法律援助的当事人，社会康复工作者应千方百计地帮助案主取得各地法律援助中心的照顾。

二、对残疾人的法律援助

法律援助是国家给予那些需要依照法律程序实现和保障自己合法权益，但又经济困难，无力支付法律服务费用的公民以经济上的帮助，使法律赋予公民的权利在实践中得以保障，从而实现老弱贫穷、鳏寡孤独者都能得到公平享受法律资源，没钱也能打得起官司的一种举措。1996 年 4 月，我国的法律援助工作正式全面启动。与此同时，国务院批准实施《中国残疾人事业“九五”计划纲要》。随后，全国人大内务司法委员会、司法部、中国残联于 1996 年 10 月联合召开了全国残疾人事业法制工作会议。

根据会议部署和《中国残疾人事业“九五”计划纲要》及配套实施方案的要求，“九五”期间对残疾人的法律服务总的目标是：逐步形成以城乡法律服务机构为主体、以指定或委托的律师事务所为骨干、以志愿者服务机构为补充的残疾人法律服务网络，广泛开展残疾人法律服务。

为落实上述会议精神，司法部与中国残联先后联合发出《关于加强残疾人合法权益保障，做好残疾人法律服务工作的通知》和《关于做好残疾人法律援助工作的通知》，对法律援助中心、律师事务所、公证处、基层法律服务所开展残疾人法律服务和法律援助工作提出了具体要求。

到 2001 年底，全国绝大多数省(自治区、直辖市)、地(市)和数百个县(市、区)建立了法律援助中心，全国法律援助机构已有 2274 个，法律援助专职人员超过 8800 人，为包括残疾人在内的社会贫弱者提供减、免收费的法律帮助。在接受法律援助的公民中，残疾人占相当大的比重，有些地方受援对象中残疾人比例超过 60%。

(一)法律援助的对象和条件

在法律援助工作中，首先要明确法律援助的对象和条件是指什么人，在什么条件下可以获得法律援助。《中华人民共和国律师法》第 41 条和《司法部关于开展法律援助工作的通知》对法律援助的对象、条件做了比较明确的规定。

根据有关规定，我国法律援助的对象是中华人民共和国公民和符合一定条件的外国公民。之所以这样规定，主要理由是法律援助作为一项保障人权的法律制度，是一个国家的法律制度的重要组成部分。建立和完善法律援助制度是实现我国宪法所规定的“公民在法律面前一律平等”的原则要求的一个重要步骤。因此,我国法律援助的对象主要是本国公民。但是,根据国际惯例,各国一般都依据有关国际条约和惯例等保护外国人在本国享有相当于本国国民的权利,即国民待遇原则,所以,借鉴国际上的有关规定,外国籍公民在一定条件下可成为我国法律援助的对象。

我国法律援助的条件可分为一般条件和特殊条件。法律援助的一般条件是对中国公民普遍适用的条件,中国公民只要具备一般条件都可申请法律援助。一般条件主要是指以下条件:

(1)有充分理由证明为保障自己合法权益需要帮助。

(2)确因经济困难,无能力或无完全能力支付法律服务费用(公民经济困难标准由各地参照当地政府部门的规定执行)。

由于大多数残疾人都是处于经济困难的生活状态中,所以较多具备这两项条件。

法律援助的特殊条件主要有以下几种:

(1)盲、聋、哑和未成年人为刑事被告人或犯罪嫌疑人,没有委托辩护律师的,应当获得法律援助。

(2)可能被判处死刑的刑事被告人没有委托辩护人,人民法院指定律师辩护的,可以获得法律援助。

(3)刑事案件中外国籍被告人没有委托辩护人,人民法院指定律师辩护的,可以获得法律援助。

从以上规定可以看出,法律援助的特殊条件主要是根据《刑诉法》第 34 条,针对刑事案件规定的。除第一条第 2 项外,均不以经济困难为必备条件,因此,符合上述特殊条件,即便经济不困难的一些残疾人,也可以获得法律援助。从残疾人角度来说,盲、聋、哑三种残疾人成为刑事被告人或犯罪嫌疑人,自己没有委托辩护律师的,应当获得法律援助,而其他残疾人则是可以获得法律援助。

各地各种类型的“残疾人法律服务中心”,本着“运用法律武器,发挥公证职能,服务残疾人”的原则,为残疾人提供法律咨询,代写法律文书,起草、审查和公证涉及残疾人的经营合同,调处伤残事件和侵权纠纷,帮助残疾人追还债款,受到残疾人和社会各界的一致好评。

(二)建立健全与之配套的规章制度

在开展对残疾人的社会救助工作中,医疗救助、慈善助学和法律援助的工作具有特殊重要的地位。我国各地的法律工作者在实践中逐步建立健全了与社会救助工作相配套的规章制度,帮助残疾人解决了大量问题。北京、上海、南京、广州等地建立了对贫困残疾人的医疗救助规定和专项基金,使许多残疾人得到医疗救助。各地慈善机构发动社会各界为残疾人家庭的孩子捐款助学,作出了很大贡献。几乎全国各地都积极开展起来的法律援助工作,为维护残疾人的合法权益发挥了重要作用。下面我们以沿海开放城市深圳和北方经济欠发达地区的赤峰市两个地方的残疾人法律援助工作为例,来说明建立相关规章制度的重要性。

得改革开放风气之先的深圳市,残疾人工作一直走在全国的前列。针对这座新兴城市残疾人比例较小,流动人口很多,因工伤和其他意外伤害较多的特点,深圳市法律援助中心在 1997 年 2 月挂牌后,始终把残疾人法律援助问题置于非常重要的地位。1998 年 7 月 11 日,深圳市颁布施行《深圳经济特区法律援助办法》,对此做了明确规定:“法律援助申请人是残疾人的,可以优先获得法律援助”。为使这一原则规定具体化并使之具备较强的可操作性,在现阶段他们采取两条措施:第一,针对残疾人的法律援助申请个案,可批准可不批准的,必须批准。第二,制定具体的操作规则,建立健全与之配套的规章制度,确保不因个别人的主观因素影响残疾人及时获得高效、优质的法律援助服务。通过立法、立法解释和各种规章制度的建立,深圳市残疾人法律援助活动得以在规范化、制度化的层面上操作,从而确保残疾人法律援助活动不因人事变动、资金来源等意外因素而改变方向。

内蒙古赤峰市是一个历史悠久、多民族聚居的中等城市,人口437.6万,其中残疾人有18.4万,占总人口的4.22%。虽然赤峰市的自然情况与深圳市不同,但法律援助工作基本上与深圳市走的道路相同。从1992年开始,该市全面推行残疾人法律服务工作,成立了残疾人法律服务室。1996年又由两个律师事务所和市公证处联合为残疾人提供服务。全市逐步建立健全以基层法律服务为基础,以专门法律机构为骨干的服务网络。各旗、县、区都委托了律师事务所开展残疾人服务工作。残疾人较集中的福利企业和事业单位,多数分别聘请了法律顾问。赤峰市开通了一部残疾人法律咨询热线电话,每天负责解答电话咨询。该市还在市区和12个旗县建立了咨询点,免费为残疾人提供法律服务。为了切实帮助残疾人解决困难,律师组成了“志愿者服务队”长期免费为残疾人服务。还聘请了手语和盲文翻译,为聋哑人和盲人参加诉讼提供特殊辅助。法律工作者保护了残疾人的合法权益,又对社会稳定和发展作出了贡献。

在法律面前,残疾人公民与健全人是平等的,法律公正不能把他们排除在外;在文明社会,贫弱者应当得到扶助,这是人类良知的要求。尤其是在工伤、交通事故和其他意外伤害致残的人员中,有许多是从偏僻的农村外出打工的青年,他们普遍缺乏法律意识,不善于用法律来保护自己的权益。在突然遭遇不幸之后,精神极度紧张焦虑,他们身边从家乡赶来的家属往往照顾不周,而使经济陷入困境;有些企业和雇主不遵守国家有关法律法规,在事故发生后故意推委责任,或隐瞒真相,或逃脱不管,使残疾人的身心受到更大的伤害。在这种情况下,法律援助不仅对维护残疾人的合法权益起到重要作用,而且发挥了维护社会稳定的作用。

我国的残疾人法律援助工作已取得初步成效,在许多地方已经走上了正轨,使广大残疾人的合法权益得到保障,这是令人欣慰的。在开展法律援助的过程中,许多省、市制定了包括法律援助在内的优待残疾人的地方性法规;全国各地涌现出许多感人的事迹和案例,不仅保护了残疾人的合法权益,而且更重要的是使社会各界认识到法律的尊严,认识到正义总会得到伸张,也认识到扶残助残是全社会的责任。

第四节　新形势下的残疾人法律建设需求

当前,我国残疾人的贫困问题日益突出,如何在制度上、经济上保障这些残疾人的生存权利,必须从多方面入手,从思想认识和社会保障措施上,正确处理和妥善解决他们的问题;同时从法律上制定切合实际的实施细则,保障残疾人的权益。例如,长期困绕残疾人出行的公共场所物理性障碍,就需要进一步立法,为残疾人能真正平等参与、共同分享社会生活创造条件。

就城市无障碍建设这项工作而言,北京在全国的进展是最好的,经过多年的努力,北京已经在部分新建设的大型公用设施和城区道路改造过程中,设置了一些坡道、盲人道路等无障碍设施,在一定程度上方便了残疾人的出行。但是,如果我们从现代国际化大都市的标准角度来审视,则北京的无障碍建设还不系统、不规范,有些甚至不实用,仍然没有形成方便残疾人出行的无障碍环境。

《残疾人保障法》和北京市人民政府曾出台的地方法规,对城市建筑物必须进行无障碍建设和改造作出了规定,可现实是仍有不少商家、服务机构、文化娱乐场所,包括残疾人士最爱去的新华书店、图书馆、文化馆等未认真执行规定,缺乏无障碍设施的场所比比皆是。甚至一些政府机关的大院里及办公楼里同样也没有进行无障碍设施改造,这就等于拒绝乘坐轮椅的残疾人入内,可见推行无障碍设施的改造是多么艰难。另外,即使是建设好的无障碍设施,也还有维护管理不当甚至被挤占、被损坏的现象。有些商场门口的坡道往往成了卸货通道,一些盲道上被人随便堆放物品。社会工作者对残疾人的调查显示,有65.9%的人认为由于城市无障碍设施不完善,使他们"不能融入社会";有50.76%的人认为"个人权益受到损害";有34%的人认为由于无障碍设施不完善,导致他们不能"独立生活"。

对政府行为道德要求的要义是平等,即政府必须平等地关心和尊重所有人。所谓"平等关怀",就是把残疾人作为受到挫折和有痛苦的人来关怀他们,帮助他们;所谓"平等尊重",就是把残疾人作为能理智地、自由地制定和履行他们生活计划的人群,同等地尊重和关心他们的意志和意愿。从这个意义上讲,无障碍规划与建设就不仅仅是技术问题,而是一个事关社会平等公正和健康发展的大问题。对于政府而言,正视残疾人对出行难的诉求,保障他们的合法权益,应当是其全部工作的重要内容之一。

要把无障碍建设与改造真正做到残疾人心坎上,提高认识至关重要。众所周知,进入WTO以后中国面临着一个和世界经济接轨问题。无论是从城市管理、城市建设、城市环境、"以人为本"的理念出发,还是从对国际社会的承诺看,在建设和改造无障碍设施方面都面临着转变社会观念、强化政府监督力度,乃至完善立法的艰巨任务。

公共交通和公共设施无障碍是残疾人应享有的一项重要的权利,但是大多数残疾人最怕的就是出行。盲道上不仅乱堆乱放杂物,而且有时会把盲人带向诸如电线杆、消防水龙头这些"陷阱";乘轮椅者在出门前也不敢喝水,因为能让其"方便"的公厕实在不多;即使是一些星级酒店也未能为他们提供更细致的照顾,没有乘轮椅者使用的客房、低位电话和柜台,这都给残疾人的行动造成极大的困难,会使残疾人失掉许多接受教育、培训、就业的机遇和参与活动的机会。因此,在社会中属于弱势群体的残疾人,如果在社会交往中无障碍,对于改善他们的生活质量,减少他们的贫困起着至关重要的作用。

我国政府和立法机关在保障包括残疾人在内的困难群体的权益方面做出了巨大努力,取得了举世公认的成就。尽管立法规定了对残疾人的特殊保护,但是对于侵犯残疾人权益的行为,应当通过何种程序予以防止和惩处,缺乏可操作性的规定。对保护残疾人合法权益所需要的经费和其他物质条件,在立法中缺少具体的量化规定。

要把无障碍建设和改造真正落实。对无障碍改造的执法问题必须优先抓紧抓好。目前,无障碍改造执法面临以下问题:

(1)执法的尺度问题。商家就是不实施无障碍,怎么干涉他?对于限期不改怎么办?能拿出什么强有力的办法约束他？靠教育批评的力度显然难于解决问题。

(2)谁掌握执法的权利。各级残联组织有这种权利吗？显然没有。做为半官半民的残联，只有协调督促，检查的权利，要求它去完成政府的职能，势必造成工作关系和管理体制上的无序与混乱，既然没有执法权，他就是不实施无障碍拿他怎么办？

(3)执法的依据尚不明朗，任何人执法除了应具备执法证件，还要有十分明确、条文清楚的执法依据，被执行人才能心服口服。拿不出盖有红印章的执法依据就来执法，人家会拒绝执行。

执法存在的问题，不仅仅局限上述所谈的几个方面。目前当务之急是要依据《残疾人保障法》和各地关于实施无障碍的地方性法规，制定一套行之有效的便于操作的法规“实施细则”。“细则”中应明确规定执法力度和尺度、惩罚条例等内容。只有一个宏观性的法律条文，而没有微观性的便于操作的实施细则，对故意不执行法规的单位，是没有威慑力的。

除了无障碍问题需要进一步完善立法外，维护残疾人利益的法制建设还有许多问题需要解决，需要建立、改进和健全，主要包括：

(1)企业职工因工伤致残后，康复治疗期间的职业康复和社会康复都应该纳入医疗保险支付范畴。

(2)交通事故处理办法中规定的受到伤害而残疾者赔偿年限问题，对于青少年和儿童显失公平。

(3)遗弃残疾儿童的家长、残害儿童的犯罪者和唆使残疾儿童少年偷窃、抢劫等的当事人，惩罚和打击的力度不够。

(4)残疾儿童的入托、入学、特殊教育和残疾学生毕业分配应该明确立法。

(5)残疾人占一定比例的福利企业，不论政府兴办还是其他管理体制的，都应该切实地完全按照有关法规减免税务，同时明确一些产品的专产专营权。

(6)残疾人和老年人一样在参观博物馆、观看文体比赛和游览公园、到图书馆阅览等方面得到入场费用、使用公共设施设备、导游和休憩等的照顾。

(7)在各种场合歧视、侮辱、虐待残疾人应该受到处罚而不仅仅是谴责。

(8)为残疾人、老年人捐献和开展慈善工作或公益事业的企业与个人，建立减免税收的法规、政策，等等。

总之，我国政府和立法机关在保障残疾人的权益方面虽然已经做了大量工作，但还不能满足残疾人的法律需求，保护残疾人权益的法制建设还要不断加强。

(马洪路　董　清)

第六章　职业康复及与社会康复的配合

社会康复与职业康复,分别是残疾人全面康复工作中的重要内容和不可缺少的环节。在残疾人康复工作中,医疗的、教育的、职业的和社会的康复是紧密联系、互相配合的。随着现代医学模式从传统的生物医学向"生物－心理－社会"医学模式的转变,社会康复已经成为康复医学的核心,职业康复也成为残疾人回归社会的突出问题。

第一节　职业康复概述

职业康复是残疾人全面康复中的重要环节,是为残疾人获得并保持适当的职业,使其重新参与社会生活而进行帮助的方式。职业康复的主要内容包括职业咨询、职业评估、职业培训和职业指导,一般来说医疗康复是基础,社会康复是残疾人回归社会的保证,教育康复旨在提高残疾人的自身素质,职业康复则是残疾人从病床走向社会的桥梁。

第一次世界大战之后,各国的战争伤员需要治疗和进行工作安置,职业康复随着康复医学的发展出现了迅速传播的形式,并建立起自己的理论。1921 年,美国制定的《职业康复法》规定了对战争伤员提供职业康复服务,以使他们重返工作岗位。第二次世界大战之后,职业康复在欧美有了更大的发展,许多国家的大专院校都建立了职业康复、职业咨询和职业培训的专业,同时建立起一批职业康复设施。20 世纪 60 年代以后,职业康复在第三世界国家相继发展起来。中国职业康复的萌芽可以追溯到 19 世纪末,创办于 1874 年我国最早的特殊教育学校——北京启明瞽目院和建于 1887 的山东烟台盲聋学校都曾开设职业教育课程,主要培训残疾学生纺织、绘画、手工、缝纫、木工、按摩等技能。解放前,中国的职业康复虽有一定的发展,但由于受当时政治、经济与文化的影响,发展缓慢且不平衡。在农村地区没有开展这项工作。

解放后,中国的职业康复工作经历了一个重建与迅速发展的过程,这个过程的发展可以划分为四个不同的历史时期:

第一个时期:1949～1965 年。这一时期可以称为职业康复初步建立时期。在这一时期,残疾人的就业问题引起了各方面的注意,有关机构如社会福利院、特殊教育学校等开展了一些职业培训工作。其特点是残疾人的就业主要采用与正常人一起就业的形式,对残疾人的职业康复服务工作相对而言是不系统的,关于保护残疾人就业的一些法规、政策与措施尚未建立或非常薄弱,未将残疾人的职业康复纳入政府的工作议程和法治轨道。

第二个时期:1966 年～1977 年。"十年动乱"时期,我国的职业康复事业与其他事业一样,受到很大的摧残。工作机构被取消,专业人员受到冲击。这一时期我国残疾人事业处于基本停顿状态。

第三个时期:1978年~1989年。这一时期,是我国残疾人事业恢复与发展的初步阶段。在这一时期,召开了全国残疾人代表大会,成立了中国残疾人联合会。它是中国第一个全国性的残疾人组织,把代表功能、服务功能和管理功能融为一体,代表全国各类残疾人的共同利益,维护残疾人的合法权利,承担政府委托的任务开展残疾人的教育和就业工作。职业康复作为残联的重要工作开始在全国各地重新部署和发动。1988年落成的中国康复研究中心成立了职业康复部,负责指导全国的工作。

第四个时期:1990年以后。在党和政府的关怀下,各地残联纷纷建立起来,形成了强有力的工作系统。《残疾人保障法》正式颁布执行,全面康复工作带动了残疾人事业的蓬勃发展。职业康复在各地得到比较迅速的推进,北京、上海、辽宁、湖北等地都取得了突出的成绩。为了能让更多的具有劳动能力的残疾人得到就业机会,许多省、市残联分批、分行业地组织残疾人职业培训,培训的项目主要有:电脑操作、书画、舞蹈、会计、编织等。在国内外举办的多次残疾人"展能节"或专项技术竞赛上,一批又一批经过职业康复学习和训练的残疾人表现出高超的职业技能和智慧,为祖国赢得了荣誉。

我国党和政府对残疾人的就业及其相关问题非常重视,通过法律的形式,确立了残疾人平等就业的权利。目前,残疾人就业法律与政策体系基本建立。

(1)《残疾人职业康复和就业公约》这是我国政府批准的国际劳工组织159号文件。该公约的目的,是为了使残疾人"获得、保持和提升到适当职业,以促使他们参与或重新参与社会。"

(2)我国《宪法》规定,国家和社会帮助安排盲、聋、哑和其他残疾公民的劳动、生活和教育。第四十五条规定,中华人民共和国公民在年老、残病或者丧失劳动能力的情况下,有从国家和社会获得物质帮助的权力。国家发展为公民享受这些权利所需要的社会保险、社会救济和医疗卫生事业。

(3)《残疾人保障法》是我国第一部有关残疾人的专项法律,它明确规定了对残疾人就业采取优惠政策和扶持保护措施。

(4)《继承法》第十条规定,对生活有特殊困难的缺乏劳动能力的继承人,分配遗产时应当予以照顾,等等。

(5)《中华人民共和国税法》、《全民所有制企业转换机制条例》,对残疾人就业作出了明确规定:在税制改革中延续了对福利企业的减免税政策。

(6)《就业促进法》、《职业技能开发法》,全国有24个省、自治区、直辖市人民代表大会在地方法规中规定了社会各单位安排残疾人的具体要求。

(7)国家劳动部1996年266号文件《企业职工工伤保险试行办法》的第四十二条指出:"有条件的地区应当通过工伤保险基金提留、民间赞助等方式筹集资金,逐步兴办工伤职业康复事业,帮助工伤残疾人员恢复或者补偿功能。发展职业康复事业应当利用现有条件,可以与有关医院、疗养院联合举办,也可以建立工伤康复中心。"第四十三条指出:"对具有一定劳动能力并需要通过专门培训恢复或者提高劳动能力的工伤残疾人,劳动行政部门应当组织专门的培训,所需费用可以在工伤保险基金的职业康复费用中支出。"

(8)1999年国务院办公厅84号文件《关于进一步做好残疾人劳动就业工作若干意见》的通知第十条提到:"大力开展职业培训,提高残疾人职业技能,政府各有关部门所办的职业培训机构,应将残疾人纳入培训计划随班培训,可根据市场需要和残疾人的具体情况单独开设培训班,残疾人职业教育培训机构应具备特殊的培训手段和条件,为在普通培训机构中难以接受培训的残疾人提供培训。”

自1983年以来,残疾人事业的发展促进了职业康复工作的开展。全国大部分省、市、自治区建立了职业培训中心或职业康复中心,开办了残疾人职业培训学校;一些康复机构和医院设立了康复科,开展了对住院残疾患者的职业康复服务。截止2002年全国已建立省级残疾人康复中心24个,为更好地开展残疾人工作打下了坚实的基础。

1991年全国各地正式实行按比例就业的政策。为贯彻落实国家法律关于“机关、团体、企业事业组织、城乡集体经济组织应当按一定比例安排残疾人就业”的规定和《中国残疾人事业“八五”计划纲要》提出的任务,1992年国家计委、劳动部、民政部、中国残联进一步推动和落实按比例就业工作。具体就业比例由当地残联制定,但不应低于1.5%,目前全国的就业比例平均在1.5%~2%。没有履行此政策的单位将交纳补偿就业金,这些钱进入到国家财政部门统一管理,又被称为就业保证金,将用于对残疾人的培训和服务。1996年4月,国务院又发布了《中国残疾人事业“九五”计划纲要》再一次对残疾人的就业目标下达了任务,规定了具体措施和完成的步骤。

政府鼓励残疾人个体就业,可减免税收,如劳动服务业可减免营业税;集贸市场摊位可减免工商管理费,每年年检时,还可减免年检费等;商业除了经营商场和商店之外,其他经营劳务、修理的均可减免。

中国的民政福利企业具有助残扶困的特性,即在社会主义制度下体现社会救助的优越性,具有鲜明的中国特色。因此,要大力开拓福利企业生存与发展的空间,建立福利企业补偿造血机制,完善福利企业科技支撑体系,抓住时机进行福利企业机制转变,在开放的市场中跟上社会前进的步伐。

由于对农村开展康复扶贫和农业技术的培训工作,农村残疾人在业率不断提高。改革开放带来的经济腾飞,使城市劳动力需求增加,大量农村劳动力流向城市,因而农村残疾人有更多机会参加生产劳动,部分地区已经达到80%以上。

第二节　职业康复的内容

1983年6月2日国际劳工组织通过的《残疾人职业康复和就业公约》明确规定了职业康复的目标:“为了使残疾人获得、保持适当的职业并得到提升,从而促进他们参与或重新参与社会。”国际劳工组织建议其成员国根据本国的条件,制定、实施并定期检查残疾人职业康复和就业的政策。致力于保证为各类残疾人提供适当的职业康复措施,以及增加残疾人在公开劳工市场中的就业机会。创造为残疾人提供职业康复措施、职业指导和职业培训的条件,对残疾人的安置和就业给予平等机会和待遇。

职业康复作为一项科学性与应用性很强的活动,它的内容随着职业康复事业的发展逐步得到充实和完善的。职业康复活动要为残疾人职业发展服务,国际劳工组织(ILO)在1985年《残疾人职业康复的基本原则》中明确规定了职业康复的主要内容包括以下六个方面:

(1)掌握残疾人的身体、心理和职业能力状况。

(2)就残疾人职业训练和就业的可能性进行指导。

(3)提供必要的适应性训练、身心机能的调整以及正规的职业训练。

(4)引导从事适当的职业。

(5)提供需要特殊安置的就业机会。

(6)残疾人就业后的跟踪服务。

根据上述六个方面的服务内容,可以把职业康复的主要研究内容与工作程序归纳为以下四个方面,即职业评定、职业咨询、职业培训和就业指导。

一、职业评定

职业评定是职业康复的第一个环节,目的是为了评定残疾人的作业水平和适应职业的可能性。职业评定是一个综合的过程,涉及到身体、心理和职业适应性三个方面,包括对残疾者的兴趣、个性、气质、价值观、态度、身体能力、耐力、学习和工作的适应性等的评定。通过职业评定活动,可以诊断、指导和预测残疾人的职业发展的可能性,并为科学的职业指导、训练与制定职业康复计划提供依据。

1. 职业评定的内容　职业评定的方法是多方面的,它主要有以下几个维度:

(1)医学的侧面　残疾的原因及机能情况,身体的能力。

(2)生理的和身体侧面:活动能力和作业能力有关的实际身体动作。

(3)心理侧面　知觉、机械能力、兴趣等方面的评定。

(4)职业侧面　技能水平、适应性、作业能力等评定。

对残疾者的职业评定,要注意考察以下几方面的问题:

(1)实际作业条件下,对作业动作的评定。

(2)明确作业忍耐性,以及噪音和长时间过度疲劳的影响。

(3)自信心和独立性,性格的适应性。

(4)残疾人对自我的认识,协助自我接纳。

(5)帮助确定职业方向。

2. 职业评定的方法

(1)身体功能评定法　这是对残疾人残存身体功能的一般性检查,测试项目包括:

1)体重负荷　通过起立和行走检查残疾人用下肢支撑身体重量的情况;

2)升降　通过在阶梯和斜面上行走,观察残疾人的平衡状态;

3)机敏性　通过足跟转动,在平衡棒内作各种动作,行走、跑、跳、单腿支撑等方法,检查残疾人全身运动的协调能力和平衡能力;

4)踩踏　通过残疾人座位和站位的双脚轮换踩地,检查残疾人下肢屈伸状况;

5)躯干动作　通过保持正常站位,扭转躯干、侧屈、提重物和双手搬重物观察残疾人躯干的灵活度;

6)低位动作　通过爬和蹲,主要观察全身动作的协调性;

7)手及手指动作　通过手及手指的关节活动,拇指及其他四指的对指运动,手的抓握及伸展运动,检查残疾人手及手指的功能。

此外,还有针对各种感觉的检查:包括浅感觉(温度觉、触觉、痛觉)、深感觉(振动觉、位置觉),以及视力、听力的测量。

通过一般身体功能的检查,可以初步确立残疾人适合的工种,例如上肢、下肢或全身性的工作,以及工作强度。

(2)心理评定法　在职业康复方面,为了了解残疾者的心理情况,可以应用心理测验,在职业康复中可应用的心理测验较多,现简要介绍这方面的主要测试方法。

1. 韦氏成人智力测验　这个量表分为11个分测验。这11个分测验又根据其测验能力分为两大部分。一部分是言语测验,另一部分为操作测验,每个分测验基本代表一种智力功能。从测验中可以看出受试者的强点和弱点,便对智力特点的分析。

2. 瑞文推理测验　这是非文字的智力测验,对于文盲或有听力语言障碍者也可应用。测验由60题组成,共分五组,分别对知觉辨别力、图形的比较、组合、系列关系、图形套合、互换等能力做出测试。适用于小学三年级以上至65岁以下人员,方法简便,直观性强,有较强的信度与效度。

3. 眼手协调能力评估　使用《手腕作业检查盘》。这是从日本劳动省修定制定的《一般职业适应性检查》选取的一项。中国康复研究中心已开发出标准化的手腕作业检查盘,并制定了全国常模,已广泛运用于残疾人的职业评定中。目的是测量残疾人心理运动-眼手协调能力。心理运动能力可以看作是大多数工业职业的基本要求。通过对双手和单手的提取、放置、翻转、插入小圆棒,来观察患者的理解能力,操作能力,忍耐力,注意力,情绪调整及手指手腕的协调性。评定出残疾人从事精细小动作的速度和准确度。

二、残疾人职业咨询

职业咨询的目的是针对从职业评定得到的资料、残疾者的特殊情况和与就业相关的问题,进行综合考察,帮助残疾人解决职业中的出现问题。残疾人的职业咨询与普通人职业咨询的主要区别在于要求考虑到残疾对个体职业活动的影响和限制,同时由于他们职业选择的领域比较狭窄,所以更要注意残疾人对其职业的适应能力。

(一)职业咨询的内容

(1)了解、掌握残疾人职业评定情况:通过评估写出咨询报告,提出职业发展的可能性,建立档案并制定职业培训计划。

(2)让被咨询者认识自己的能力:通过对残疾人的咨询与评估帮助残疾人了解自己的长处和短处,在职业选择中扬长避短,在自身能力有限的情况下多学习和多掌握技能,要比正常人付出更多的心血。

(3)提出职业发展的建议:在评定基础上,首先是被咨询者谈出自己选择的目标和看法,然后根据其具体情况和条件提出建议。

(4)帮助残疾人求职:就业是康复的最终目标,当残疾人接受了职业培训,咨询员应开始着手准备协助残疾人选择职业。

(5)职业指导:比如,就业环境的适应,人际关系的调适等等。

(二)职业咨询的方法

职业咨询是职业康复的组成部分,它是通过人际交往,主要运用说明指导,辅助等方式,使要求咨询者对有关职业活动问题得到指导、教育和帮助的过程。并向他们提供就业方面的服务及信息,帮助他们找到最适合他们现状的职业。

(1)针对残疾人不同的咨询问题选择不同的方法:根据来访者所求助的问题的性质和程度可运用谈话和问卷评定法。

(2)针对残疾人心理的不同阶段实施不同的方法:在咨询过程中其心理行为常会发生变化,咨询的重点应放在支持疗法上,探讨心理症状,帮助残疾人改善行为方式。

(3)根据不同的对象采用不同的方法:主要指残疾人的个性、智能状况和文化背景等特点,咨询时要紧紧抓住残疾人心理上最敏感的问题大胆谈话。成为他的知心朋友。

(4)根据咨询者的专长和经验选择不同的方法:咨询的方法有多种,咨询员应学习各种不同方法的理论和实践,懂得咨询内容和效果,能灵活恰当地于以选择,以最经济的方法达到最有效的结果。

(5)对获得及未获得职业的残疾人进行跟踪服务:跟踪服务是解决残疾人在工作中出现问题的重要方法。总之,使残疾人在实现劳动的过程中体现出自身的价值。

三、职业培训

帮助残疾人有效从事职业活动的有效方法之一是对残疾人进行就业前培训和上岗前培训。就业前的培训,是指受训者掌握与特定职业相关的基础知识技能,这些知识与技能是从事特定职业活动的基础,它具有广泛性,其重点是让受训者掌握从事职业活动所必需的能力和态度。上岗前的培训要求残疾人掌握即将从事的职业所要求的知识和作业技能,从而适应职业活动的要求。

职业培训是开发残疾人职业潜能,促进残疾人就业的有效措施和方法。通过接受不同形式的职业培训,可以使残疾人掌握一定的工作知识和技能,并培养积极的工作态度。

(一)职业培训内容

我国残疾人职业培训课程的内容见下表。

分　类	项　目　内　容
金属加工	焊接、雕刻、机械加工
精密加工	机械制图、光学仪器、描图、绘图、金属雕刻
木工	木工、木雕、油漆
化学	化学分析
电学	电子学、电器机械、家电维修
计算机	计算机操作及编程
办公室工作	簿记、日文打字、英文打字、办事员工作、印刷、电话
缝纫与手工艺	机器缝纫、女装制作、童装缝纫、一般裁缝
农业技术	果树栽培、蔬菜种植、农作物种植、饲养业、水产业
其他	(临时增设)

目前,我国残疾人的职业培训工作仍处于低水平状态,还没有形成完整的科学体系,需要

在实践中不断完善提高。

(二)职业培训方法

职业培训方法多种多样,较为实用的有:

(1)操作法:咨询员或训练员指导残疾人进行实际操作,边讲边示范,残疾人边听、边看、边模仿操作,这是一种行之有效的方法。

(2)模拟训练法:在模拟的生产环境中训练。

(3)生产实习法:残疾人在实际生产场地,按照生产部门的产品质量、数量和实际操作规程进行训练。

(4)模块式技能培训法:这种方法是国际劳工组织开发出来的一种较为先进的培训模式,简称为 MES(Models of Employable Skills),这种训练方法旨在以最短的时间、最快的速度培养出优秀的技术人才。

模块式技能培训方法是由国际劳工组织在上世纪 70 年代收集和研究世界发达国家各种先进培训方法的基础上开发的一种技能培训方式。它已被许多发达国家和发展中国家采用,并收到了明显的效果。这种培训方式总的出发点在于用最短的时间和最有效的方法使受训者学习和掌握一门技能。它的培训课程、教学大纲和教材是基于对每一个工种、任务和技能的深刻分析,严格按照工作规范,开发成不同培训模块,形成一个像积木组合式的教学形式。它具有教学灵活、应用性、针对性强的特点。从而保证了用什么、学什么、避免了传统培训方式的弊端。

四、残疾人就业指导

根据残疾人的情况,提供有关的劳动市场、就业方向等信息,在有可能的情况下,还要针对残疾人进行职业工作领域中出现的问题提供跟踪服务。职业指导要求对残疾者的情况有一个全面深入的了解,并向残疾者提供有关方面的信息。

残疾人职业指导的目的,在于帮助残疾人选择职业、选择职业课程、介绍就业、增进职业效率。

(一)就业指导的内容

(1)帮助残疾人了解某几类职业的情形,包括职业的性质,对于社会的贡献、职务、报酬等,使残疾人能够作明智的选择。

(2)使残疾人了解某些职业所需要的一般能力和特殊能力,以及所限定的资格,如年龄、性别、教育程度等。

(3)使残疾人在学校内选择若干探索性的职业科目,并在校外参加实践,以便获得职业经验,了解职业信息,由此可以帮助残疾人发现自己的能力,扩展兴趣范围。

(4)使残疾人养成一种观念,即一切正常的工作都是重要的、社会所需要的。选择职业的主要标准在于本人能够从事哪一种工作和本人具有哪一种职业所需要的能力。

(5)帮助残疾人学习分析职业信息的方法,并且在决定从事某职业之前,养成科学分析职业信息的习惯。

(6)帮助残疾人了解自己的一般能力、特殊能力、职业兴趣等心理特点,作为选择职业的依据。

(7)帮助家庭贫穷的残疾人在接受义务教育后,向有关部门申请奖学金或者其他经济补助,以便能够继续求学,完成自己职业教育计划。

(8)帮助残疾人搜集各种职业学校的资料,使他们了解各种职业学校的设备、课程、入学资格、修业期限、求学费用等。

(9)帮助已在业的残疾人,适应其职业生活,了解本职工作和其他部门工作的关系与有关职业的关系,以及对社会的关系。

(10)使残疾人认识到不要相信命运,不要迷信骨相学、人相学、占星学、笔迹看相术等,而应当根据可靠的资料,接受专家的意见。

因此,残疾人的职业指导工作内容可以综合为四个方面:一是了解残疾人;二是提供职业信息;三是职业咨询;四是职业安置。

(二)残疾人就业指导的方法

1. 了解求职者　对于咨询者而言,需要采用特殊的方法对有关残疾人的情况加以了解。就职业安置而言,由于残疾人存在的社会不利,因此,需要对他们实行特殊的扶持。在了解求职者时,注意尊重他们自己的意见。

(1)对残疾人的理解:残疾人在情绪、性格和能力等方面有自己的特点,残疾功能之间有代偿能力。并且个体之间的差异是非常大的,因此,在职业安置的过程中,应该根据个体的情况作出科学的决策。

(2)收集与残疾人相关的信息:与职业活动相关的信息包括以下几个方面:①学历和学业经验,与正常人就业信息相同;②个体的基本能力及其态度;③职业安置及其相应的社会问题;④特定的职业评定结果,职业指导和就业准备培训中心的信息;⑤职业培训的结果。

(3)收集残疾对就业能力影响的信息:残疾的存在,对个体作业能力必定有一定的影响。我们要确定残疾对作业能力的影响,个体潜在能力与对职业的适应性。

2. 了解有关职业信息　有关职业情况的信息可以到就业部门去了解。例如就业条件,职业对个体身体与智力等的要求。对于残疾人而言,要采取一些特殊的方法,并提供一些附加信息,包括各种职业对身体活动的要求,各种职业活动的环境条件等等。

详细的职务分析,可以借助于职业分类词典等工具书进行。这是职业指导人员所必须具备的基本能力。其他方法还包括与当地用人单位进行联系,进行职业评定等等。

3. 求职者与职业之间的匹配　一定的职业对于个体的性格、资格、经验、素质等都有不同的要求。残疾对个体能力的影响表明,只有一定的职业适应于残疾人,而对于重度残疾者而言适宜的职种就更少了,这些都应该认真加以分析。从技术的角度而言,个体所具有的能力与职业所要求的能力要匹配,求职者与用人单位之间的要求要相符合。这正是职业康复应该注意的一点。

第三节　职业康复的社会意义

现代医学模式已由生物医学模式转向生物-心理-社会模式,它要求在处理医学问题时,必须考虑到影响个体的社会与心理因素。康复工作也由单纯强调残疾者的身体机能的恢复，到强调残疾者重返社会生活，单一的医疗康复就远远不能实现这一康复目标。职业康复是使残疾人真正回归社会并以其独立的人格和经济地位参与社会生活的重要手段。劳动是人(包括残疾人)的基本权力，劳动给他们带来经济上的收入，心理上的平衡，人格上的尊严。因此，劳动对于残疾者具有十分重要的理论与实践意义。职业康复可以帮助有劳动能力的残疾人成为社会财富的创造者。当代的康复目标，已不同于过去仅仅只是残疾人身体功能的恢复，而转变为要求残疾人重返社会，获得理想的社会生活，只有借助于职业康复，具备有一定职业能力的残疾人才能做到这一点。因此，职业康复在全面康复过程中占有十分重要的地位，并发挥着重要的作用。

职业康复与其他康复领域的联系是很密切的。现代康复医学以具有功能障碍的残疾者作为主要的康复对象，按照“功能训练、全面康复、重返社会”的原则指导康复工作。在工作中使用功能的评定、训练、补偿、增强等技术和心理学－社会学方法，由多学科的专业人员对患者进行综合性康复治疗。在康复医学范畴内，职业康复与其他康复工作建立了紧密的联系。它们之间相互依靠、共同完成康复目标。

职业康复与其他康复学科既有一定联系，又有明显区别。职业康复作为一门独立的学科，有它自身的特点。它研究的是在帮助残疾人就业的过程中所应遵循的规律、原则和方法。它的服务对象是满法定就业年龄、病情基本稳定、有就业欲望的残疾人。

就业有不同的程度之分，对残疾者调查发现，有60%为残疾患者具有康复的潜力并需要医疗的帮助以改善功能；属于永久性残疾者占30%，需要医疗以外的其他康复措施的帮助，以便能适应周围环境，重新参加社会生活；余下的10%残疾者，已经康复或基本康复，并重返社会，不再需要职业康复的帮助。

康复的程度可分为三个水平：第一，低水平康复：只在身体功能和心理功能上有某些改善，但未能走出家门、重返社会；青少年未能上学，青年及成年人未能就业，或本人自愿与社会隔离。第二，中等水平康复：身心功能有显著改善，能生活自理或基本自理，但上学很不顺利，无工作或有工作而不如意或不大适应，或个人有自卑感和自暴自弃心理，或在家庭和社会上仍遭到歧视，未能与社会结合，有不同程度的隔离、孤独、被遗弃或不幸感。第三，高水平康复：身心功能有显著恢复，生活能自理或基本自理；或虽有明显残疾，生活未能完全自理但能充分参加社会生活；年轻人上学并能坚持学习，取得进步；青年及成年人有合适的工作做，自觉满意或基本满意；能发挥自己的能力和专长为社会服务，自己能正确对待残疾；在社会上有机会、有条件参加多种活动，享有与健全人同等的待遇和权利，受到家庭和社会应有的尊重。

根据上述三种不同的康复程度，从职业康复的角度看，未能就业是低水平康复；有工作但不如意或不适应是中等水平的康复；只有能胜任适当的工作才是高水平的康复。有能力参加社会生活，发挥社会职能，掌握生活技巧，是人类健康生活的重要标志。人们为了能参加社会活动和履行社会职责，须具备以下六个方面的基本能力：

(1)意识清楚，有辨人、辨时、辨向的能力。

(2)个人生活能自理。

(3)可以行动(步行或乘坐交通工具或利用轮椅)。

(4)可以进行家务或消遣性作业。

(5)可进行社交活动。

(6)有就业能力,以求经济上能自给。

职业康复的出现是社会经济、科学、技术、文化发展到一定阶段的产物,它标志着人类对自身价值的认识发展到了一个新阶段。残疾人作为一个社会财富的创造者而自立于社会的愿望,属于一个高层次的需要。同时,从法律的角度而言,劳动是人的基本权利,残疾人要获得这种基本生存与发展的权力,要通过职业康复工作才能实现。因此说,职业康复大体上保证了残疾人的职业发展,使他们实现着自己的愿望与获得平等就业的机会。

第四节　社会康复与职业康复的协同与趋势

残疾人很难在社会生活中与健全人完全处于平等状态,市场经济的竞争性质又决定了集中安置残疾人的福利企业的劣势地位。所以,国家和社会必须对残疾人在就业方面实行一定的扶持保护政策,并由有关部门进行监督政策的贯彻落实情况。落实就业保护政策,既是职业康复的重要工作,也是社会工作者的一项任务,社会康复与职业康复的紧密配合,是完成这项任务的关键。

一、法律法规的落实

对于残疾人就业,国家法律、法令有明确的规定。《中华人民共和国宪法》第二章第45条规定:“国家和社会帮助安排盲、聋、哑和其他残疾公民的劳动、生活和教育。”《中华人民共和国残疾人保障法》第三十条规定:“国家推动各单位吸收残疾人就业,各级人民政府和有关部门应当做好组织、指导工作。机关、团体、企业事业组织、城乡集体经济组织,应当按一定比例安排残疾人就业,并为其选择适当的工种和岗位。”近年来,在我国残疾人事业迅速发展的形势下,残疾人就业的保护政策得到了较好的执行,依法按比例安排残疾人就业,是社会主义市场经济体制下解决残疾人就业的主要出路,是切实可行的办法,也是社会主义制度优越性的具体体现。依法按比例安排残疾人就业,使广大残疾人及其家庭获得了生活保障。在社会康复和职业康复的咨询服务过程中,社会工作者和职业康复咨询人员都应该认真宣传有关法律法规,促进这项工作的落实。

建国以来,特别是改革开放以来,党和政府对残疾人事业给予了特别的重视和关注,但是残疾人事业的发展还有不少方面仍滞后于社会、经济发展的水平。特别是在市场经济条件下,残疾人就业出现了新问题,残疾人就业难、残疾人毕业生分配难的现象依然存在。

这项工作牵涉面广,政策性强,在贯彻执行落实过程中困难重重。主要原因是部分企业管理者对残疾人的歧视、偏见;另一原因是有些人对党和政府的方针、政策的片面理解;三是个别单位领导有思想顾虑,担心安置容易辞退难,因此影响了安置残疾人就业工作的展开。无论在机构中还是在基层社区,社会工作者都应该积极参与一定的组织和协调工作,协助职业康复工作者共同帮助残疾人就业。

按比例安排残疾人就业,是国家对残疾人劳动就业采取的特殊扶持措施。劳动就业是残疾人全面参与社会生活,实现自身权利和价值,成为平等一员的前提,而且“就业一人,欢乐一家,影响一片”。这也是党和政府为残疾人排忧解难、为民办实事的一项重要内容,有利于社会主义物质文明和精神文明建设,有利于促进残疾人和谐融于社会,有利于巩固改革开放的成果,保障社会的稳定,推进社会文明进步,加快现代化建设。

在实际工作中,尤其是在社会康复个案工作中,一些残疾人的个人问题、家庭问题都对就业有所影响,其中包括政策的落实和对法律法规的理解与运用问题,而许多问题职业康复工作者不能及时发现,或者缺乏处理社会问题的经验与技巧。因此,社会工作者有责任通过各种工作途径(如康复机构中的 Team Work 方式和流程)与职业康复工作者沟通,帮助职业康复工作者解决这类问题,或者寻求解决问题的社会支持网络,切实处理好残疾人就业问题。

二、职业技术培训

随着市场经济的不断发展,企事业单位的用人要求也发生了变化,不但需要各种人才,不断提高全体职工的素质,而且在优化各类人员的技能结构时,对残疾职工也同样要求有一技之长。所以进行职业培训,使残疾人掌握一定的职业知识和技能,就成为更好地适应和满足市场经济条件下残疾人就业要求的重要工作。这项工作不仅是职业康复工作的基本任务,也是社会工作者的职责。

为了确保按比例安排残疾人就业,社会工作者在协助开展职业康复工作的过程中,必须加强宣传力度,通过新闻媒体、文件复印、悬挂标语、宣传窗等多种形式开展宣传教育,广泛宣传残疾人就业的法律、法规、政策,做到家喻户晓,人人明白。社会工作者还要利用小组工作和社区工作争取各级党委和地方政府领导的重视,争取各部门单位的支持,争取社会各界人士和用人单位的理解,把康复机构及社区中残疾人职业康复的信息向有关部门汇报。通过宣传教育,进一步说明残疾人按比例就业与用人用工自主权的关系、法定义务与乱摊派的关系、特殊保护与就业市场化的关系、开发残疾人劳动潜能与实现平等参与的关系。在社会康复与职业康复互相配合的过程中,社会工作者要充分利用个案工作的会谈、访视技术,既要使有就业需求的残疾人找到合适的岗位,又要使接纳的单位满意。

当然,在实际工作中,职业康复必须注意加强残疾人职业技能培训,可以通过特殊教育学校,对毕业生和要求就业的待业残疾人集中进行短期培训,学习政治、法律、职业道德的知识,提高残疾人政治素质、法律和道德观念。也可以进行岗前培训,根据劳动部门“先培训后就业,先培训后上岗”的要求,职业康复工作要根据企事业单位残疾人招用情况,针对残疾人知识水平、特点进行技能的培训,经考核达到要求后,再上岗就业。社会康复应配合职业康复,利用社会支持网络,广泛而深入地依托社会力量和一些部门现有条件来为残疾人进行培训。在互相配合中,不仅要在城镇积极开展对残疾人的职业技能培训,而且要在农村把提高残疾人的科学知识和专业技术作为就业和回归社会,重新参与社会生活的重要条件。

三、残疾人就业保障金

各地在贯彻落实残疾人就业保护政策的过程中认识到,收取保障金是按比例安排残疾人就业的有效措施。收取残疾人就业保障金的目的是更好地促进按比例安排残疾人就业,确保该工作的顺利进行。社会康复工作的首要任务，就是贯彻落实维护残疾人根本利益的法律法规。帮助和积极促进企业单位在难以接收残疾人就业的情况下交纳残疾人就业保障金，也是对职业康复工作的有力支持。

随着市场经济的深化改革，市场的竞争意识、开发意识、人才意识、效益意识不断增强。一些部门和单位以残疾人就业保障金为"乱收费、乱罚款和各种摊派"为由，拒绝缴纳，这是对收取"保障金"政策法规的误解。为了保障残疾人劳动权利，使残疾人劳动就业逐步稳定、合理，中华人民共和国财政部《关于残疾人就业保障金有关问题的复函》(财综函字[1996]16号)指出："残疾人就业保障金是合法的政府性基金。"根据国家法律、法令规定，对接收安排残疾人不足比例的单位收取残疾人劳动就业基金，不是乱收费、乱摊派。残疾人事业需要社会理解关心、支持，需要全社会每个人献上一片爱心，才能促进残疾人就业工作的顺利开展，为推进社会的文明进步，共同做出努力。

依法交纳和合法收取残疾人就业保障金，对组织各地残疾人进行职业培训和安排就业起了很大作用。在我国许多贫困地区，由于经济、文化、历史等方面的原因，残疾人就业存在许多困难，就业机会少，层次低、竞争力弱，影响了残疾人平等参与社会生活的能力。在诸多因素中，缺乏资金是一个非常重要的原因。《残疾人保障法》颁布以来，各省、市相继出台了《按比例安置残疾人就业规定》，要求凡安置残疾人未达到规定比例的单位，必须缴纳残疾人就业保障金，同时报送本单位安置残疾人就业的计划。社会工作者应该协助各级残联和职业康复工作者，一方面落实保障金由各地的地方税务局代收，另一方面切实保障这笔款项用于残疾人就业培训、扶持残疾人集体从业或个体从业等方面。

四、社会、职业康复的发展趋势

我国的社会康复和职业康复是随着残疾人事业的发展而形成的。劳动就业，是每一个残疾人的基本要求，也是每一个有劳动能力的残疾人的基本权利。就业问题是解决残疾人回归社会问题的中心环节和残疾人社会工作的一项重要内容，而要很好地落实残疾人就业政策，职业康复是一个重要的基础和条件。

由于我国各地的经济发展不平衡，文化教育、交通运输、物资条件等等都存在很大差别，残疾人的劳动就业也呈现出不同的局面。经济比较发达的东部沿海地区，残疾人就业率高，西部地区就业率低，在大中城市中，有劳动能力的残疾人绝大多数能够就业自谋经济来源，在农村和乡镇中的残疾人则很难就业；文化程度较高或有一技之长的残疾人就业不十分困难，相反则感到就业无路，求职无门。当然，由于残疾人本身带来的身心障碍、文化较低和社会交往受到限制，形成了残疾人就业的客观困难。但是总的来说，就业难不是残疾人应当承担的责任，而是社会的责任。必须大力开展社会康复和职业康复工作，使残疾人自尊自强，掌握一技之长，获得一种能够安身立命的职业，才能努力为社会贡献自己的力量。

每一个残疾人自身存在的缺陷都给生活、学习和劳动带来很多困难，尤其在改革开放大潮的冲击下，残疾人更难于通过竞争去实现自己的社会平等权利。从理论上讲，做为社会的一员，残疾人就业同生活、学习一样要遇到数不清的阻力，遭受许多痛苦和世俗冷眼。所以，就业一方面需要立法保障和职业康复，另一方面还需要社会扶助和社会康复。

《残疾人保障法》中指出：各级人民政府应当对残疾人劳动就业统筹规划，为残疾人劳动就业创造条件。残疾人劳动就业实行集中与分散相结合的方针，采取优惠政策和扶持保护措施，通过多渠道、多层次、多种形式，使残疾人劳动就业逐步普及、稳定、合理。

对残疾人集中安排就业，目前主要是国家和社会举办残疾人福利企业、工疗机构，按摩医疗机构和其他福利性企业事业组织，集中安排残疾人就业。分散安排残疾人就业，是指国家推动各地区、各部门、各单位按一定比例将残疾人吸收到机关、团体、企业事业组织和城乡集体经济组织中去，并为其选择适当的工种和岗位。自谋职业则是政府有关部门鼓励和帮助残疾人自愿组织起来从业或者个体开业。

兴办福利企业，发展福利生产，安排有劳动能力的残疾人就业，既是有中国特色的解决残疾人就业问题的有效方法，也为社会经济的发展和残疾人事业的资金积累创造了条件，从而补充了国家对残疾人事业拨款的不足。因此，随着经济政策的开放，各地都愿意大力发展福利企业，广开就业门路。在残疾人就业工作方面，民政部门是主管福利企业的政府职能部门，残联是半官半民的机构，安排残疾人就业都责无旁贷，但残疾人求职的关键还在于民政部门的职权及与劳动、工商等其他部门的协调。大量事实表明，市场经济为发展个体就业带来了新的机遇，也给残疾人带来了新的困难。由于面临激烈的竞争，残疾人又不能与健康人站在同一起跑线上，所以仅就个体就业来说，残疾人就需要政府部门的特殊关怀，尤其是城市街道和农村乡镇的具体照顾。

《残疾人保障法》中明确规定："对于申请从事个体工商业的残疾人，有关部门应当优先核发营业执照，并在场地、信贷等方面给予照顾。对于从事各类生产劳动的农村残疾人，有关部门应当在生病时服务、技术指导、农用物资供应、农副产品收购和信贷等方面，给予帮助。"

做好残疾人工作，发展残疾人事业，是社会各界义不容辞的责任。保障残疾人的劳动就业权益，是改善残疾人自身状况和提高其社会地位的基础，残疾人只有参加社会性的生产劳动，才能锻炼和发展自己的生活能力、劳动能力，以及社会参与能力，从而提高其体能和智能，使其机体缺陷得到改善和康复。另一方面，从残疾自身的角度看，参与社会劳动也无疑是他们与及其他健全人沟通的重要方式，不仅能使其获得经济收入，而且可以使他们感到自身的确存在的价值，有助于增强生活的信心。正是在社会性的生产劳动过程中，广大残疾人才能取得与健全人平等的地位，从而受到全社会的尊重，并能够与社会上其他人融成一个整体。做好残疾人的就业工作，不仅涉及6000多万残疾人和亿万残疾人亲属的切身利益，而且对于社会的进步和国家的发展都具有十分重要的意义。

从社会康复的角度看，我国职业康复工作的开展存在着许多困难和问题，主要表现在以下几方面：

第一，随着残疾人参与意识的增强和特殊教育、康复状况的改善，残疾人就业需求增加，职业康复服务不能满足这种日益增长的需求。

第二，我国残疾人劳动就业服务体系仍有待进一步发展和完善。特别是对分散就业的组织、指导、服务、管理工作和保护性措施需要加强和完善。

第三，职业康复理论研究有待深入。我国虽已开展了不少职业康复的研究，但与社会康复的理论建设相比，与整个职业康复事业的发展相比，还显得十分薄弱，十分肤浅。特别是残疾人的职业能力评定、残疾人职业训练的理论与方法等都亟待深入研究。

第四,职业康复虽然已经纳入医疗保险范畴,但是却未纳入康复医疗服务的内容和流程;除了北京、上海、广州等几个大城市外,开展职业康复的医疗机构很少。

我国已经是国际劳工组织(ILO)制定的《残疾人职业康复和就业公约》的承认国之一,对残疾人包括边远地区和贫困地区的残疾人进行职业康复是我们义不容辞的责任。为了更加科学有效地发展中国的职业康复事业,我们一方面要加强职业康复理论研究、制定有关的职业康复法律、建立学术研究机构和学术团体、创办杂志、培养高层次学术研究人才;另一方面要使职业康复与社会康复更紧密地配合,形成有机的整体,共同开展工作。随着残疾人事业的发展,社会康复和职业康复工作一定能够在改善残疾人生存状态、提高生活质量的追求与奋斗中发挥巨大的作用。

(马洪路　王莲屏)

第七章　改善残疾人的生活环境

第一节　社会的无障碍环境

社会环境的种种障碍，十分不利于残疾人参与社会交往活动。其中城市道路、公共建筑物和居住的社区乃至家庭的物理性障碍，不仅使残疾人出门生畏，寸步难行，而且使越来越多的老年人和体弱者感到不便。广大残疾人及其家属迫切要求政府和社会为残疾人提供无障碍的生活环境。

无障碍环境是残疾人参与社会生活的基本条件。无障碍环境的含义，包括物质环境无障碍、信息和交流的无障碍。物质环境无障碍主要是要求城市道路、公共建筑物和居住区的规划、设计、建设应方便残疾人使用和通行，没有物理性障碍，如铺设盲道、坡道、设置交通音响信号装置等；信息和交流的无障碍主要是要求公共传播媒介应使听力语言和视力残疾人无障碍地获得信息，进行交流，包括影视字幕、盲文、手语等。

《残疾人保障法》第四十六条规定："国家和社会逐步实行方便残疾人的城市道路和建筑物设计规范，采取无障碍措施。"生活环境的物理性障碍，给各类残疾人造成了极大的困难，因此是极需解决的重要问题。目前我国仅在一些大中城市中进行了个别街道和极少数社区范围的无障碍改造，真正受益的残疾人微乎其微。尤其严重的是，大多数残疾人的家庭环境没有实现无障碍，给他们的生活起居、参与社会生活带来极大不便。

一、无障碍环境的背景

世界范围的无障碍设计概念，大体上出现于20世纪50年代。第二次世界大战后，残疾人大量出现，一些发达国家随着经济的发展，增加了对残疾人的补偿措施。残疾人的自强精神，显示出具有参与社会生活的能力和强烈愿望。于是，各国的社会舆论逐渐重视残疾人"回归社会主流"的要求，呼吁各界消除生活环境中的人为障碍，为残疾人提供参与社会生活的方便条件。

1961年，美国标准协会制定了世界上第一个方便残疾人的设计标准，题目为《便于残疾人出入，使用建筑物及有关设施的设计标准》。1968年美国政府正式通过了《建筑障碍条例》。随后，英国、西德、加拿大、澳大利亚、法国、瑞士、捷克斯洛伐克、日本等国家和我国香港地区也陆续制定了相应的法规。

目前，美国、日本等国家一些城市建筑的无障碍设施比较普及。华盛顿的国会大厦、白宫、最高法院、国家图书馆、美术馆、林肯纪念堂、火车站等一批古罗马式建筑，均按无障碍环境设计要求进行了改造。在纽约，举世瞩目的联合国大厦，残疾人可以优先到达每个展厅、大小会堂和至高点，眺望领略各种风光。

1974年，联合国召开了“国际无障碍专家会议”，交流了各国经验，并提出了今后的任务。1981年，联合国规定为“国际残疾人年”，此后世界范围内残疾人事业取得了快速发展。1983年至1992年，联合国规定为“国际残疾人十年”，在这些年中许多国家都为残疾人的无障碍环境设计与改造做了大量工作。联合国《关于残疾人的世界行动纲领》指出：会员国应制定政策，“确保残疾人能够进出和享用所有新建的公共建筑和设施，公共住房和公共交通工具。”此后，无障碍环境的设计与改造在世界范围内得到进一步推广，并受到社会各界和残疾人的极大关注。

二、我国的无障碍环境工作

随着我国残疾人事业迅速发展，残疾人迫切要求实施无障碍环境以便参与社会生活。1985年，北京市人民政府对部分残疾人进行过一次问卷调查，收到过许多来信，不少残疾人反映，许多公共建筑、公共场所进不去。调查统计表明，进展览馆困难的占75%，进商店困难的占56%，进图书馆困难的占52%，进影剧院困难的占46%，进医院困难的占43%，上公共汽车困难的占70%，上无轨电车困难的占68%，下地铁困难的占69%。这一连串数字还是比较保守的。绝大多数公共厕所没有方便残疾人的设施，许多残疾人不得不在外出前几小时停止喝水，更多残疾人只好不出门，被外界的物理性障碍困锁在家中。

妨碍残疾人参与社会生活的物理性障碍，主要是道路的台阶、建筑物的阶梯、比较狭窄的出入门、厕所及卫生间不方便的设施、商店柜台或售票口的不合适高度等等。为残疾人创造一种无障碍环境，不仅是残疾人的强烈要求，也是社会各界的愿望。

广大残疾人的切身利益，受到政府的高度重视。1985年4月，全国六届人大、六届政协三次会议，提出了“在建筑设计规范和市政设计规范中，考虑残疾人需要的特殊设置”提案。经全国人大、政协研究，将提案和处理意见送国务院。国务院领导立即指示城乡环境保护部协同有关单位制定“方便残疾人通行的规范”。

时代的发展，要求不断改善人的空间环境和提高人的生活质量。确保每个人的安全、健康、舒适、方便，是现代化城市建设的重要标志。城市中道路和建筑物的无障碍化，已成为当今满足并服务于残疾人这一特殊群体需要的重要内容。特别是下肢残疾者和视力残疾者，他们尚具有一定的处理日常生活的能力，实现了无障碍化，就能为他们平等参与社会生活创造最基本、最必要的环境条件。在中国，这部分残疾人占残疾人总数的31%，为数不少。因此，在工程建设中采取方便残疾人的措施，首先是从实行无障碍开始的。

根据建设部的建议和全国人大、全国政协的提案，国务院于1986年指令建设部和民政部、中国残疾人福利基金会共同组织编制《方便残疾人使用的城市道路和建筑设计规范》，这一规范于1988年获得批准，1989年正式施行。在这个规范中，对城市中非机动车车行道、人行道、过街天桥、人行地道，以及公园、广场、游览地、商业街、道路交叉路口等人流集中地区，都规定了手摇三轮车、轮椅、拄拐杖残疾者和视力残疾者通行的方便措施；对机关、纪念性建筑、文化娱乐建筑、体育建筑、商业服务建筑、宿舍和旅馆建筑、医疗建筑和交通枢纽建筑等，分别规定了残疾人使用的席位、床位、电梯、通道、便道、坡道和其他设施。这个规范中提出的要求,各级政府部门都很重视,并已在北京、上海、深圳等大城市及亚运会工程中付诸实施,受到了残疾人、老年人和社会各界人士的普遍欢迎,效果良好。

中国发展残疾人事业,是从中国人口多,经济水平较低的国情出发的,应遵循讲求实效、打好基础的原则,首先要集中力量抓好涉及面大、受益广、见效快、效益好、残疾人迫切需要解决的问题。政府首先通过抓设计规范来抓城市建筑中的无障碍设计,就是贯彻了这个指导思想。

为了使这一规范能切实贯彻实施,1990 年 5 月,在规范发布一周年时,建设部、民政部、国家计委、中国残疾人联合会等权威性机构又向全国发布了“关于认真贯彻执行《方便残疾人使用的城市道路和建筑物设计规范》的通知”。其中规定:

(1)新建的城市道路,以及国家级、省级和大城市、沿海开放城市、重点旅游城市中的重要公共建筑,必须执行本规范。

(2)上述城市中原有的道路,重要公共建筑,应按本规范的要求有步骤地予以改建。

(3)对中小城镇,凡有条件的,在新建、改建和扩建项目中也积极推行本规范。

《通知》还要求各级地方政府中主管建设工作的部门,将执行这个《规范》纳入到城市规划和工程建设计划中去,进行统筹安排,并结合本地区的具体情况制定补充规定和实施细则。

无障碍环境,还包括信息和交流的无障碍。对于广大盲人和聋哑人来说,盲人读物还不够丰富;在城乡居民中已十分普及的电视,各种节目都缺少字幕;许多城市公共汽车的售票员不报站名,盲人乘车很不便,这些障碍无疑都给他们的学习、获得信息和进行交流造成了很多困难。尽管宣传、出版和交通部门近年来努力加强了这方面的工作,上海、东方电视台的大量节目都配了字幕,深受听力残疾者的欢迎,但是绝大多数省市的电视台做的还很不够,急需引起重视。

第二节　无障碍环境的实施

目前我国仅在一些大中城市中进行了个别街道和极少数社区范围的无障碍建筑设计与施工,也只有少数城市对旧的公共设施进行了无障碍改造,真正能够得到这种受益的残疾人微乎其微。尤为重要的是,大多数残疾人的家庭环境没有实现无障碍,给他们的生活起居、参与社会生活带来极大不便。以在中国康复研究中心接受康复治疗的截瘫病人为例,经过多方面的努力,在家庭中实施无障碍改造的只不过 10%左右。残疾人出门步步难,回归社会就更是难上加难了。

北京的西单大街,是国际最低标准的无障碍街,按照规定,这条大街具备了以下条件:

(1)人行道及主要公共建筑前铺设 L 形坡道或双向坡道。

(2)商业街和重要公共设施附近的人行道设置为盲人引路的触感块材。

(3)公厕设坐式便器。

(4)交叉路口设盲人音响指示器。

(5)汽车站设盲人站牌等等。

实际上,这些条件没有充分显示出来,但即使有了上述条件,坐在轮椅上的残疾人仍然有许多烦恼。

各地政府对《通知》的影响及贯彻执行情况，根据经济和社会环境的不同而存在差距，总的来看，北京、上海、深圳、广州和沈阳几个城市搞的较好。

北京市对宣传和实施方便残疾人的建设设计工作抓得较早。1985 年 7 月，召开了首都第一次“残疾人与社会环境讨论宣传会”，请一批建筑师、残疾人代表和公共建筑负责人参加讨论，宣传“建筑为了人”的新设计思想，研究方便残疾人的建筑设计方案和改建方案，并向全市发出倡议。1985 年，对王府井等四条街道的人行道和重点建筑，按国际无障碍最低标准进行了改造。后来，亚运会的工程等都按照方便残疾人通行的要求设计。1989 年以后，又对珠市口等 6 条大街进行了无障碍改造。1992 年至 1994 年，为迎接远南运动会的召开，又对一些体育馆和公共设施进行了无障碍改造。1994 年编制了《方便残疾人使用的城市道路和建筑物设计规范》的《实施细则》，并于 1998 年发出加强无障碍建筑设施的通知，在 26 条大街铺设盲道 180 多公里，在方庄、恩济里小区等地试行无障碍居室建筑试点。2000 年 5 月，北京市政府颁布了《北京市无障碍设施建设管理规定》，该《规定》明确指出：

——凡在本市行政区域内新建、改建和扩建的公共建筑、住宅建筑、居住小区、城市道路含桥梁、人行过街桥、人行地下过街通道、地铁车站、城市铁路车站和主要旅游景区等建设工程必须配套建设无障碍设施。

——本市各级人民政府对本行政区域内无障碍设施建设和管理负有领导和监督责任。

——规划、建设、市政管理、公安交通管理等部门，应当按照各自的职责对无障碍设施建设、养护和使用，实施监督和管理。

——凡依照本规定配套建设无障碍设施的，规划行政主管部门在审查建设工程设计方案时，对不按规定进行无障碍设施设计的，不予核发建设工程规划许可证件。规划行政主管部门应当加强对规划实施的监督检查，及时纠正和查处不按规定建设无障碍设施的行为。

——建设行政主管部门应当加强对建设工程开工前的审查，对不按规定配套建设无障碍设施的，不予发放施工许可证件。

——对城市道路范围内无障碍设施的养护，按照城市道路与交通标志和信号设施养护的分工，分别由市政管理部门和公安交通管理部门负责。其分工建筑中配套建设的无障碍设施的养护，由建筑物的所有权人或者授权经营管理者负责；无障碍设施的养护责任者应当按照规定对无障碍设施进行养护和维修，确保无障碍设施正常使用。

——一切单位和个人都有义务爱护无障碍设施。严禁损害、侵占无障碍设施，严禁改变无障碍设施的用途；因特殊情况需要临时占用城市道路，同时占用无障碍设施的，必须经有关部门依法批准，并且设置警示标志和信号设施。

——对已建成的公共建筑、居住小区、城市道路和主要旅游景区、景点，没有配套建设无障碍设施的，所有权人或者授权经营管理者应当制定建设计划，逐步实施；对已建成的无障碍设施存在缺陷影响正常使用的，所有权人或者授权经营管理者应当及时改建。

2001 年 12 月，北京市第一中级人民法院大法庭经过改建成为“无障碍法庭”，法院西门接待室还设置了残疾人轮椅，洗手间进行了专门改造，同时在法院内所有无障碍设施附近设置了国际通用的无障碍标志，极大地方便了残疾人的出入。

上海市在南京路第一百货商店、第一食品店等大型商场及长江剧场、和平影院等场所都设置了坡道，有的公共厕所还设置了残疾人使用的坐便器。至20世纪90年代末，上海市区共设置残疾人通行坡道厕所32处，其中设置供残疾人独立使用的单间23处。

沈阳市在皇姑区的繁华商业街长江街进行了全面的无障碍改造。1987年6月，区政府为此发了文件，区长亲自动员和检查改造工程进度，在社会各界的大力支持下，仅用了3个月的时间，长江大街的21处主要商业和服务业单位都进行了改造。1988年，皇姑区政府再次在全区对较大的商业服务、文化娱乐场所进行方便残疾人的设施改造，到这一年的年底，全区共改造了121处公共建筑设施，1992年再一次抓落实，基本上实现了残疾人无障碍区。

深圳是一座新开发的城市，与香港仅一河之隔。20多年前，它是一个面积不到2平方公里，人口仅有2万的边陲小镇。当时要在这块土地上推行残疾人无障碍设施，政府没有经验，国内也无先例。为此，他们邀请了香港康复会的工作人员前来介绍经验，带来了许多宝贵的图片和资料，还进行了现场示范，政府也组织了有关人员赴港考察。通过友好往来，使人们大开眼界，增长了知识，他们深深地体会到，建设无障碍设施，既是帮助残疾人参与社会，共享社会文明的善举，又是现代化城市文明的一个标志。在市政府的重视下，社会各界对此逐步增进了理解并给予大力支持，1985年5月，拉开了全市增设、改造无障碍设施的序幕。深圳市人民政府基本建设办公室正式下达了《关于在公共场所设置残疾人设施的通知》，1987年2月又下达了《关于设置残疾人设施的通知》。明确规定在建设道路、酒家、戏院、医院、邮局、银行、学校、车站、码头、公园、市场、住宅、电梯、图书馆、体育馆、公共厕所等工程项目时，一定设置残疾人专用设施。上述公共场所已竣工交付使用的要改造增设，改造费用全部由单位自行解决。这两个通知先后下发后，全市都动了起来，不论是已交付使用的公共场所，还是水泥未干的新建工程，都按要求铲平了障碍，改造了台阶，筑起了坡道、连廊。

总之，在我国残疾人事业迅速发展的今天，克服残疾人回归社会的物理障碍已成为不可忽视的社会问题，也是一项社会工程，大量事实表明，与其在公共建筑完成之后再重新就无障碍进行改造，远不如施工前就设计好、规划好，否则以后总要劳民伤财。

应该看到，由于社会生产力的限制和社会习俗的偏见，大多数城市还没有认真考虑残疾人的无障碍环境问题，中小城市和广大农村更无从谈起。即使在一些已开始进行无障碍设计、施工和改造的大城市，成效也并不很显著，像北京、上海、沈阳等一些无障碍大街上，两旁仍有残疾人通行的障碍，连“最低标准”也没有得到保证。

因外伤而造成肢体残疾的人，不仅心理上有巨大的创伤和长期不能排遣的压力，而且对公共场所和家庭环境中物理性障碍，有比先天残疾的人更加痛苦的体味，帮助他们改造家庭环境，成为社会康复的重要工作内容。

建设无障碍环境，社会工作者应根据实际情况积极采取措施，开展社会调查、宣传教育、协调沟通、寻求并充分利用社会支持网络的对策。工作对象不仅是残疾人及其家属，还有地方政府及有关部门的负责人、企事业单位、各种社会力量和一切关心残疾人康复事业的人士。

为推动全国无障碍设施建设工作的开展，2002年10月31日召开的全国工作会议上确定了北京、上海、广州、大连、青岛等12个城市为首批全国无障碍设施建设示范城市。《城市道路和建筑物无障碍设计规范》中已有24条列入了工程建设标准强制性条文。只要各级政府和建筑设计、施工单位严格按照标准落实和监督,这项工作一定能顺利开展。

建立无障碍环境是一项系统工程,一环扣一环,涉及面很广。为有效解决无障碍设施被挤占、损坏、另为它用的问题,加强无障碍设施管理是当务之急,对此,应引起各级政府部门的重视。

我国是发展中国家,无障碍设计尚处起步阶段。今后,应结合经济和技术的发展状况,不断完善和深化设计规范。例如,2000 年修订完成的《规范》,进一步补充了桥梁与立体交叉的设计以及学校、居住建筑和居住小区的无障碍设计等内容。无障碍设计关键是做到系统化、体系化。要真正做好道路和建筑物的无障碍,必须每个环节畅通无阻,方便实用,这就需要设计人员以高度的责任感,做周密细致的考虑和艰苦的努力。

另外,加强专用生产品的开发与配套,实现定型生产也是很重要的工作。应进一步抓好室内外盲道材料、专用卫生设备、安全杠杆、音响信号和标志的生产,促进无障碍设计的推广与应用。

教育与培训是增强工程技术人员无障碍意识,提高设计水平的重要措施。为此,在大专院校课程中应加入无障碍设计的内容并加强在岗人员的培训。

为了使残疾人无障碍设施的工作能够得到全面贯彻实施,根据宪法和地方组织法的有关规定,政府有关部门应制定配套的行政法规和地方性法规。

随着我国城市经济及社会文明程度的发展,特别是中国加入 WTO,残疾人的无障碍设施建设已经日益紧迫地提到各地市政建设日程上来,也愈加引起社会各界的广泛关注。WTO 不仅仅是一个世界贸易规则,它还将深刻的影响社会生活的方方面面,影响人们的社会评价体系,正确认识无障碍设施。不仅仅是为残疾人造福,它还关系到投资环境、调整社会心态、塑造"以人为本"的社会和政府对人的关心和帮助的形象,也体现了社会文明的程度。因此各级政府及有关部门社会各界公民以"世界接轨"的眼光重新看清并审视无障碍设施,在切实解决思想认识问题的同时,加大执法力度,修建、维护切实可行的无障碍设施。依法尊重残疾人群体的人格尊严和自我选择,保障他们的生活起居和出行安全,帮助他们提高生活水平和潜能的发挥,消除对残疾人的歧视,是一个健全的社会必须具备的品质,也是我们全社会应当为之奋斗的目标。

第三节　人际关系与医患关系

一、医患关系存在的问题

我国经济体制的改革和市场经济在医疗服务领域的拓展,使人际关系发生了许多变化,医患关系日益成为社会关注的问题。在改善残疾人赖以生存的社会环境工作中,调整残疾人与社会各界人士的人际关系,是比改造客观的物理性障碍更为艰巨的工作,也是社会工作者的重要任务。在康复医疗机构和社区康复服务过程中,医务社会工作者的一项日常工作,就是改善医患关系。

(一)医患关系的含义

医患关系是指在医疗机构和社区的医疗活动中,医疗过程涉及各种人际关系中最基本、最活跃的人际关系。医患关系是以医疗职业为基础,以道德观念和人的素质为核心,并在医疗实践活动中产生和发展的一种人际关系。广义来说,所谓“医”并非专指医生,而是指一个为群众提供医疗卫生保健服务的专业工作群体,在一般医疗过程中,与病人接触的不仅是医生,还有护理、医技、管理、社会工作、后勤服务等各类人员,他们相互协作共同完成“医”的任务。而“患”首先应该是病人,另外还包括与病人有关联的家属、监护人和所在单位人员;有一些人并非因病求治,而是为了预防疾病要求体检、咨询和采取各种预防措施,也属于“患”的范畴;有些有病的人因未发病而自以为健康,虽然他们未与医务人员发生联系,但仍是患者。因此,从医疗角度而言,医患关系是以增进健康、消除疾病为目的,以医生为主体的人群与以求医患者为中心的人群之间的关系。

医患关系主要可分为两部分,一部分是非技术方面的,是在医疗过程中,医生与病人的社会、心理方面的关系,涉及服务态度和医疗作风等;另一部分是技术方面的,是在实际医疗措施即诊断和处置的决定和执行过程中,医生和患者的相互关系。从社会学的角度研究医患关系,非技术方面是最基本最重要的方面。

(二)经验医学时期医患关系的特点

人类进入文明社会,医巫分离后,医生逐渐成为独立的社会职业,医学进入一个漫长的历史发展过程。从人类文明的产生到近代医学在西方兴起之前,称为经验医学时期。这种经验医学是一自然哲学的医学模式,医生与病人的关系是直接的、全面的、相对稳定的,医生以救死扶伤为己任,病人对医生充满信任与依赖。

在中国古代自给自足的自然经济社会里,医患关系十分融洽,医生很少为政治、经济利益所左右。医生为病人诊治疾病,多通过望、闻、问、切获取临床资料,然后根据中医基本理论进行辨证分析,再处方用药。医生根据自己多年从医的经验给病人下诊断。这一过程全凭医生直接接触病人完成,虽然诊断手段狭窄,但医患关系单纯,感情交流充分。中医以整体治疗为其特点,讲究辨证施治,十分重视病人生理、心理、社会因素及自然环境对疾病的影响。医生为诊断准确,治疗有效,必须全面了解病人的情况;同时也很少使用仪器和器械,患者和医生直接沟通,互相配合,形成较全面的医患关系。古代由于生产力不发达,交通不方便,病人择医范围很小;即使各地都有游医,其行医的社会活动范围也是有限的。另外,在相当长的历史时期里医学分科不细,内外妇儿、跌打损伤等疾病均找某医生诊治,所以医患关系一般都比较稳定。

经验医学时期医生对病人负有治病救命的责任,病人对医生充满信任和依赖,这与远古时期氏族成员对巫术的信仰有一定传承关系。这种依赖性表现在医患双方。一方面,医生为明确诊断和判断用药后的疗效,很多思路有赖于患者的叙述和主观感知;另一方面,患者为了尽快痊愈,非常依赖医生的作用,对于他们所敬仰的医生更加依赖。古代医患关系的这种依赖性一般维持在病人治疗、痊愈或死亡的全过程。

(三)传统医学时期的医患关系

16世纪下半叶,西方工业革命和城市公共卫生事业的发展,使人们逐渐认识到传统的经验医学模式难以解释某些传染病的传播方式,于是出现了生物医学模式,此后一直到20世纪

70年代,这400年左右的医学发展阶段也称为传统医学时期。随着这种新医学模式的产生和医学科学技术的进步,传统的医患关系不可避免地要发生转变。其转变发展趋势有以下两个方面。

第一,是一种"物化"的趋势。17世纪以后,特别是19世纪以来,科学技术的发展越来越快,在西方医学中,出现了大量的物理、化学等诊断治疗设备。这些技术设备十分有利于医疗质量的提高,很多过去难以明确诊断的疾病得到了有效的诊断和治疗,极大地促进了现代医学的发展。但另一方面,医务人员却过分依赖医疗设备诊断与疾病。到20世纪时,大批日新月异的医疗设备成了"第三者",取代或部分取代了医务人员的思维和行动,导致医患双方的思想语言交流相对减少,感情也较以前淡漠,医患关系在某种程度上物化了。

第二,是"淡化"趋势。近代医学科学的深入发展,使医院分科和医务人员分工越来越细,医生们往往只对某一种疾病或某一部位的病变有较深刻的认识,他们一般不负有掌握患者整体情况的责任。过去那种一个医生与一个患者单一的、稳定的联系转变为多种学科的联系,从而使医患关系出现了逐渐分解和淡化的趋势。另外,在生物医学模式的影响下,医生只注重从生物学的观点去分析、研究人类的疾病,而抛开了导致疾病的社会、心理因素,医生注重的是人体的疾病和伤残,不关心作为患者的人,忽视或淡化了以关心病人、了解病人为重要前提的社会伦理观念。

二、医患关系发展的新趋势

医疗制度的某些弊端,造成了医患新矛盾的发展趋势。我国实行改革开放政策之前,政府机关、国有企事业等部门实行的是公费医疗制度。这种制度在某种程度上限制了医疗事业的全面发展,也影响着过去那种医患之间的依赖性。在各个大中城市,患者寻医问药贪大求洋,药品浪费严重,不正之风泛滥。医生按照病人要求点药开处方,颠倒了医患之间的关系。这种发展趋势直到20世纪末,才受到城镇医疗制度改革的遏制。然而,医疗制度的改革又使医生的医疗风险加大,使病人对医疗服务的要求提高和多样化,出现了新的医患冲突。

医学是一门极其复杂的科学,医疗上还存在万千的未知数。并发症、过敏反应、医疗意外是随时都可能发生的。对许多疾病来说,打针、吃药、做手术,都可能导致不可预料的后果。在治疗中出现意外情况,医生应该负有一定的责任,要按照有关法律法规处理,但不能无限制地苛求医生,甚至采取非法手段侵犯和迫害医生。否则,医生还怎么敢冒巨大的风险,去争取微小的抢救希望?

然而广大群众却并不完全同意医学界的看法。病人和他们的亲属认为,虽然医学是复杂的科学,医疗上也存在着许多未知数,但目前医疗纠纷中突出的问题不是不可知的意外,而是医疗机构中的一些医护人员技术水平不高、责任心不强,甚至是因医疗道德与作风低下造成的。由于医生的技术水平不高导致新生儿窒息引起的脑瘫,由于医护人员的冷漠造成患者的误诊,由于责任心不够而导致手术失误,或处置不及时导致的病情加重甚至死亡,各地时有发生。因此,社会各界在呼吁加强医院管理、加强医德医风建设的同时,还呼吁法制的确立以扭转目前医疗纠纷越演越烈的局面,使医患关系的矛盾和冲突得到缓解。

总的看来,医疗纠纷是发生在医患之间的针对医疗活动的争执。从这个意义上看,医疗纠纷是建立在民事法律关系基础上的,是在医疗活动中发生的特殊的民事纠纷(有些可触犯刑律)。但这并不等于说所有在医疗活动中发生的医患之间的民事纠纷,都是医疗纠纷。一般认为,医疗纠纷是因患者及家属对医务人员或医疗机构的服务不满意,与医方发生冲突而造成的,主要是患者一方对医方的责难。如果是因为患者一方不履行法定义务而引起的医患争执,如因患者就医不缴纳医疗费,或有意拖欠医疗费用、不遵守医院的管理规定而扰乱医院秩序引起的纠纷,可不属于医患纠纷和医疗纠纷,只是一种民事纠纷;同样,如医方对患者的病情保密不慎而引起的纠纷,一般也不作为医疗纠纷,而纳入一种普通的民事侵权纠纷来处理。

著名医学家吴英恺教授在论述医患关系时提出:理想的医患关系可以概括为一句话,即医生要全心全意为病人服务。其关键是医生要钻研业务,有过硬的技术,不以医谋私。医生必须以人道主义精神和真心诚意对待病人。

第四节 医患关系的调整与改善

现代社会文明的不断发展和进步,使人与人之间的关系发生了很大的变化。我国改革开放以来,各种服务行业的服务对象也发生了质的变化。医务人员的服务宗旨提高到全心全意为病人服务的更高境界。随着人民生活水平的提高,群众对医疗保健服务的要求越来越高。传统医学模式下的医患关系已满足不了病人的心理和社会需求,这就需要我们建立一种与社会进步相适应的新型医患关系。在协调和改善医患关系的过程中,医疗社会工作者起着重要的作用。

一、建立平等相待的关系

我国《宪法》中规定:“中华人民共和国公民在年老、疾病或者丧失劳动能力的情况下,有从国家和社会获得物质帮助的权利。”《宪法》还规定:“鼓励和支持农村集体经济组织、国家企业事业组织和街道组织举办各种医疗卫生设施,开展群众性的卫生活动,保护人民健康。”医务人员与患者之间应该建立起相互尊重、平等相待的关系,这是公民法制观念的体现,也是我国社会主义新型人际关系的体现。医务人员平等对待所有患者,除了基本的社会道德要求之外,还在于医务人员的职业道德、责任和患者的就医权利。

医患之间平等的关系不同于其他人际关系,其主要表现不仅是互相尊重、礼貌和谐,而且互相依赖,缺一不可。为建立这种关系,医患双方都要努力,医务人员在其中起主导作用。为建立良好的医患关系,医务人员必须举止端正,语言文明,态度和蔼,同情、关心和体贴病人。医务人员的动作和语言既表达了自己的心理状况,又能调节患者的心理。医务人员的不良言行可能会引起病人的愤怒、烦恼、沮丧、失望、害怕、焦虑等不良情绪,对患者的治疗、康复都不利,严重时还可引起医源性疾病。

当然,从患者方面看,也有如何平等对待医务人员的问题。许多患者就诊和住院,对医生一般比较尊重,对护士的态度就差多了,对护理员、清洁工就不屑一顾了。事实上,医院各类人员都在直接或间接地为患者服务,他们只是分工上的不同,而无贵贱之分。患者不能平等对待他们,无疑会伤害部分医务人员的自尊心和人格,不利于良好医患关系的建立。

二、发展真诚信赖和负责的关系

每一个人的一生都不可避免地得病，得了病也就必须和医生打交道。社会生活中，医生与患者的关系，是一种非常重要的社会关系。市场经济的加速推进，法制的不健全，道德理念的冲突，家庭关系的改变，都给过去传统的医患关系带来了不小的冲击。如何正确掌握和处理医患关系，是医务工作者必须了解的一个问题。

病人对医生的信赖，是建立良好关系的基础。失去患者信赖的医患关系严重影响疗效。长期以来，病人对医生是十分信赖的，因为病人把自己的一切希望甚至生命都寄托在医生手上。但是这种信赖受到社会转型阶段制度改革和社会变化的影响，医患关系出现了裂痕和隔阂。要取得患者信赖和发展双方真诚的合作关系，除了医务人员的业务技术等因素外，是否认真负责地对待患者是一个重要因素。由于生物医学模式所存在的缺陷，以及医务人员过分依靠现代医疗器械设备而导致医患关系的“物化”，都不利于医患之间真诚信赖关系的建立。医务人员必须深切地同情病人，真诚负责地履行道德义务，这样就能使患者对医务人员的希望转化为信赖，进而建立起密切合作的医患关系。

三、注意公正与礼貌的关系

公正与礼貌，是人际交往的要素。在医患交往中，医务人员首先必须奉行公正无私的原则。第一，要正确评价诊疗效果，不掩饰诊治过程中的误诊问题；第二，要在患者无知觉，或无旁人在场时，自觉、严格地执行操作规范；第三，要爱护医院公共财产，不允许用医院的仪器设备或药品随意为亲友提供方便；第四，要爱护社会卫生资源，决不能以改善医患关系为名，开“人情处方”，以换取病人的报答。

医务人员良好的愿望，美好的心灵，热情的态度，诚挚的关心，都是在行为中得以体现、通过语言进行表达的。对于文明礼貌，医患双方都要互相尊重才能在诊治过程中得以默契的合作；这里需要强调医生和护士用文明的语言来体现医务人员的道德修养，赢得病人的信任。医务人员最常用的语言包括以下数种：①礼貌性语言。医务人员同病人交往中，应使用尊重患者人格的礼貌性语言，这种语言能使患者感到亲切、温暖。特别是和病人初次接触时，要表达问候和关切，不要因语言生硬使患者感到自尊心被伤害或使患者难以接受。②通俗易懂的询问性语言。医务人员询问患者的情况要通俗易懂，特别是对农民，或有外地口音的病人。另外，对老年患者、表达不清的患者、神经官能症患者除了语言温和，还要有耐心。③安慰劝导性语言。这种语言多用于疾病诊断前后、危重病人以及明显的心因性疾病，使患者感到关怀、可信，消除紧张恐惧心理，这有利于减轻患者的心理和躯体痛苦。④解释性语言。这种语言可以解除病人的疑虑，使患者感到体贴。⑤鼓励性语言。一部分危重病人、久治不愈的病人以及晚期癌症病人等，常常悲观失望、意志消沉，这些不利于康复。要通过解释性的语言，使患者受到鼓舞，增强信心和毅力，与医务人员配合同疾病作斗争。⑥暗示性语言。这种语言多在心理治疗时使用，但要基于对病人有深入的了解、医患之间建立起信赖和感情，否则运用不当会产生误解。⑦医嘱性语言。在诊治过程中，医务人员对患者应详细地说明调养、饮食起居、体育锻炼、治疗计划、服药方法、情绪稳定等各方面的注意点，既有利于患者的康复，也可以避免不必要的差错。

医患关系是患者与医务人员在疾病诊疗过程中形成和建立起来的人际关系，它直接影响着患者的心理变化，甚至影响病情与治疗。能否正确处理医患关系，与医务人员的诊疗效果及患者的康复有着密切的关系。

传统的“有病求医”的观念中，一个“求”字概括了病人有求于医生，而医生居高临下的人际关系。这种关系既包含着供求关系、服务关系，也蕴涵着病人对于医疗机构和医生的选择、信赖、祈求和期望。现在，大多数医院尽管仍然矗立或高悬着“救死扶伤”的牌匾，却又往往加上了“患者至上”的标语口号。实际上，这种“至上”的口号是错误的，是医院一种哗众取宠的表面文章。病人在医德、医疗技术等方面对医院和医生的信任和医生对病人的尊重才是“至上”的，是搞好医患关系的重要内容，也是患者授权医务人员进行诊疗工作的条件。没有信任，医务人员就难充分发挥医技才能，患者也难以获得最佳的治疗效果。

四、建立互相理解和支持的关系

在医疗制度改革的进程中，医疗市场如同其他市场一样由医方市场向患方市场转变，这就在客观上要求医务人员除了诊治各种疾病，进行各种技术操作及护理工作外，还应重视患者的感受、情绪、要求，从而使患者主动接受治疗和护理，充分调动病人在诊治疾病及恢复健康方面的主观能动性，促进医患关系的发展，提高患者对医务人员的信任度。这样既提高了医务人员的自身价值，减少和防范了医疗差错的发生，又使患者的权益得到了保护。

一般来说，患者认为医务人员专业技能的高低对医疗效果及康复程度至关重要。医务人员要取得患者的信任，就要对“三基”即基本知识、基本理论及基本操作勤学苦练，并在临床实践中不断学习新理论、新知识、新技术和新方法，充实自己的医学专业知识，为患者提供高效、优质、多层次、全方位的医疗服务，满足人民群众日益增长的医疗服务需求。

医护人员和病人必须互相理解，互相支持。患者在遭受突发疾病或创伤的打击时接受治疗或手术，其生理或心理变化不同程度地影响到疾病的治疗及康复。尤其在住院期间，他们比正常人更需要得到周围人群（特别是医务人员）的理解。医务人员的同情和尊重，使患者感到自己的重要性是被周围人群承认和接受。例如，多数急诊手术患者对需要立即进行手术缺乏必要的心理准备，因恐惧手术痛苦、担心手术效果与渴望生存的矛盾而产生严重的内心冲突，表现为犹豫、敏感、多疑等复杂，甚至抵抗的情绪反应。此时医务人员除积极做好各项治疗外，应耐心倾听患者的意见和要求，尊重他们在治疗原则范围内的选择，并有针对性地向患者介绍与手术有关的医疗和护理知识，说明手术的必要性和安全性，满足患者被尊重的需要，使患者增加对医务人员的信任，积极主动接受手术和各种治疗。

现代医学认为，医疗服务应是贯穿于疾病的诊疗、康复全过程的特殊服务，其中包括目前倡导并积极推进的社区医疗。临床实践表明，患者希望每一位医务人员在任何时间里，都能以耐心的态度提供内容一致的、病人容易接受的一贯性医疗服务。就手术而言，从术前给患者讲解与病情有关的医学知识（交待病情）和精心准备、术中细心操作、术后细致观察，直到病愈前的康复指导，都要为其提供积极、主动的医疗服务。医生要以自己的言行感染患者，鼓励他们战胜疾病，并对今后的生活充满信心，最大限度地延长患者的寿命或提高他们的生活质量。与此同时，病人也要理解医护人员工作的辛苦和医疗技术本身的一定风险性，理解医护人员对自己职业道德和肩负责任的重视，理解双方良好关系对康复治疗的意义，支持医护人员的工作。

总之，要建立良好的医患关系，必须提高病人对医务人员的信任，医患双方彼此建立公正、礼貌、理解、支持的关系。这种关系是一个互动的过程和变化的过程。努力提高医疗质量，维护患者的合法权益，掌握扎实、精良的专业技术知识是信任的前提，视患者如亲人的同情心和奉献精神是基础，始终如一地提供多层次的优质医疗服务是宗旨。只有这样，患者对医务人员的信任度才能提高，医患之间的关系才能得以健康发展，医疗纠纷也会随之减少，患者的权益也才会得到最大限度的保护。

（马洪路）

第八章　老年病人与慢性病人的社会康复

第一节　人口老龄化与老年社会保障

人口老龄化,作为全球性问题之一,历来受到世界各国政府的高度重视和社会各界的广泛关注。老龄化不仅是人类社会发展到一定阶段的必然结果,而且也是对人类文明自身的严重挑战。人口老龄化将成为当今世界多数国家不得不面临的一个重大的社会问题。我国正处于由计划经济向市场经济的转变过程中,过去几十年的社会保障体制已不能适应改革的形势与要求。尤其是作为社会保障体制中非常重要环节的医疗保障和老年保障,都是改革的重点和难点。而医疗保障与老年保障的交叉与相互影响,则成为社会康复学研究的重要领域。

一、人口老龄化概况

统计数字显示,2002 年全世界 60 岁以上的老人为 6.29 亿,占世界人口总数的 10%。2050 年,老人数量将猛增到 19.64 亿人,占世界总人口的 21%,平均每年增长 9000 万。亚洲的老人将由目前的 3.38 亿增加到 12.27 亿,所占总人口比例将由目前的 9%增加到 23%;欧洲则由 1.48 亿增加到 2.21 亿,比例则由目前的 20%增加到 37%;拉丁美洲由 4368 万增加到 1.81 亿,比例由 8%增加到 22%;非洲由 4222 万增加到 2 亿,比例则由目前的 5%增加到 10%,大洋洲由 425 万增加到 1099 万,比例由 14%增加到 23%。中国是世界老年人口最多的发展中国家,全球 60 岁以上老年人 1/5 生活在中国,21 世纪初已达到 1.32 亿,超过总人口的 10%以上。更为突出的是,中国 80 岁以上高龄老年人以年均 5.4%的速度增长,目前已达到 1300 万,占世界 80 岁以上高龄老年人的 18%。

被称为全国最早进入人口老龄化的上海市,1999 年 60 岁以上的老人已达 238 万,占全市总人口的 18%;到 2005 年,将达到 260 万,占总人口的 20%以上,其中 80 岁以上的老人将达到 30 多万,占老年人口总数的 11%以上。北京市 2001 年 60 岁以上的老年人达 188 万,占全市总人口的 14.6%;到 2005 年,将达到 203.6 万,占总人口的 15.35%;到 2025 年,人口老龄化将达到高峰,将增加到 460 万,占总人口的 35%。

国际社会通常认为,一个国家或地区,60 岁以上人口占总人口 10%以上,或 65 岁以上人口占总人口 7%以上,表明该国家或地区已进入老龄化。早在 20 世纪 90 年代初期,联合国就已宣布了世界上有 57 个国家或地区进入人口老龄化,并预计到 2025 年 60 岁以上人口将占世界总人口的 14%。以此标准衡量,我国社会实际上已提前进入了人口老龄化,而且,类似上海、北京这样的大城市的人口老龄化问题十分突出。

我国人口老龄化,具有速度快、总量大且向高龄化发展等特点。这意味着将有越来越多的人进入一个危险的年龄段:体力衰弱,某种或某几种慢性病频发,以及由此导致的残疾所带来的生活自理能力的下降直至丧失;与此同时,与这一年龄段心理状态紧密相关的精神层面上的人文关怀不足或阙如、社会转型期产生的各种问题又反作用于这一年龄段心理状态的交相互动,这两方面都会极大影响其生存质量。还有,与发达国家相比,我国人口老龄化的进程与经济发展之间所体现出来的某种不同步性,换言之,我国人口老龄化的经济水平要低得多,这无疑为解决人口老龄化带来的一系列问题又增加了难度。改革开放后,我国出现了一系列社会变迁,实质上是一场深刻的社会变革;在体制创新过程中,新旧体制之间的矛盾、不协调,以及人们价值观念的巨大变化,也使人口老龄化问题具有一定的复杂性。所有这些表明,我国人口老龄化问题极具挑战性。

二、老年人的社会保障

社会保障是指保障的社会化。社会保障制度也被称为社会安全制度,或称为社会福利制度。它是伴随18世纪产业革命而在西方诞生的一项重大社会改革措施,后来逐步演变为现代社会保障制度。

(一)老年人社会保障的法制化

老年社会保障是各国普遍建立的社会保障制度中的首要内容。1889年德国实施了《养老保险法》当时规定享受养老金的年龄为65岁。英国和瑞典分别于1908年和1913年制定了《老年年金法》。此后,许多国家的社会保障制度也是在老年社会保障发展与完善的基础上逐步建立起来的。

我国于1996年8月29日第八届全国人大常委会第二十一次会议上通过了《中华人民共和国老年人权益保障法》(以下简称《老年人保障法》),并于同年10月1日起实行。这是中国第一部全面保障老年人合法权益的重要法律,是专门为保障老年人这一特殊群体的权益而制定的。其立法宗旨是"保障老年人合法权益,发展老年人事业,弘扬中华民族敬老养老的美德"。

老年人的合法权益包括两大部分:一是与其他公民相同的、共同享有的权益;二是老年人应享有的特殊权益,如老年人在家庭中有受赡养扶助的权利,有从国家和社会获得物质帮助的权利,有享受社会发展成果的权利等。

老有所养、老有所医、老有所为、老有所学、老有所乐的"五有",是《老年人保障法》的主线。老有所养是指老年人的物质和精神方面得到基本的保障,包括经济收入、生活照料服务、精神慰藉;老有所医是指老年人在疾病的预防、治疗和康复等方面得到保障和必要的照顾;老有所为是指根据老年人的精力、专长和兴趣,继续发挥作用,使老年人能为社会继续做贡献;老有所学是指老年人为自身健康和发展而对各种科学知识和技术获得继续学习的机会;老有所乐是指通过参加各种文化艺术活动,使老年人心情舒畅,满足情感需要。其中"养"是基础,它集中反映了老年群体普遍的基本要求,解决好"医"的问题也十分重要,没有健康的身体便谈不上有所为、有所乐。

老年问题的一个最主要的表现,就是老有所养问题,而老有所养的核心又是养老费用的来源问题。离退休人员领取退休金、非退休的社会老人由子女或孙(外孙)子女供养、五保户由国家供养,都属于应该得到保障的合法权利。

(二)老年人的收入来源构成

在城乡老年人的个人收入组成中,主要包括退休金收入、个人劳动收入、政府补贴、利息收入、财产出租收入等。20世纪末调查表明,城市老年人中74%有退休金,而农村老年人有退休金的不足6%。不管其实际年龄有多大,只要仍具有劳动能力,他会一直从事劳动生产,收入来源主要依靠从事农业劳动,劳动自养和子女供养。

在城镇,法律明确规定了就业的起点年龄和退休的起点年龄。到了这一年龄,在剩余劳动力的压迫之下,老年劳动者就必须退休,即所谓强制退休。即使是在美国这样剩余劳动力压力并不很大的国家,现代就业观念已经使达到一定年龄劳动者的退休成为一种制度。我国近年来在减员增效和政策实施过程中,有些国有企业还放宽了退休年龄,不到退休年龄的人可以提前退休。

20世纪90年代以来国家产业结构调整所造成的国有和集体企业利润的普遍下滑,也使在职职工与离退休职工的收入相对来说大大降低了。对某些离退休职工而言,离退休金已经不能满足自己的生活开支,他们当中的另外一些人,还由于原来所在企业的不景气等原因,甚至于领不到退休工资。在1998年8月之后,虽然实行了养老保险全部社会统筹的政策,却仍然存在由于企业交纳养老费用的高低差别所导致的人们领取养老金的高低不均。

老年人退休后的收入明显减少,经济收入的减少迫使部分老年人或者极度节衣缩食,或者求助于子女和社会。无论是哪一种,其结果都是老年人社会地位的下降。

无论城乡,老年人的个人收入都是总收入中的最主要成分。20世纪末的调查统计表明,城市老年人的个人收入占总收入的82%,农村占51%。农村家庭对老年人的经济帮助比例高于城市,特别是高龄和失去劳动能力的农村老人,没有任何经济来源,主要依靠家庭供养。此外,还有一小部分老年人属于民政救济对象,由国家和集体出资集中供养。

养老是人类社会诞生起就存在的一个重要问题。这是因为生存是人类的第一需要,也是老年人最起码的需要。在保障老年人合法权益的工作中,使老年人能够"老有所养",是社会康复的主体和核心。

(三)老年社会保障事业的主要内容

发展老年人的社会保障事业,主要有四个方面的内容:一是建立健全老年社会保障制度,如养老保险、医疗保险、五保供养制度、社会救济等;二是建设老年福利设施,包括适应老年人需要的生活服务设施(如福利院、敬老院、老年公寓等)、文化体育活动设施(如老年活动中心、活动站、活动室等)、疾病护理与康复保健设施等等;三是实施网络化照料服务。老年人口在迅速增长,高龄老人增加的速度更快,家庭规模的缩小使家庭的照料功能弱化,为此老年人的照料服务已成为越来越突出的问题。这就需要大力发展社区服务的网络化,建立服务组织,健全服务手段。其中包括重病老人的院式临终服务和设立家庭病床特殊服务;四是完善老年事业的管理机制和科研机制,大力发展为老年人服务的志愿者队伍。老年人问题是一个重大的社会问题,在开展社会康复服务的过程中,还需要加强科学研究,以适应人口老龄化发展和老年人日益增多的实际需要。

第二节　老年人医疗保健的现状

一、老年人的"准残疾状态"

据联合国国际经济社会事务处人口和社会统计室负责人在《联合国人口公告》中指出,20世纪末,60岁以上的老年人残疾率迅速升高。当个人衰老、健康退化时,大多数老年人都会出现某种类型的"残疾",如视力或听觉障碍、痴呆、长期卧床等,成为"准残疾状态"的人。

所谓老年人的"准残疾状态",其概念是:老年人因衰老或慢性病等造成的一种生理功能低下的状态,是介于健康与残疾之间一种生理状态。其特点为:部分准残疾状态的老人,经及时的康复治疗或借助康复器械可正常生活和工作,而少数老人会最终导致残疾,成为残疾老人。

据卫生部统计我国慢性病已达到17%,就诊病人中60%为慢性病人。1998年国家卫生服务调查结果,我国60岁以上老人患病率为全人群的1.7倍,慢性病患病率为全人群的2倍,年人均患病天数是全人群的2.2倍,60%以上的老年人患有多种疾病。

老年人前五位的慢性病患病率与年轻人比较,60岁以上均明显增高。老年人患病状况决定了其就诊率、住院率高,住院时间长。老年人慢性退行性疾病增多,易导致活动受限甚至残疾,生活不能自理,需要较多照顾。资料表明,处于"准残疾状态"的老年人失能主要集中在65岁以上老年人,占失能总数的49%,失能率达到95.5%,城市地区老年人失能达总数的60%。老年人口绝对数和相对数的上升,导致老年人的医疗费用升高,60岁以上老年人的门诊住院费用均高于其他年龄组。在患病率不变的情况下对2025年卫生服务需求和医疗消耗资源预测表明,人口老龄化导致的慢性疾病、失能、残障人数、两周患病率、医疗消耗费用均显著增加,由于经济问题而导致老年人减少或放弃医疗服务的比例增大。社区医疗服务的需求随着社区服务的规范化增加,照料服务需求也呈上升趋势。

二、残疾率与依赖率

全体人群中各种残疾的现患率总和为4.89%,60岁以上人口中的现残率则达27.4%(1987年),即每4名老人中与一名残疾人,是全人口的5.6倍。老年人以听力残疾最为普遍,慢性病是导致早残和严重残疾的另一重要原因。约有21.5%老人有轻度生活不能自理,5%~8%老人有中度生活不能自理,完全不能自理的有2%~5%。以上现患率及各种生活不能完全自理的老年人总和已超过老年人的半数,即50%以上的老年人处于准残疾状态。当前社会上对残疾人的保障,往往忽略了这部分准残疾状态的老年人。

20世纪90年代初,我国人口的平均预期寿命已大大超过发展中国家的水平,但无病期(HLE)与预期寿命(LE)的比值是所有国家中较低的,见下表。

然而中国的健康期寿命(LEFPA,即日常生活活动无依赖能自理的期限)与预期寿命的比值并不低。

我国这一代老人多出身在新中国成立前,文化水平较低,迫切需要加强自我保健的教育,促进健康水平的提高。随着近年来生活水平的改善,一些与不良卫生行为有关的疾病,如心脑血管病、糖尿病的发病均连年大幅度增长。以老年人高发的高血压为例，在一份对七城市社区老人的调查看到，测到有高血压的老人中知道自己有高血压病史者只占 1/2，其中又仅有 1/4 坚持治疗。这些事实指出在我国老人中开展健康教育的紧迫性和必要性。

我国 65 岁平均预期寿命和健康预期寿命（1992）

		LE	HLE	HLE/LE(%)	LEFPA	LEFPA/LE(%)
城市	男	12.85	4.31	32.14	11.45	89.11
	女	15.44	3.73	24.16	12.97	84.00
农村	男	12.44	4.89	38.99	11.44	91.96
	女	14.77	4.47	30.41	13.19	89.73

第三节　老年病人的社会康复

一、骨质疏松症骨折

人体骨骼的完整性或连续性产生断裂称为骨折。骨折是老年人的常见病、多发病，也是致残率较高的老年性疾病。老年人除了发生创伤性骨折或病理性骨折外，最多见的是老年特有的骨折病因，即骨质疏松性骨折。此种外伤往往很轻微，甚至是不被察觉的，即可诱发骨折，故也称之为老年骨质疏松性骨折。

骨质疏松是全世界共同关注的人类退行性病变。在西方国家，其患病率居代谢性骨病的第一位，我国患骨质疏松的人数在 3000 万～6000 万人之间，这个数字占国内老年人群的 1/3～1/2。绝经期后的老年妇女发病率为 25%，60 岁以上不同年龄为 25%～70%。

老年人骨折多发生在骨质疏松部位，股骨颈骨折是老年人最常见的骨折，这是因为股骨颈有一个骨小梁缺少的三角区，骨结构不够坚固，加上老年人骨质疏松改变，因而不需很大的外力就可以引起骨折。该部位血供较差，骨折后不易愈合。骨折发生后产生疼痛、不能走路，但也有的不太疼痛，还可以勉强行走。因此，凡是遇到老人髋部外伤，虽然疼痛不重，也应进行 X 线拍片检查，以免耽误诊断治疗。

此类骨折大多是错位的，经卧床或牵引，可能自己长上。但大多数骨折错位必须经过复位与打钉内固定手术治疗。对高龄老人有的还要考虑股骨头置换术。股骨颈骨折常使老人被迫卧床不能活动乃至致残，并容易引起褥疮、血栓栓塞、肺炎及泌尿系感染等并发症，严重者可造成生命危险。

摔倒是老年人骨折的外因，也是老年人群伤残和死亡的重要原因之一，严重影响老年人的健康和生活自理能力，给家庭和社会带来巨大的负担。据报道，30%的 65 岁以上的老年人每年摔倒一次或多次，而且老人摔倒几率随年龄递增，80 岁以上的老年人摔倒的发生几率高达 50%。约有 5%的摔倒会造成骨折，严重降低老年人活动能力。老年人跌倒多发生在室内，室内各场所发生跌倒的几率不同，1/3 的跌倒发生在卧室，其次是门口、洗澡间、楼梯、书房等。为预防老人摔倒致残，社会工作者应该帮助老人进行居所的无障碍改造，如室内的门槛和台阶应去除,卫生间应装有坐便设备,地板要防滑;室内家具要简单并靠墙摆放,不要将东西摆在老人经常出入的地方。另外,老年人自己也要注意行动安全,如夜里上厕所必须开灯,先在床上坐一会儿再下地,若猛然起床下地,易发生体位性低血压而摔倒;外出走路要小心,鞋底不易滑,用手杖辅助为宜,雨天或雪天因地面路滑不宜外出等。

发生骨折的老人在治疗期间要卧床休息。老年人的血液循环不好,骨折的部位很难愈合,有的骨折老人因为长期卧床,需要不断有人照料,这无疑将给个人、家庭和社会造成很大的经济负担和心理压力。因此,骨折老人的家庭护理和社区医疗服务等工作将是十分重要的。

如何为骨折老人提供及时、有效而又廉价社区医疗及康复服务是今后社区服务中的一个重要工作。骨折老人如果治疗不及时或护理不当,或因医疗费用过高而无能力坚持治疗,都将影响老人今后的康复效果。

社区中的全科医生要担任骨折老人康复的主要工作,如建立家庭病床,定时为老人检查骨折愈合情况,为其家庭成员和护理人员讲授有关骨折的护理知识等,这种服务是既经济又有效的办法。医疗保险的改革已将社区医疗纳入报销范围,这也将极大的方便享受医疗保险的老人。

2002 年 4 月在西班牙召开的联合国世界老龄化大会提出的口号是“对老年人长期照料”,也就是说,对于生活不能自理的老年人,家庭和社会都要提供长期的医疗、生活和护理方面的服务。西方发达国家,如德国已用法律的形式将这种服务规定下来,用法律保障了此项服务的顺利进行。中国的上海虹口区提篮街道根据我国国情,首创了时间储蓄的形式,将社区中志愿者为需要帮助的家庭提供服务的时间进行储蓄,今后此志愿者可享受同等时间的服务。这种方法虽然可行,但在我国还没有形成规模,没有得到法律的保护,如果志愿者住所有所变动,那么储蓄的时间就会失效。因此,我国应在法律上借鉴西方一些国家的成功经验,用法律的形式保证老年人得到需要的照料,同时也保证志愿者所储蓄的时间长期有效。

二、老年痴呆

老年性痴呆是大脑器质性或代谢性病变所造成的进行性智能减退,是世界范围内困扰老年人生活质量的常见病,随着人口老龄化,老年性痴呆已成为一个世界性的医学问题,发病率日益增高,科学家们指出全世界大约 1200 万人受早老性痴呆的困扰。据统计,老年人的痴呆患病率 65 岁以上是 5%,70 岁以上是 10%,80 岁以上是 30%,到了 85 岁以上是 40%。在老年性痴呆的人群中,女性患痴呆者占 9.1%,患病率显著高于男性的 5.8%,在农村的差异更为明显。另外,高龄、低教育水平、居住在山区的老年人是老年性痴呆的高发人群。据有关资料报告,约有 60 种以上的脑部疾患可以引起痴呆,其中阿尔采默氏病(AD)和脑血管性痴呆(VD)占绝大多数,前者在欧美国家较为多见,约占老年性痴呆的 80% ~ 90%,而后者在亚洲国家多见,如在日本约占老年性痴呆的 60% ~ 80%,这与亚洲国家较欧美国家脑血管发病率更高相一致。

美国阿尔采默氏症协会指出老年性痴呆有 10 种前兆:

(1)经常性遗忘并影响到工作技能。

(2)不能从事家务劳动,如做完饭后忘了将饭端上餐桌,甚至根本不记得做过饭。

(3)说话有困难,有时连简单的话都表达不清。

(4)忘记时间和地点,如在经常走的街上迷路或不知身处何地。

(5)判断能力下降,如在炎热的天气里穿着棉衣或穿着睡衣进商店。

(6)抽象思维能力下降,不能记住数字和进行简单的运算。

(7)经常把物品放错地方,如把手表扔在盐缸里却想不起曾干过这种事。

(8)心情和行为突然无端地变坏。

(9)性格发生大转变,本来随和的人变得易于生气、怀疑或恐惧。

(10)对周围的人或事物失去兴趣。

脑血管性痴呆多见于反复"小中风"的病人,随着一次次"小中风"发作,病情逐渐加重。初期病人表现头痛眩晕,一侧肢体麻木无力,日渐产生记忆力障碍,工作能力和社会适应能力下降,伴有失语、失认和失用现象。有时可出现幻觉、妄想或情绪障碍,多表现忧郁、易激惹,晚期发展为痴呆。

老年性痴呆不但降低了老年人的生活质量,危害健康,而且给家庭和社会带来了沉重的生活及经济负担。痴呆引起的一大社会问题就是老年人的离家出走,即老人走失问题。这不仅是老年人的问题,也是个家庭问题,更是个社会问题。随着人口老龄化的加剧,这一问题将会更加突出。

美国的非政府组织"老年痴呆症协会",建立了一个全国规模的搜索和保护网,对走失的老年痴呆症患者进行寻找和提供保护,这项计划的内容包括:让有可能走失的患者随身携带写有联络地址的项链或手镯,以便在警察等进行搜寻和保护的过程中提供更多的合作。老年痴呆症协会在全美 50 个州设立了约 200 个机构,1993 年该协会实施了"安全返回计划",他们特制的项链或手镯上表明了佩带者是老年痴呆症患者,有协会中心的联络电话和持有人序号。可以及时与对策中心联系。在这个过程中,对策中心从患者家人处得知患者下落不明的通知时,就会立刻与警官取得联系,通过传送患者照片等方式扩大搜寻范围。他们各分支机构还专门为警察和自治团体授课,介绍发现老年痴呆症患者时的处理方法。

日本老人的比例占得更大一些,他们的高科技意识比较强,于是就提出了用卫星寻找走失的老人这一方法,运用了卫星全球定位技术和手提电话。它会在容易走失的老人身上放置一个发射器,家属要找老人,只要用手提电话去查问,便可以在电子地图上找到该老人的所在位置。

我国是一个人口大国,也是提前进入老年人社会的国家。针对这些有特殊需求的老人和家庭,社区应发挥它的独特作用,如各社区为这些老人建立档案,社区之间联网形成查询网络,当本社区发现有痴呆老人走失时,可上网发布消息,各社区配合寻找。

老年性痴呆根据症状分为单纯性、抑郁性、躁狂－夸大型、幻觉妄想型。由于多数人不了解老年性痴呆的表现和特点,很易造成误解,尤其是家人和长期照料这些老人的护理人员,容易造成心理压力。其实这些老人最需要的是人文关怀和爱心,家庭成员要对患者多些理解和耐心,对于患者的唠叨不要横加指责或阻拦。更不要使用伤害感情或损害病人自尊心的语言和行为,不能因为患者的固执或采取了过激的行动而对其进行人格侮辱,或采取关、锁的方法处理。要尽可能创造一个安静、舒适并为病人所熟悉的环境,保持与社会接触,鼓励其多参加活动，不要让老人天天坐在电视机前，防止处于孤独状态，要像对待儿童那样关心同情他们。在饮食上，应注意食物温度适中，食物无骨、无刺，易于咀嚼和消化。根据气温变化，随时为老人增减衣服。老人的衣袋里或胸前应备有一张小卡片，卡片上写明痴呆老人的姓名、家庭地址、电话号码，便于发现者与其家人联系，但最好的办法是不要上老人单独外出，应尽可能有家人陪伴，防止患者被车撞，跌倒或走失。

2002年在上海率先将老年性痴呆纳入医疗保险范畴，在部分老年护理院中专门设置此类病房，接收老年性痴呆病人并且所花医药费给予报销。这大大减轻了病人及其家庭的经济负担，同时也使病人的家属能安心的工作和学习。

三、老年性耳聋

随着年龄的增长，人们的各个器官逐渐衰老，听觉系统同样也会老化，特别是内耳、听神经中枢的衰老，直接造成听力功能的衰退，所以老年性耳聋也是一种生理性老化现象。这种耳聋多在40岁以后就开始，60～70岁以上老年听力减退者约占30%～40%，据估计我国老年性耳聋约有5000万～6000万。老年性耳聋的发生多数是双侧对称，少部分人是一侧严重，并且老年性耳聋先是从高频音开始失聪，称为高音调耳聋，如对电话的响声和电铃声的听力丧失，这时耳聋已开始影响到老年人的日常生活。随着内耳变化的严重程度，开始出现中频、低频失聪，因正常人说话的声音是中频，这时老年人感觉到听别人说话困难，无能力参加几个人相聚的谈话，还因语言为噪音所隐蔽，称为社交性耳聋。

因老年性耳聋而导致的家庭纠纷和邻里不和时有发生，如有些老人与子女、孙辈同住，因耳聋使他们在看电视时音量开的很大，干扰了其他家庭成员的学习和休息，时间一长就会产生家庭矛盾。又由于许多耳聋老人与别人说话时经常打岔、答非所问，常因双方误解发生争吵，伤了邻里、朋友和家人的和气。有些老人平时很爱面子，为了怕耳聋听不清别人的说话而遭到耻笑，所以尽量避免与人交谈，日久容易导致精神孤僻或自闭症。耳聋老人外出如果没有家人陪伴，会因听不清汽车鸣笛而易发生交通事故。

为了使老年人生活的更幸福，避免产生不必要的家庭纠纷和社会问题，耳聋老人配用助听器是一种有效的方法，因为这样可以加强与外界的交流，避免自闭症的发生。

老人在配助听器之前，一定要到医院进行听力学检查，医生根据听力下降的情况来为老人配戴助听器。因为助听器大部分人可以配，少部分人如是听神经中枢所致耳聋，即使配戴了效果也不好，所以助听器不是随便配戴的，在医院里医生能够根据每个人的耳型作一个耳模子，使助听器完全适合，然后医生还会根据听力调整一个合适的音量，让助听器发挥作用，当前助听器有盒式、耳背式、耳内式、耳道式几种，老年人多用盒式为宜，功率大且经济。老人配戴助听器之后，先要适应一段时间，刚开始要在安静的环境里与一个人说话，待习惯后再与两三个人交谈。

助听器的价格高则上万元，少则数百元，且每月还要花几十元的电池费，此项费用全部属自费范围，所以对于生活困难的老人，这是一笔不小的开销。长沙市进行的“城市特困老年人的生活状况”抽样调查表示，由于工资调整和通货膨胀等原因，退休越早，退休金也就越低，尽管几年来多次调整过退休金，给予了一定的价格补贴。但是，从总体上看，退休金增长的幅度低于物价与在职职工工资的变化幅度，而且至今还没有建立起老年人享受社会发展成果的机制。因此，社会工作者要想方设法帮助患有耳聋而又生活困难，缺乏经济能力的老人获得配戴助听器。除了动员其家庭成员给予重视外，还要发动社会和社区的力量提供财力上的帮助；同时协助社区服务主管部门与助听器的厂家直接联系，购入物美价廉的产品；也要请专科医生义务进行听力检查，以确保耳聋老人戴上合适的助听器。这样既提高了他们的生活自理能力，恢复了他们与外界的交流，又提高了耳聋老人的生活质量，减轻了家庭和社会的负担。

对于因身体原因不适合戴助听器的老人，或因生活困难而子女、政府和社区也无法在财力上提供帮助的耳聋老人，社区服务就成为迫切需要的工作了。对于丧偶而未再婚的或"空巢家庭"的耳聋老人，社区可组织社区志愿者，居委会工作人员，大、中、小学生定期看望这些老人。为了保证耳聋老人与外界的联系，及时知道有人来访，家中的门铃应与一个红灯相连，放在房间显著的位置上，当门铃响时，红灯就亮了，这样老人在确认来者的身份后，可打开大门，让家人和志愿者进入。社区也可提供陪伴服务，当老人有事需要外出时，社区可帮助派志愿者陪伴老人，以保证老人的安全。

第四节　慢性病人的社会康复

一、高血压

高血压病是中国慢性病中最常见、最具代表性的疾病之一，随着我国人口老龄化的进程加速，如不加以有效干预，预计今后一段时期我国的高血压、脑卒中、冠心病的发病率仍将继续增高，这不仅给个人、家庭、社会和国家带来长期沉重的经济负担，而且是导致残疾的重要因素。

在 60 岁以上老年人中，高血压包括单纯收缩期高血压的患者超过半数，已成为老年人最常见疾病。与较年轻的患者相比，发生心血管并发症的危险性更高，是老年人致死、致残的首要原因。据调查，中国人群的高血压病流行存在着"三高三低"现象，即高血压的患病率高、致残率高及死亡率高，而群众的知晓率低、服药率低及控制率低。这主要表现在，高血压累计的人群范围广，全国有上亿的高血压病人。其特点为：

(1)工业化程度越高患病率就越高。

(2)其规律是北高南低，且呈现自北向南逐渐递减的趋势。

(3)一般城市高血压的患病率高于农村，经济发达地区高于不发达地区。

(4)原发性高血压的患病率随年龄的增加呈上升趋势，在 35 岁以后增长幅度较大。

(5)高血压的患病率在 60 岁以前一般男性高于女性，但 60 岁以后女性高于男性。

(6)机关工作人员无论男女，高血压的患病率都是最高的，其次是牧业劳动者。

从 1959 年到 1991 年，我国先后进行了三次高血压普查，高血压的患病率不断提高，其中 1959 年到 1980 年的 20 年间增长了 50%，1980 年到 1991 年的 10 年又升高了 50%，我国高血压人数已达到 1.34 亿，北京有高血压患者 200 多万人，此外每年至少有新增加的高血压患者 300 多万人。据统计，高血压的易患年龄是 35～70 岁，就对劳动力的影响来看，高血压是慢性病的首位，它累及了大部分劳动人口，给国民经济和生产带来严重的影响。

高血压是造成脑卒中、冠心病的直接危险因素,全国心脑血管病的死亡已占总死亡数的34%。在未治疗的高血压病人中,70%~80%死于中风,10%~15%死于冠心病,5%~10%死于肾功能衰竭。大量偏瘫、失语、痴呆的残疾人,给社会和家庭造成沉重的负担。1998年我国的卫生总费用已达3884.6亿元,占国内卫生总费用的4.48%,预计2010年卫生总费用将占7.28%,已接近加拿大和英国的水平。

我国高血压病人中,知道自己是高血压的还不到一半,而高血压患者服药率仅为25%,其中血压降到正常者仅为6%左右。我国的高血压患者大多数属于轻度高血压,其中中度以下占85%,重度占5%~10%,轻中度高血压是不可忽视的庞大人群,对这一部分人的防治战略应进一步加强。

在高血压患者中,有两大弱势群体——老年高血压病人和社会贫困人群。老年人中高血压患病率大约在50%,老年人约半数死于心血管病,我国至少有老年高血压病人4000万人。另一方面,老年人所需医疗费为总人口平均数的2.5倍,60岁以上老年人医疗费占人一生医疗费的80%以上,我国城市老年人口中,自费人群约为73%。由于经济原因,许多老年高血压病人的治疗存在相当的困难,需要社会关注。

老年性高血压的特点:

(1)单纯收缩期高血压(ISH)多见　Framingham指出,65岁以上的ISH患者为混合型高血压患者的2倍,收缩压随年龄增长而增高,舒张压则降低或不变。在60岁以上老年人群中IBH占87%以上,对老年高血压患者来说,收缩期高血压升高对心血管病的危险性比舒张压升高更大。

(2)血压波动大　易发生体位性低血压。

(3)并发症多　主要因有些老年人高血压病是由中年期延续而来,或因老人伴随有糖尿病、高脂血症、高尿酸血症等较多,而使各种并发症增多。

(4)病死率高　老年高血压病的病死率为13%左右,是老年前期高血压病的一倍。死亡原因中,国内脑卒中为多见,依次为心肌梗死、心力衰竭、肾衰竭。

(5)假性高血压多见　假性高血压是指袖带测压法测得的血压值高于经动脉穿刺直接测得的血压值。约占50%,老年人假性高血压与动脉硬化有关,并在某种程度上反映了动脉硬化的程度。

原发性高血压作为脑血管病和心脏病的主要病因,其上升趋势未能得到有效控制,这表现在原发性高血压在我国有着很高的患病率,并有着为数众多的高危人群,而在城乡既往诊断的高血压患者中,均有一半以上的人未服药治疗。在治疗者中,血压能够达到正常水平(≥140/90mmHg)的比例,城乡均不足五分之一。这表明人群对高血压的危害认识不足,同时也缺乏对高血压的有效控制。近二三十年来,国内外高血压的防治研究发展较快,世界卫生组织高血压控制专家委员会建议把高血压的控制作为减少心血管疾病危险因素的全球性综合策略的一部分,并提出高血压综合防治应同时达到两个目标:

(1)降低全人群尤其是高血压的易患人群发生高血压的危险;

(2)检出具有心血管疾病危险因素的高血压病人,并给予积极的治疗和控制。

在美国,除了坚持在人群中筛检和随访高血压患者的方案外,又开展多中心的高血压综合防治研究，并提出了原发性高血压的综合防治应该是药物与非药物干预并举，一级预防与二级预防共存，1993年美国高血压检出、评价和治疗委员会就此提出了社区高血压综合防治的报告。在日本，为预防脑卒中而实施的社区高血压控制规划，在项目进行了30年后即1995年得出了有力的的结论：系统的血压筛查、高血压患者的治疗、高血压高危人群的干预与一般人群的预防高血压工作在控制脑卒中方面是有效的。在控制血压水平3～4年后即可出现脑卒中发病和死亡的下降。同时，高血压综合防治远比单纯的血压控制或单项的高危因素干预效果为佳。

针对原发性高血压对我国人群健康的挑战，国家“九五”攻关项目中开展了原发性高血压的社区综合防治研究。所谓高血压的社区综合防治就是指由政府协调卫生部门协同有关部门，充分利用本社区有限的资源和有效可行的方法，通过采用健康教育、社区组织、立法、卫生服务等多种策略，引导社区内的防治对象改变不合理的生活方式，采取健康的生活方式，降低高血压的危险因素，减少高血压病及并发症的发病率。检出血压偏高及高血压患者，予以非药物及药物治疗，降低其血压及其他危险因素水平，以预防和减少脑卒中、冠心病及其他并发症的发生。

按照上述综合防治策略，医疗社会工作者和全科医生应在社区内开展老年高血压病人的健康教育工作，首先将这些老人进行登记，以便随访和管理；并定期开展健康教育讲座，使这些老人改变不良的生活方式，如膳食限盐，控制体重，戒烟酒，进行适量的体育运动等，通过健康教育使他们知道坚持按时服药和非药物治疗的重要性，使他们的病情减缓进入晚期或不出现致残致死的并发症，使身心功能得到尽可能多的康复；同时，通过健康教育使这些老人的亲属、邻居、医护人员等去影响病人，督促他们从医行为，逐步改变不良习惯。

在社区范围进行高血压管理工作，使高血压检查成为常规，尤其对需要治疗的老年高血压患者进行定期随诊并评估治疗效果，这对降低其血压及其他危险因素水平，预防和减少脑卒中、冠心病及其他并发症的发生起到重要作用。

近年来国际上高血压防治方案的理论和实践均证明，高血压的人群防治应该包括高血压患者和高危人群的非药物干预和一般人群的健康教育。这种三位一体的高血压防治方案，不仅能有效地控制血压水平的进一步升高，预防高血压合并症、冠心病、脑卒中的发生、死亡；同时，在社区中开展这种综合防治能节省大量的卫生资源。

二、糖尿病

目前世界上无论是发达国家还是发展中国家，糖尿病发病率均呈上升趋势。估计全世界有1.51亿人患糖尿病，预计到2025年患病人数将达3亿。糖尿病并发症成为发达国家第五位死因。在发展中国家的城市中，发病率为10%并不罕见，显著超过发达国家。糖尿病患者日趋年轻化，与经济发展及生活方式改变有关，如不合理的饮食习惯、缺少运动、长期思想压力等，这种趋势正向全球蔓延。整个人群糖尿病患病率从3%（小于45岁）到高于20%（60～70岁人群），呈现随年龄逐渐增加趋势。

随着我国人们生活水平的不断提高、生活方式现代化、营养过剩和运动减少，糖尿病发病率正在逐步增加，成为继肿瘤、心脑血管病之后危害人类健康的第三位严重的慢性非传染性疾病。21 世纪初,我国糖尿病患者有 3000 万,患病率为 2%~4%。

糖尿病已成为全球性的公共卫生问题,是现代化社会中最主要的非传染性疾病,引起了世界各国的极大重视。1989 年 5 月世界卫生大会通过一项决议,恳请世界卫生组织会员国评价各国对糖尿病的重视程度及采取的控制措施,世界卫生组织近年来通过协调组织并制订出国家防治糖尿病计划的指导原则。世界卫生组织和国际糖尿病协会共同举行了世界糖尿病日(1991 年 6 月 27 日)。为对付糖尿病这一日益严重的全球性威胁,世界卫生组织已制订了糖尿病防治战略,即:

(1)通过研究,提高对糖尿病的分布情况和病因的了解,找出治疗的新技术。

(2)通过教育,防止糖尿病的日益增多趋势,帮助糖尿病患者生活下去。

(3)加强国家社区卫生服务,以便更有效地控制糖尿病。

糖尿病的防治需要多学科的联合,需要医生、护士、营养师、病员及其家属的合作,需要社区成员的广泛参与。

(一)老年性糖尿病的特点

(1)60 岁以上发病的病例,99%以上属非胰岛素依赖性糖尿病,病情较轻,常缺少三多(多饮、多尿、多食)一少(体重减轻)症状,年龄愈高,症状愈少。

(2)由于症状不明显,很多老年糖尿病人是在做健康查体或因其他疾病就诊时查血糖被发现的,并发症如高血压、白内障等就诊时被偶然发现患有糖尿病,因此,老年性糖尿病易被漏诊。

(3)2 型糖尿病其病隐匿,症状不典型,不少病人以并发症为首发症状,如有的病人因视力下降,检查眼底发现有特征性的糖尿病视网膜病变,再经检查血糖而确诊;有的病人因急性心肌梗死、脑血管意外急诊住院时,发现患有糖尿病。

(4)老年性糖尿病有时空腹血糖值不太高,而餐后血糖较高,故需作餐后 2 小时血糖或葡萄糖耐量实验才能作出诊断。

(5)老年性糖尿病即使血糖明显升高,患者尿内仍无糖排出,称为“肾糖阈高”,故不应根据尿糖的有无来判断有无糖尿病,而应测血糖来作出诊断。

老年糖尿病的特殊表现为:

①足部皮肤打疱:打疱的表现类似于二度烫伤的水疱,单发或多发,常在一周内逐渐消退;②肾乳头坏死:表现可不典型,不伴发热或腰痛;糖尿病性神经病性恶病质,这是常见于老年糖尿病的一种特殊并发症,表现为抑郁、体重明显下降、周围神经病变伴严重疼痛,一般持续 1~2 年后自然恢复;③糖尿病性肌萎缩:主要发生在老年男子,骨盆带和大腿肌肉呈不对称性疼痛性进行性无力,常在数月内自然缓解;④恶性外耳炎:由假单胞菌族引起,为一种坏死性感染,几乎无一例外地发生在老年糖尿病病人;⑤肩关节疼痛:约有 10%老年糖尿病人,因肩关节疼痛引起活动受限,可能与局部的非酶促蛋白糖化作用有关;⑥认知能力下降:与同龄非糖尿病人比较,老年糖尿病人的认知能力相对较差,抑郁的发生率较高,这些异常表现与血糖控制不良有关。

老年糖尿病合并其他慢性疾病的机会多于非糖尿病人,加上糖尿病使人体老化作用加快,明显地影响了他们的生活质量和工作能力。老年糖尿病人有更多的视网膜病变、大血管并发症、神经系统并发症、糖尿病肾病、糖尿病足等，成为致残的重要原因。

（二）老年性糖尿病社区康复的必要性和可行性

（1）符合低成本、广覆盖、经济有效的原则。近年来，糖尿病的卫生经济学受到各国政府和卫生组织的高度重视，充分、有效地利用社区的卫生资源，经济、合理地进行糖尿病诊治有利于减轻糖尿病患者及其家庭乃至社会的经济负担。例如：北京地区1位糖尿病患者平均费用约在3500元左右，全国3000万糖尿病患者平均每人每年以1500元医疗费计算，全年的糖尿病医疗费也要达到450亿人民币，糖尿病门诊和住院费用相加，全国的医疗费用至少要达到600亿人民币，人均费用2000元。糖尿病合并其他慢性病变时，患者的检查费用及治疗费用必定会成倍增长。而随着医疗改革的进程，退休老年人自付的医疗费比例还要有所增加。因此在开展社区医疗卫生工作时，必须大力发展社区老年医疗保健事业，可以采取由医院分片包干的办法，建立社区老年人医疗档案，定期派人指导、定期体检、定期发药，按年收费。健康指导与医疗相结合，医院治疗与上门医疗相结合，为老年人提供良好的医疗服务，同时也可节省老年人有限的医疗费用，小病在社区、大病进医院，减少就诊费用，降低医疗成本，减轻老人负担，用比较低廉的费用得到较优质的医疗服务。

（2）社区医疗可以使老人在家就医，并为他们提供医疗、预防、保健康复和健康教育为一体的社区卫生服务，帮助老人养成良好的卫生习惯，文明的生活方式，培养健康的心理素质，提高自我保健意识，树立战胜疾病的信心和勇气。同时也可以提醒老年糖尿病人有病莫要乱投医，以免花了冤枉钱又耽误了病情。另外，社区是老人所熟悉的环境，医生、护士等都互相认识，感情容易沟通，彼此有认同感、亲切感，这样也可减轻老人就医时的恐惧和紧张心理，这种就医环境对于老年患者的治疗是十分有利的。

（三）建立科学的老年糖尿病社区康复模式

1．为老年糖尿病人建立糖尿病专卡　目前老年糖尿病患者到医院看病，常常是每去一所医院买一个病历本，医生写病历记录时大多也不查阅病人在其他医院的病历记录，这样就造成病历记录的局限性、缺乏连续性和关联性，而且病人丢失病历本的现象也很严重。这些都不利于对患者疾病过程的完全了解和前后治疗的对比。而社区为老年糖尿病人建立的专卡可以克服这些弊端，它是一个连续的、综合的、个体化的全面记录。系统地记录病情变化、各种降糖药的用药过程、每次血糖化验的记录，以及患者饮食和运动情况，是否因疾病造成了心理障碍等。有了这些系统记录，社区医生就可根据每个病人的具体病情制定和调整康复治疗方案，并定期检查康复结果。

糖尿病是一种可防可治的疾病，为了提高糖尿病及其并发症防治水平，减少糖尿病的医疗费用和提高患者的生活质量，应积极地开展社区的综合防治和教育。而文化程度和经济收入是影响糖尿病控制的重要因素。糖尿病教育的重要性和迫切性日益突出，特别是在发展中国家更具有现实意义。中国自1997年开始了为期5年的糖尿病教育计划，以达到“教育病人去教育其他病人，帮助病人去帮助其他病人”的最终目的，已在北京、成都、西安、上海、广州等地建成教育基地。北京糖尿病学会经常组织专家到部分社区进行糖尿病讲座，他们利用食物模型，提出食品交换份的概念，即将食品分成谷薯组、菜果组、肉蛋组和油脂组，都按产生90千卡热量计算，或者说，产生90千卡热量的食物就是一个食品份，病人可以根据自己的体重和运动量计算出每日的饮食量。这种讲座生动、直观、容易理解,使得不同文化程度的老年患者都能很快掌握,深受老年糖尿病患者的欢迎。

2. 组织患者之间的定期交流　通过在社区中定期召开老年糖尿病患者座谈会,建立患者和医生、患者和患者之间的联系,从由医生占主导地位转变为病人占主导地位。请经过治疗而达到康复标准的老年糖尿病患者传授自己的治疗经验和体会,这样在患者们中间树立1、2位大家熟悉的康复榜样,这种教育对大家更有影响力和说服力,这样更能帮助病人树立战胜疾病的信心,同时,大家对治疗不达标的患者,帮助他们找出原因,互相交流治疗经验,从而增强整个社区老年糖尿病患者“治必达标”的信心。

3. 社会心理咨询　基层社区康复在全科医生中应培养一名兼(专)职心理或医务社会工作者,定期给予患者进行心理辅导和社会问题的解决。

糖尿病是老年人常见的心身疾病,是世界上老年人死亡率最高的三大疾病之一,迄今为止已有多项研究证实,心理社会因素、社会支持及病人个性特征在其发病及血糖水平的控制中起重要作用。此病对日常生活影响较大,饮食等受到较大的限制,常产生各种躯体并发症,久病后,患者出现孤单,总为身体状况担忧,或认为存在严重身体疾病等不良想法,导致老年患者的心理痛苦程度增高,而退休后的老年糖尿病患者,心理状况会变差,随着疾病严重程度的增加,老年患者的幸福度也会随之下降,产生明显的恐慌、拒绝、侵害等心理反应,而不良的心理因素也可反过来通过植物神经系统和神经内分泌系统的作用,使病情加重。退休后,若老人无所事事,精神无所寄托,倍感孤独、失落或冷漠,甚至多疑、敏感、焦虑,就会使心理痛苦程度增高。带来许多社会问题及各种心理障碍,而心理社会因素又影响糖尿病的发病及血糖的调节。

糖尿病不仅是多发病,而且是一个严重影响人类健康的终身病、全身性疾病,患者逐渐产生各种慢性并发症,造成严重的器官伤残,最终导致死亡,使病人和家属承受极大的痛苦和损失,给社会医疗保险带来沉重的经济负担。因此,心理和社会工作者应配合全科医生一起,有针对性的对存在心理、社会问题的老年糖尿病患者开展各种心理咨询,心理治疗和社会支持等工作,使这些患者得到集医疗、心理、社会康复等方面治疗的高质量、全方位的服务。社区康复在防治糖尿病中肩负着重要的使命,它起到医院－社区防治－病人三者之间紧密结合,是我国未来控制各种慢性疾病致残的关键环节。

三、白内障

白内障是影响中老年人生活质量的常见病多发病之一,白内障在全世界致盲眼病中居首位,在各类白内障病人中,老年性白内障所占比例最大,世界各国均在50%左右。他们因此而丧失了劳动力,有的甚至生活不能自理,致使生活水平下降。中国有视力残疾人900万,其中白内障致盲400万左右,约占世界白内障盲人的万分之一。由于人口的增长和老龄化,每年将新生白内障40万人。白内障存在明显的地区差别,城市以广州地区最高,农村以北京地区最高。白内障存在着性别差异,女性高于男性。城乡、性别、年龄、职业、地区的不同和白内障患病情况密切相关。白内障既往诊断率远低于现患率。

中国政府重视眼病防治,于50年代国家制定了防盲治盲初步规划,把沙眼列为积极防治的眼疾之一并纳入初级眼保健。70年代末,实行改革开放政策以来,随着人民生活水平的提高和平均寿命增长,带来人口老龄化问题,白内障上升为致盲的首要原因。我国防盲工作的重点也由沙眼防治转移到白内障手术复明。

20世纪40年代前,全世界白内障复明手术后仅能为患者配戴眼镜。1949年英国首次制成后房人工晶体并进行白内障囊外摘除术后植入获得成功。60年代末出现了新型的前房型人工晶体,主要供囊内摘除术用。70年代末到80年代,后房型人工晶体为大部分发达国家采用,到了90年代这一技术开始普遍推广。

中国自70年代引入人工晶体植入技术后发展较为迅速,1983年以前,只有大城市的少数医院开展人工晶体植入。20世纪末,我国2491个手术复明机构中,45%的复明机构已经开展囊外手术并植入人工晶体,其中城市占75%,农村占25%。人工晶体的植入量也逐年增加,1988年全国植入不足100例,1995年全国植入6万例,占年复明手术总数的21.3%。

中老年性白内障是位于眼内虹膜或瞳孔后面的无色透明晶状体,因年龄增长或某些疾病和其他原因而致晶体出现混浊,使透光率减低,影响视力,视物变得模糊不清,称为白内障。老年性白内障是老年眼病中致盲率最高的一种,约占49.77%。随着年龄增长其发病率也增长,据有关资料统计,全世界约有1700万老年人患有此病。

白内障的病因是多方面的,随着年龄增长,晶状体逐渐变硬和混浊,产生自然老化现象。中老年白内障大多发生于45岁以后,年龄愈大,发病率越高,70~80岁达高峰。个人发病年龄与发展速度可有参差。我国南方比北方发病率高,热带地区比寒带地区高,说明地区、气候、遗传等因素与发病有关。男女之间发病无明显差异。

很多人在发病之初,只是感到双眼视物不清,就像隔着毛玻璃看东西,也有的老人会出现视物弯曲或屈光性近视,以后随着病情的发展,病人的视力会逐渐下降,严重时病人出现视力障碍。但与其他失明不同的是,白内障患者的眼睛仍有光感,可分辨白天与黑夜。

白内障从初发到最后的视力障碍,大约需要2~5年;也有的病人长达10年或10年以上;还有的病人白内障长年停止在初期阶段。中老年性白内障主要是皮质性的,按它的发展阶段,可分为4期:初发期、膨胀期、成熟期、过熟期。这些分期对白内障的治疗有一定的意义。一般在白内障初期,晶状体混浊尚在周边,病人视力变化不大,病情发展缓慢,可达数月或数年,有的病人用药物治疗可以控制病情;膨胀期的白内障由于晶状体有弥漫性的混浊发生,病人出现视力减退,常可促使青光眼发作;成熟期的白内障,晶状体混浊进一步发展,瞳孔区完全变白,病人的视力仅存在光感,这时任何药物治疗都无效果,此期手术最为适宜;过熟期的白内障,在成熟期维持数年后进入此期,由于没有及时手术治疗,晶状体便会液化或钙化,有的病人晶状体随重力的作用沉入到玻璃体中,常可引起晶状体过敏性眼内炎及青光眼。

过去白内障要等到成熟以后才可手术治疗,但随着晶状体超声乳化技术的运用,白内障未达到成熟期也可以进行手术治疗。这种手术可使眼球切口缩小,眼部损伤少,甚至手术伤口不须缝线缝合,术毕可回家休息。双眼白内障的病人,不能两眼同时一次手术,一般可间隔数月。

据1998年在长沙进行的"城市特困老年人的生活状况"抽样调查显示:在500名城市特困老人中,患有各种疾病的占89.2%,在他们所患疾病中,居第一位的是白内障,其他依次是高血压、关节炎等。特困老人拮据的物质生活状况影响了他们的生理健康状况,而不健康的躯体又严重的影响了他们日常生活水平。

随着我国康复事业的发展,全国各地已实施多年白内障复明手术,取得长足进步,建立了系统的工作体系和眼科技术队伍。但因我国地域辽阔,地区差别明显,特别是边远、贫困地区,由于当地没有眼科,加之交通不便,患者经济负担能力差、难以承受手术费用,造成相当多的老年白内障患者不能手术复明。

为了使更多的白内障患者,包括老年患者早日康复,中国与国际狮子会合作开展了"视觉第一中国行动",在国际狮子会的资助和中国国务院残疾人工作协调委员会的统一组织下,通过政府、眼科医务界和社会各方面的共同努力,达到如下目标:1997~2001年实行175万例白内障复明手术;2001年达到每年进行45万例的手术能力;2002~2006年实行250万例白内障复明手术,并于2006年达到全国90%的县有手术复明机构或眼科,基本具有施行白内障复明手术的能力,使白内障致盲得到有效控制。

虽然我国各级政府投入了相当大的人力、物力进行白内障的早期康复工作,但仍会有部分患有白内障的老人因身体或经济的原因无法接受手术。对于这些老人,社会工作者在社区可组织下岗职工和志愿者为老人提供生活服务,如料理家务,送饭到家或帮助做饭、买菜、洗衣、理发、接送老人外出、陪伴老人聊天等。这样做既可以减轻老人所在家庭成员的负担,又可以提高这些老人的生活质量,使他们通过与服务人员的接触了解社会,获得精神慰藉。同时社会康复工作还应加大宣传力度,提高各级领导及患者对白内障危害的认识,将老年白内障的防治纳入国家健康计划,防止白内障的发生与发展。

(郭　薇)

第九章　残疾儿童的社会康复

第一节　儿童的生理性残疾预防

对残疾儿童的康复服务，不仅是帮助残疾儿童增强体质、恢复功能的必要性工作，更重要的是如何使残疾儿童健康愉快地成长，为回归社会，正常参与社会生活准备条件。

无论是康复医疗机构的全面康复服务，还是社区康复工作，都必须首先加强儿童少年的残疾预防工作，同时尽量减少和避免残疾儿童再次因意外伤害而使残疾程度加重。

一、儿童生长发育的异常

在我国残疾儿童中，智力、听力、语言残疾儿所占比例大，其次为肢残、视力残疾、精神残疾等。先天性残疾儿比后天残疾儿数量多、比重大。造成先天残疾的主要原因是遗传因素、近亲结婚、围产期疾病、病毒感染等，后天性残疾主要是感染、中毒、意外事故、药物、精神创伤等。为了提高我国人口素质，尽可能把残疾程度降到最低限度。

(一)婴幼儿的生长发育

一般婴幼儿生长发育遵循由低级到高级、由简单到复杂的规律。小儿年龄越小增长越快，尤以生后前半年最明显，以后逐渐减慢，到青春期又增快，临床多以体重、身高、头围作为衡量发育的重要指标。

1. 体重　体重是人体各种组织器官、体液的总重量，是衡量体格发育的重要指标之一，临床上作为诊断和用药剂量的依据，如呆小症、营养不良、先天性心脏病等。体重的计算方法是：1～6个月体重：出生体重＋月龄×0.6(kg)；7～12个月体重：出生体重＋6×0.6＋(月龄－6)×0.5(kg)；2～12岁体重：年龄×2＋8(kg)。当体重超过正常标准10%以上或低于15%以上均要查明原因。

2. 身高　身高是指头顶至足底的垂直距离，包括头、脊柱、下肢的长度，是代表骨骼发育的重要指标之一。新生儿出生时平均身长50cm；1～6个月平均每月递增2.5cm；7～12个月平均每月递增1.5cm；2～12岁身长为年龄×5＋80cm。身长低于30%以上为异常，影响身长的疾病如脊柱侧弯、软骨营养障碍、成骨不全、呆小症等。

3. 头围　头围是指头部鼻弓上方最突出处经枕后结节围绕一周的长度。出生时头围平均34cm，生后前半年增长较快，每月平均递增1.5cm，后半年每月递增0.5cm，1岁时平均头围46cm，2岁为48cm，5岁为50cm。

4. 其他　表示生长发育的项目还有胸围、腹围、牙齿，骨骼等。

(二)婴幼儿的神经、精神发育

1. 感觉发育

(1)视觉　正常新生儿出生后即对灯光有反应,强光照射可闭眼,能看见60cm半径内的物体,最适焦距为20~25cm。生后3个月头眼协调好,能看见8mm大小的物体。

(2)听觉　听觉良好的新生儿,50~90分贝的声响可引起呼吸频率的改变,2周龄婴儿能感觉说话的节奏,1~3个月能辨别各种音素,如“吧”与“啪”,1岁左右能听懂自己的名字并会说一些字词。

(3)触觉　新生儿生后某些部位的触觉已发育成熟,尤以口唇、手掌为显著,触及口角有张口动作。

(4)温度觉　刚出生的婴儿对冷的反应十分敏感,出生后外界温度低,可表现哭闹、寒战。

2. 大运动发育　运动能力的发育随着大脑皮层传导通路及神经纤维髓鞘的发育完善逐渐提高,逐步达到俗语所说“三翻、六坐、七滚、八爬、周岁会走”,但残疾儿运动发育往往较晚。

3. 细运动发育　细运动指手的精巧技能,一般需视感知觉的参与。生后1~3个月能看手或手中物体,2~4个月有臂的随意运动,6~9个月能用手指握住、放下或扔掉物体。

4. 神经反射的发育

(1)原始反射　为小儿时期一种暂时性反射。原始神经反射对残疾儿的筛查、小儿脑瘫的诊断有十分重要的意义:生后4个月的婴儿握持反射持续存在,但不能伸手抓物;侧弯反射持续不消失可影响坐位平衡,无法维持正常的直立姿势等。

(2)终生存在的反射　正常婴儿坐位前方保护性伸展反射生后6个月出现,侧方反射生后9个月出现,后方反射生后12个月出现;立位前方保护性伸展反射生后12个月出现,侧方反射生后18个月出现,后方反射生后24个月出现。若不能按时出现,则影响坐、立位平衡,即不能站立、行走。

二、残疾儿童的检查

1. 各种残疾儿童诊断标准

(1)视力残疾儿童　14周岁以下的孩子,好眼最佳矫正视力低于0.3。

(2)听力语言残疾儿童　双耳平均听力损失大于41分贝或失语、失音、构音不清。

(3)智力残疾儿童　智商数低于69,适应行为低于一般人水平。

(4)肢体残疾儿童　上下肢体或脊柱、中枢神经残缺,截肢畸形或其他肢体功能障碍。

(5)精神残疾儿童　患精神病1年以上,社会功能紊乱。

(6)综合残疾儿童　兼有两种以上残疾。

2. 体检内容

(1)一般情况　体重、头围、身高、五官。

(2)运动发育情况。

(3)神经、精神发育情况。

(4)原始反射。

(5)肌张力测定。

3. 根据不同年龄特点检查残疾儿　康复工作者要根据小儿不同年龄阶段发病特点、致残因素、有关病史与体格检查综合分析，做好残疾儿的诊断，及早实施康复服务。

(1)新生儿期的残疾检查　由出生结扎脐带至满28天为新生儿期。一些先天畸形于小儿出生后即被发现，如唇裂、颚裂、脊膜膨出、肢体缺陷、连体儿等。

目前我国新生儿期可筛查的内分泌代谢性疾病为先天性甲状腺功能低下、苯丙酮酸尿症、G-6-PT缺乏症、先天性肾上腺皮质增生症、组氨酸血症、半乳糖血症等。

对高危新生儿要严密观察，注意黄疸出现的时间、程度、核黄疸的有无以及惊厥发作的情况，颅内出血，同时注意视力、听力、双上肢运动是否对称，以便及早发现新生儿先天性听力缺失、视力障碍、臂丛神经损伤等。

(2)婴儿期的残疾儿检查　生后满28天至1周岁为婴儿期，此期小儿生长发育迅速，同时来自母体的被动免疫逐渐消失，自身免疫尚未完全形成，故抗病能力弱，易患各种感染，如腹泻、肺炎、脊髓灰质炎、脑炎、脑膜炎等。某些疾病可遗留肢体运动功能障碍、智力低下、癫痫。

生后1~2个月母乳喂养儿，因体内维生素K缺乏所致的晚发性颅内出血者，一部分经及时治疗挽救了生命，但可遗留终生残疾。婴儿期不仅要合理喂养，还要按时完成各种计划免疫。

(3)幼儿期的残疾儿检查　1~3周岁为幼儿期。此期小儿活动范围扩大，接触周围事物增多，语言表达能力明显发展，可借助于客观指标了解其语言、听力以测定有否聋哑，也可根据行走、跑跳时的步态与姿势了解先天性髋关节脱位、脑瘫、脊柱侧弯等。智力低下、呆小症、黏多糖病、脊肌萎缩症、重症肌无力在此年龄期也可逐步出现症状而被诊断。

(4)学龄前期的残疾儿检查　3~6岁为学龄前期。此期小儿智力发育快，理解力、求知欲强，自理能力提高，常见的致残疾病有进行性肌营养不良、急性感染性多发性神经根炎、智力低下等。此年龄阶段因好奇心强、无安全意识而容易发生意外事故，如跌落伤、溺水、电击伤、烧烫伤、车祸等。

(5)学龄期的残疾儿检查　6~14岁为学龄期。此期儿童脑的发育基本与成人一致，这时常患的致残疾病也与成人相似，如血友病者可因关节腔内出血导致关节畸形及功能障碍，类风湿病引起关节强直，脑外伤和精神创伤也可导致儿童精神病。

检查儿童是否残疾，还可以参考以下指标：

1)根据头围检查残疾儿童　小儿头围增大或较小，超过该年龄两个标准差为异常。头围过小为小头畸形，可表现脑发育不全、智力低下、生活自理能力差，常伴有语言障碍。头围过大，可考虑脑积水，若伴有颅压高可有惊厥发作。

2)根据牙齿筛查残疾儿童　小儿出生后6个月开始出牙，乳牙共20个，正常发育的小儿2岁乳牙全部出齐。2岁以下儿童的牙齿数目为：月龄-4~6。出牙迟缓常见于呆小症、软骨营养障碍、先天性成骨不全；牙列不整见于唇裂、颚裂、颌骨发育畸形等；牙齿畸形可见于外胚层发育不全。

第二节　儿童的社会性残疾预防

社会性残疾预防，是指预防外界的不良因素对儿童造成的意外伤害，是对多种社会性问题而非儿童自身生理原因致残的预防工作。对儿童造成意外伤害的主要社会性因素包括生活环境障碍、玩具伤害、歧视和虐待、游戏活动损伤等。康复机构和社会福利机构在防止儿童受到意外伤害的同时,应重点防范住院残疾儿童的再次被伤害。

康复医疗机构、社会福利机构和医务社会工作者在残疾预防方面应开展以下工作:

(1)修建方便残疾儿童日常生活的无障碍设施,并保证这些设施能安全使用。不允许在盲道上堆放物品;坡道要及时扫除冰雪及杂物;厕所内的残疾儿童便池扶手等要保持清洁、稳固;打扫房间地面时应注意防止孩子滑倒摔伤。

(2)避免使用容易造成光、电伤害的玩具和有尖角、锐棱等容易碰伤儿童的玩具;儿童玩具要经常消毒、修理和更新;教育并防范健全儿童在各种活动中伤害残疾儿童。

(3)关心残疾儿童的心理健康,防止因孤独、自卑、妒忌等因素造成的自残或故意伤害其他儿童的行为。

(4)组织院内、院外集体活动时,要做好各项准备工作,活动过程中要加强纪律,防止意外事故发生。

第三节　残疾儿童的康复

康复医学包括医疗的、教育的、职业的和社会的几个方面内容。在康复机构里,这几个方面都有所体现,康复服务可以根据不同地区和其他条件在某些专业领域有一定侧重。一般来说,对于残疾儿童除了身体的功能训练外,特殊教育和社会康复显得更为突出。

一、医疗康复

医疗康复应在发病或受伤后尽早开始,不应该仅仅把它作为治疗结束之后的一种"后续疗法",尤其对孤残儿童来说,应抓住早期康复的有利时机,尽量减少或降低成长过程中各种继发性障碍所增加的难度。医护人员要学习并运用医疗康复的方法,尽一切可能帮助残疾儿童改善身体残疾状况,以便为开展特殊教育和健康成长打好基础。

康复治疗是根据对残疾儿童康复评定的结果,规划和设计康复治疗方案。全面的康复治疗方案包括协同、合理地使用各种可能的治疗手段和措施。目前常用的康复治疗方法有:

1. 物理和运动疗法　包括利用电、光、声、磁、水、蜡、力等物理因子治疗和通过徒手或借助于器械对残疾儿童进行的各种改善功能的运动方法。各种物理治疗对炎症、疼痛、瘫痪、痉挛和局部血液循环障碍有较好的效果。各种改善功能的运动方法包括体位变换、姿势改善、关节活动度和肌力维持和增强、移乘活动能力的获得、呼吸排痰训练等,这些能有效地恢复残疾儿童丧失了的运动功能,同时也可预防和治疗各种并发症,如防止肌肉萎缩、关节僵直、骨质疏松、局部或全身畸形等。另外,运动疗法还可改善不正常的运动模式,增强肌肉力量,改善机体的协调性和平衡性以及对运动的耐力等。

2. 作业疗法　作业治疗的内容包括:功能性作业治疗、心理作业治疗、日常生活活动训练、就业前评价和就业前训练。作业治疗主要通过一些日常生活活动、手工操作劳动或文体活动等具有一定针对性、能恢复患者功能和技巧的作业进行训练。作业疗法不但可使残疾儿童看到具体的作业成果,有些还可获得经济效益,因而易引起孩子的兴趣。具体作业项目应根据儿童的性别、年龄、兴趣和残疾程度的情况来选择。常选用的有进食、梳洗、穿衣、各种转移和移乘等日常生活活动,手工艺品制作等手工操作,以及使用套环、七巧板、写字、绘画和各种有价值的游戏等文体活动。作业治疗人员还要通过制作一些自助具、简单夹板帮助残疾儿童克服肢体功能的障碍。训练装配上肢假肢、矫形器和特殊轮椅(气动、电动等)的孩子,使他们能正确、灵活地操纵和使用这些辅助用具;对于有心理和认知能力障碍的残疾儿童,要对他们进行心理素质和认知的作业训练。

3. 语言疗法　是对颅脑外伤后或小儿脑瘫等引起语言交往障碍的孩子进行评价、治疗和研究的学科。常见的语言障碍的种类有:听觉障碍、语言发育迟缓、失语症、言语失用、运动障碍性构音障碍、器质性构音障碍、机能性构音障碍、发音障碍和口吃。通过评价,明确诊断,决定康复治疗的方针和具体的计划。常用的检查方法包括:听觉检查、语言能力检查、口语检查等。对于鉴别出的言语障碍如声音异常、构音异常、言语异常或流畅度异常,可分别选用发音器官和构音结构练习、单音刺激、物品命名练习、读书练习、会话练习、改善发音等方法恢复其交流能力。

4. 心理治疗　大多数身体残疾的儿童常因心理创伤而存在种种异常心理状态,因而需要心理治疗师参与工作。心理治疗师通过观察、谈话、实验和心理测验(性格、智力、意欲、人格、神经心理和心理适应能力等)对孩子进行心理学评价、心理咨询和心理治疗,常用的心理治疗有精神支持疗法、暗示疗法、催眠疗法、行为疗法、松弛疗法、音乐疗法等。

5. 文体治疗　体育和文娱活动不但可增强残疾儿童的肌力和耐力,改善平衡和运动协调能力,还可增强孤残儿童的信心,使其得到娱乐,从而改善他们的心理状态。

6. 中医治疗　在我国还要发挥传统医学的优势,将中药、针灸、推拿、按摩、药膳等治疗手段合理地应用于残疾儿童的康复治疗中。

二、教育康复

教育康复通常泛称为特殊教育。从内容上分为两种情况,其一是对肢体功能障碍的残疾人进行的普通教育,包括从初级到中高等教育;其二是指对盲(含低视力)、聋、哑、精神或智力障碍的残疾儿童少年和有需要的残疾人进行的特殊教育。教育康复主要在各地各级盲校、聋哑学校、启智学校以及社区康复站点开展,在特殊教育师资缺乏的情况下,护理人员应该承担一部分教育康复的工作。

在康复医疗机构和儿童福利院里,对残疾儿童的特殊教育与家庭中家长对残疾孩子的教育有明显区别。其中对脑瘫儿的特殊教育具有典型性和普遍意义。

在残疾儿童中,脑性瘫痪的孩子占有比例高,社会问题多,家庭负担重,脑瘫儿童的社会康复和教育具有特殊的意义。多数脑瘫儿有思想,懂感情,也有求知欲望,正是体力、脑力活动充沛的关键时期,要给他们合理的智力刺激和运动量。在社会康复方面要注重特殊教育服务,实施教育上应特别注意智力开发,培养其自信心。

残疾儿童的社会康复和特殊教育提倡一个“早”字。但早期教育要讲求方法,从脑瘫儿的特点出发,考虑到脑瘫儿的观察、记忆、思维、想象的方法,采取适当的教育手段,才会收到良好的效果。否则,早期教育不仅不能促进脑瘫儿智力发展,反而会伤害其学习的积极性,甚至损害脑瘫儿的健康。

1. 在游戏中学习　寓教育于娱乐之中。不论正常儿还是脑瘫儿都爱游戏,它和世界的存在一样,成为一种永恒的现象。游戏在学龄前儿童的生活中占居主导地位。孩子通过游戏认识周围世界,适应生活,发展智力。求知的欲望,好奇、探索是孩子们的天性,他们对一切新鲜的事物都感兴趣,这为护理员循循善诱的教育提供了很好的条件。但是,有的康复工作者不懂这一点,而是求成心切,每天单调的认字、数数会使脑瘫儿失去学习的兴趣。正确的方法是寓教育于娱乐之中,首先唤起脑瘫儿学习的兴趣。在学习中必须注意启发诱导,要以鼓励为主,使其建立自信心,在轻松愉快的游戏中进行学习。另外,由于脑瘫儿常伴有智力障碍,他们学习游戏本身就有较大困难,所以不能像正常儿童那样以游戏活动为主进行知识教学。

2. 在大自然中学习　大自然中知识丰富,具体地将世界的万物展示在孩子的面前,让他们看、摸、闻、听,甚至品尝。它的鲜艳的色彩,娇美的姿态,动人的音响,以至于神奇的变化,吸引着孩子,激起他们求知的欲望。社会工作者的责任是引导他们去探索,如组织残疾儿童去动物园、植物园、公园等处游玩,开扩孩子们的眼界,提高他们的观察力和思维能力,为他们提供条件,使其在大自然中学到福利院里学不到的知识。

3. 提供音乐环境　喜欢音乐是人的天性,孤残儿童更需要音乐环境。在孩子的生活中,不能没有音乐,否则他们会失去相当大一部分生活的乐趣。音乐不仅使孤残儿童快乐,还可以促进脑瘫儿的心理品质和健康。不论儿歌还是歌曲都能培养残疾儿童良好的道德情操,增长他们的知识,发展他们的智力,提高他们的美感。根据脑瘫儿特点,歌曲句子不易太长,速度不能太快。歌曲曲调跳动要小,节奏不要太复杂。音乐可以表达脑瘫儿的心理活动,抒发其感情。

4. 发展绘画能力　绘画不仅能锻炼儿童的感觉器官,还能锻炼儿童的智力。在人的一生中,神经细胞以影像、触觉和声音等感觉做基础,做出无数次的相互联系和结合,通过一种迄今尚未清楚的程序,使这些联系和结合贮存在脑中,成为知识。如果上述的联系和结合不从幼年开始形成,神经细胞很可能受到类似肌肉萎缩那样的影响,而整个器官的发育就会受到阻碍。通过发展脑瘫儿的绘画能力,可以培养脑瘫儿的观察力、记忆力、想象力和思维能力,培养脑瘫儿集中注意,克服困难的良好品质,爱祖国、爱美好大自然的高尚情操,和良好的审美观点。

5. 发展语言　语言是思维的手段,是人们交往的工具,学龄前儿童是语言发生和发展的时期,它对人一生的语言发展具有决定性意义。在正常的环境条件下,儿童出生后一年左右学会说话,只要四五年就可以基本熟练地掌握口语。只要他们和成人交往,和社会交往,即使成人不是有意识地教他们,他们也能学会说话,但可能不规范、不丰富,有时还可能不流畅、不合逻辑。有语言障碍的脑瘫儿也要发展语言,这要根据脑瘫儿的具体情况采用不同方式方法加以语言发展(关于残疾儿童的特殊教育,见第十一章)。

综上所述,任何程度的残疾儿童,只要及时对他们进行特殊的教育,就会使其智能有不同程度的进步,我们应对残疾儿童的早期教育充满信心。

此外,住福利院的大龄残疾孩子,应该结合实际有针对性地开展职业康复。主要是通过训练日常独立生活能力和简单手工操作技能,增加他们的社会适应能力和一定劳动能力。

总之,残疾儿童的康复原则是对残疾儿童应实施全面综合康复,调动发挥残疾儿童的一切潜能,采取多样化的康复治疗,在治疗疾病的同时,促使残疾儿童在智力、语言、运动功能等方面发育完善,使患儿身心同时发展,培养残疾儿童提高生活自理能力,心理应变、社会交往及将来从事某一适当职业的能力,以提高残疾儿童的生活质量。康复服务,主要是每天通过功能训练来改善和调整残疾儿童的身体状况,以提高其生活自理能力;同时增加他们的文化科学知识,培养良好的素质和生活经验,为走向社会作好准备。

三、康复的基本条件

1. 设施　残疾儿童康复医疗和社会福利机构属于公共设施,又有很多残疾儿童生活在里面,所以必须实施无障碍环境,严格落实有关规定,保证残疾儿童生活起居的方便。

2. 设备　康复机构和儿童福利院应该配置一定数量的对残疾儿童进行康复训练的设备,主要包括四肢功能康复训练、形体矫治、听力语言训练等方面的仪器和器械。通过康复训练,使残疾婴幼儿增强肢体活动能力,骨骼和肌肉健康生长,心肺功能逐步加强,促进大脑发育和听力语言的矫治,防止慢性病和并发症的产生。

在通过不同途径取得资助和捐赠的时候,配置的康复设备要本着性能良好、操作简便、安全耐用、配套齐全的原则,尽量使用国产普及型的设备。

目前,除了国外捐赠的设备外,一般由中国残疾人用品用具供应总站负责研制、生产、销售有关的康复设备,在全国各地都有供应的网络和服务站点。

根据医院或儿童福利院的床位数量、活动空间、康复护理人员的技能等条件,康复设备的配置有所不同,主要设备应该有以下几种:

(1)平行杠　训练行走。不锈钢或木制,高度可以调节。

(2)肋木　训练臂力和协调动作。钢木结构,最好是彩色的。

(3)阶梯　训练上下台阶。分为1侧、双侧和3侧式,钢木结构,带扶手和防滑条。

(4)训练台　根据训练房间面积选择不同尺寸规格和形制。

(5)砂磨台　上肢功能训练用。含砂磨具5个左右。

(6)木钉盘　训练手和上肢的协调功能。1套含大、中、小3种规格。

(7)滚筒　训练肩肘功能。

(8)平衡板　训练儿童平衡能力。

(9)分指板　训练手指分开和伸展。

(10)踝关节矫正板及训练器　矫正踝关节,防止出现畸形。

(11)楔形垫　分为大、小楔角两种,在床、垫上训练用。

(12)站立架　站力训练。最好选用异型彩色大桌面,可升降式。

(13)认知玩具　1套,儿童训练专用。

(14)儿童坐姿矫正椅　矫正坐姿及安全。

如果有条件,儿童康复医疗机构和儿童福利院还可以配置以下几种康复训练器材:

①儿童减重步态训练器;②儿童步行器;③钻笼;④髋内收外展训练器;⑤起立床;⑥爬行架;⑦液压踏步器;⑧巴士球;⑨训练滑梯;⑩球浴池(波波池);⑪认知训练组件;⑫训练套圈。

上述康复训练器材，不仅需要护理人员学会使用方法与技巧，而且要基本掌握功能训练的科学知识，才能有效、合理的使用。在每天或每次训练之后，要及时记录并填写有关表格，以便调整康复训练方案和参与康复评定。

3. 专业人员　康复机构应该根据不同规模设立各种康复专业服务的部门或相应岗位，包括康复医师、运动疗法和作业疗法的技术人员、社会康复工作者、心理康复工作者等。医院的管理者和医护人员也都要学习全面康复的基础知识和团队工作经验。各个岗位的专业人员都应该制定出工作制度、质量检查和评估制度以及具体措施，保证康复服务的有序开展。

四、残疾儿童的社会康复

(一)社会康复服务内容

社会康复是残疾儿童全面康复的核心工作。根据我国现阶段社会工作的内容、范围及特点，结合康复医学发展的具体目标，社会康复工作者基本工作内容是：

(1)对残疾儿童的个人史，收治情况和所处环境进行充分了解，以便掌握儿童存在的社会问题及问题的背景。对残疾儿童的致残原因或病因进行认真调查分析，从而对涉及的政治、法律、经济和寄养家庭伦理道德等问题进行专题和综合研究，适当干预。

(2)和有关医护人员密切配合，协助护理人员解决他们在常规护理之外不能或不便解决的问题，如患儿手术期间陪护，护理人员的人际关系调适等事宜；

(3)和心理工作者密切配合，了解残疾儿童心理负担的起因，并对所涉及的生活和社会问题积极帮助家长加以解决；

(4)和工程技术人员密切配合，做好各种康复器械的配备，以及对康复医疗机构、社会福利院、孤残儿童寄养家庭的居室环境进行无障碍设施改造工作；

(5)经常组织残疾儿童参与社会活动以减少他们的孤独、自卑感，培养他们对生活的热爱和社会公益事业的关心，如游览公园、到商业区购物、观看文体比赛，以及与社区健全儿童之间的各种联谊活动等。

由于未成年人需要特殊的法律保护和特殊的服务方法，所以社会康复工作无论是在康复机构、儿童福利院还是在社区、寄养家庭中开展，都必须遵循社会工作的基本理论和方法，在残疾儿童及当事人的配合下，帮助孩子解决他们所面临的社会问题。

在康复机构或儿童福利院中，社会康复的小组工作是在其他专业人士的配合下共同完成的。由康复医师负责对每一位残疾儿童进行功能恢复和重新回归社会方面的综合评定，小组有社会工作者、医生、护士、康复训练技师、心理工作者、康复工程技术人员共同参加。这种小组评定工作一般对每一个孤残儿童都分三次进行，每次评定对上一次评定后的综合康复效果做出小结，并对此后的继续康复内容进行讨论和做出决定。

社区里的社会康复工作主要是针对寄养家庭而与个案工作同步进行的。在进行立案之后，社会工作者就多次到寄养儿童所在的社区和家庭进行调查，访视，与社区有关部门共同商讨孩子进入家庭和社区后出现的新问题，确定解决问题的途径，落实措施，以帮助孤残儿童正常参与社会生活。

(二)社会康复工作方法

残疾儿童的社会康复个案工作,除了应用前面介绍的基本工作方法和具体步骤外,还要注意适合儿童特点的方法与技巧。

1. 接案　每一个入院的残疾儿童,在入院48小时内即由所在病房的个案工作人员接案。接案时个案工作者与有交谈能力的残疾儿童或有关人员进行初步会谈;对于被遗弃的孤残儿童,要尽可能详细地掌握个人资料,如被遗弃时的现场状况、目击者证实情况、存在的问题及问题的背景,准备立案干预。

2. 立案　当决定立案后,个案工作者即应对患儿的致残原因或病因进行认真的调查分析,收集入院儿童所涉及的政治、法律、经济等资料,进行专题或综合研究,明确工作的方向。

3. 社会诊断　依据个案工作的观点,将由会谈、访视或其他方式所得到的有关儿童的一切资料,以客观的态度,经过综合的分析与比较研究,确定对孩子提供最有效的帮助。目前社会诊断既注重解决儿童的社会问题,也注意和心理工作者配合,帮助他们解决心理方面的问题。

4. 社会治疗　经过社会诊断之后,要在社会治疗中帮助残疾儿童解决具体问题。

医务社会工作者的的社会治疗方式主要有以下几种:

(1)经常组织住院儿童参与社会活动,以减少他们的孤独、自卑感。

(2)和医学工程技术人员密切配合,做好轮椅、假肢、矫形器等康复器械的配备和组织有关训练项目。

(3)对于寄养儿童,要经常用书信、访视、约见等方式与儿童寄养家庭和所居社区负责人交流有关情况,帮助调解寄养儿童的家庭关系和其他人际关系。

(4)和职业康复工作者及有关部门协作,对大龄残疾少年提供职业培训,帮助其获得入学及就业机会。

5. 结案与评定　根据康复医师领导的康复小组工作进程,每个孤残儿童在住院期间要进行几次康复评定:住院一周时首次评定,旨在对儿童当时的身体、心理和社会障碍状况进行估价;大约二三个月后进行第二次评定,旨在总结前时期医疗、功能训练、心理治疗、社会治疗等各项取得的成绩、存在的不足并制定下一步康复方案;此后每半年左右进行一次评定和全面总结。

第四节　弃婴与家庭寄养

一、弃婴问题

我国每年有一定数量的严重畸形、智力障碍儿出生。由于我国对伦理学重视不够,又受西方某些观点的掣肘,以致这样重要问题未能公开讨论,反而成为医学领域中的回避区,但现实是无情的。在全国各地,无论是大中城市还是乡镇,弃婴现象屡禁不止,且越来越多,其中残疾儿童占有很高的比例。

实际上,从医学的角度和技术上看,杜绝先天性残疾儿童出生是可以做到,也是应该提倡的。

1991 年北京协和医院产科共有 104 例畸形新生儿出生。产前咨询门诊统计两年来有 90 位妇女各生过一个先天异常儿,当时围绕这 104 例异常儿的处理及社会反应,可分成为四类。

(1)染色体异常先天愚型儿。104 例中有 59 例,这类小儿出生后,生活能力差,54%在新生儿期死亡;部分抱回家后,于 0~6 岁内死于多次肺炎;12%存活至今。总之其处理原则常随家属知识水平高低,经济状况好坏而异。医生指出病儿今后发展及转归,大部分家属同意放弃抢救。

(2)严重多发畸形。如神经管畸形(无脑儿),小儿出生后常自然残疾,医生一般要求家属到场,共同讨论其预后,家属多表示放弃,不愿医生抢救。

(3)较轻畸形。如多指并指,尿道下裂,由于对患儿今后生活能力影响不大,医生常劝导家属抚养,并指出今后矫形状况后,几乎都能接受,抱回抚养。特别男性小儿,家属中老一辈会坚持要求抚养。

(4)畸形有可能用手术矫正,但需较高技术及经济支付条件。如出生新生儿中有两例严重唇腭裂,一直裂至咽喉,喂养困难。经口腔医院会诊,认为可以修补,但需在 5~6 岁后,于是家属开始了艰难的等待。另一例先天性食道闭锁儿,儿童医院会诊必须手术治疗,但技术难度大,危险度大,需予交一万元押金,家属难以支付,只好拖延。拖延意味着什么呢?一个新生命的诞生,本该是令人欢乐的时刻,一家人却在默默等待着悲痛的一刻的来临。还有一例小儿,左前臂缺如,手指畸形,父母的有些朋友劝告认为抚养的特殊花费太大,应放弃;祖父母已 80 高龄,却坚决反对,认为"我们只有养生的权力";海外亲属来信愿负担孩子的抚养费用,父母仍犹豫,最后祖父母到院强行接出抚养,与其父母分居。

由此可见,社会伦理与医学科学发生着严重的碰撞。如何解决好这一社会问题,医院应协助有关部门做好下列工作:

(1)加强孕妇围产期检查与教育,尽量准确地诊断胎儿的健康状况,及时将残疾儿的情况告知当事人,杜绝残疾新生儿产生;

(2)加强法制宣传教育,在社区工作中要反复强调保护妇女儿童合法权益的必要性和重要性,使广大群众懂得弃婴、虐婴、残害婴儿是国法不容的犯罪行为。

(3)抓好计划生育工作,一方面利用健康教育等手段大力宣传优生优育政策,打击"超生游击队";另一方面加强《婚姻法》的宣传和教育,杜绝无证结婚、近亲结婚和早婚、早育现象。

(4)宣传贯彻新《收养法》,对抱养被弃婴儿的家长,要给予支持,如抱养户确因抱养弃婴生活困难的,应给予适当资助照顾。

(5)呼吁社会各界都来关心被弃婴儿的健康成长。

弃婴是不发达国家的比较普遍的社会现象,社会学家在分析弃婴现象猛增的原因时说,弃婴多来自于未成年的母亲,其中有性行为放荡者,有早婚者。不管哪种情况,一个未成年人在还没有建立起自己的生活时,怎么能保证以后的生活?又怎能无私地把自己的青春奉献给下一代呢?另一个重要原因是,目前世界各地社会失业率急剧上升,许多刚组建的家庭更是双双无工作,由此许多人自认为被赶到了生活的死胡同,对生活失去了信心,自然导致社会道德观念下降,于是有了更多的弃婴。

有人对社会学家的理论提出不同的看法。他们说，社会经济状况恶化、道德水准下降并不一定就是产生弃婴现象的主要原因。未成年母亲增多也不见得就必然导致弃婴增多。要知道，现在的社会已经为人类的避孕创造了良好的条件，避孕药物、避孕工具对年轻人都是常识性的东西了，只要想不怀孕，不生孩子，总会有办法的。问题是，为什么许多年轻的姑娘非要走到“生产”的地步呢？这恐怕还有个复杂的心理因素问题。

因此有人断言，过早的性行为和未成年母亲不可以等同，知道自已怀孕，而想把孩子生下来，已经同生理上性的满足和寻求刺激脱离了，这里面已经包含着女孩子们对美满家庭的想往，表现了一个女人想成为母亲的天性。过后的弃婴只能证明她们最初的想法不成熟，或者说是还没有战胜自我的心理阶段。

在当代社会，虽然有时一些地区经济状况不景气，可对绝大多数人来说远不至于连个孩子都养不起的地步。即使在农村，弃婴增多，主要同传统和现代观念斗争的结果有关，年轻人受新潮文化的影响，已经冲破了传统观念束缚敢于大胆相爱了，但“相爱”后一旦有了爱的结晶，以后往往是迫于可怕的“舆论”和父母的压力面遗弃婴儿，当然，弃婴中病残婴儿居多。

看来，一种非正常社会现象的产生，原因并不都是很明显的。在人们纷纷议论社会道德范畴，指责弃婴是一种犯罪，对婴儿表示同情，或是伸出仁慈的手援助那些不幸的家庭和弃婴，或是建议立法机构用进一步完善的法律来消除这种与人类文明不相符合的现象时，更多的人只是出于人类固有的同情心，而不是为了寻找杜绝这种灾难的办法。这是因为社会上绝大多数人都远离这种灾难和道德沦丧的境况。弃婴是违背人性的犯罪行为，在世界上许多角落里都存在着，但是从上述的一些现象来看，如果只靠法律来调整、规范，很难达到预想的目的。

社会康复学的研究为弃婴现象提出了一个解决重度残疾婴儿被遗弃的新视角，这就是防止这些婴儿出生，即在胎儿期确诊后中止妊娠，这既是残疾预防的重要工作内容，也为解决弃婴现象提供了切实的方法。社会康复学的研究也在给弃婴寻找生存的出路，在政府举办收养孤残儿童的福利机构的同时，推动社会福利社会化的改革，鼓励有条件的家庭收养或寄养这些不幸的孩子，并为他们的全面康复创造条件。现在上海、北京和山西大同等地正在积极开展这项工作，并取得了宝贵的经验。许多被遗弃的孤残儿童，重新获得了家庭的温暖。

二、家庭寄养

寄养就是建立一种替代的亲子关系，使得被寄养的儿童发展对寄养父母的依恋，双方形成正常的联系并通过双方的相互作用，促进寄养儿童的情感和认知以及社会性发展。残疾儿童的家庭寄养，是康复服务的一项重要手段，主要通过社会康复的方式开展。

无论是在福利院里还是在寄养家庭中，社会工作者都要努力培养孤残儿童的社会生活适应行为。所谓适应行为，指个人独立处理日常生活与承担社会责任达到他的年龄和所处社会文化条件所期望的程度，也是指个体适应自然和社会环境的有效性。孤残儿童的适应行为是其一生成长道路的关键。

目前我国家庭寄养的对象主要是孤残儿童，这种状况有别于英美等国的寄养情况。在西方，接受寄养安置的儿童主要来自社会经济地位不利或社会心理条件不良的家庭，如极度贫穷和失去双亲的儿童。

我国孤残儿童中女孩的比例很高，主要原因是弃婴中以女孩为多。家庭寄养有利于残疾儿童的教育和身心健康，据统计，2001年上海市福利院残疾儿童入学率为35%；家庭寄养的残疾儿童入学率为86%。寄养家庭的动机有爱孩子；乐于助人；给自己的孩子找玩伴；关心儿童福利；为空巢期或退休后的生活增添乐趣。这与国外的情况类似。

福利院养育在一定程度上限制了孤残儿童的交往范围和社会支持资源。尽管工作人员与孤残儿童的比例并不低(按规定为1:1.5)，但是每天与孤残儿童直接相处的医疗、心理、社会工作者、志愿者和工程技术人员却很少，相处的时间也有限。

家庭寄养对孤残儿童的积极作用表现在三方面：

(1)孤残孩子通过寄养家庭这个桥梁，增加与他人、与社会接触的机会，加强与正常同伴的交往，培养生活自立能力，正确理解社会关系，比较容易融入社区生活。

(2)在已有的社会支持资源的基础上，寄养家庭又提供了稳定的家庭生活资源以及社区资源等，同时提供了更多学习资源和入学机会。

(3)家庭寄养本身就是一种社会治疗技术，主要是行为管理技术和心理抚慰，有助于儿童学习社会生活技能，培养自我控制能力，促进心理健康发展。

20世纪80年代，随着改革开放政策的全面推行，一些儿童福利院开始试行将部分收养的孤残儿童寄托到周围社区居民家庭中抚养的办法，不断取得成功的经验。根据多年来山西、上海、北京等地的经验，寄养年龄是影响寄养孤残儿童适应能力的重要因素。寄养年龄越小，适应能力发展越好。

(马洪路)

第十章　精神残疾者的社会康复

第一节　精神病人的社会环境

在人类所患各种疾病中,精神病的病因与心理、社会因素关系最为密切、最为直接。很久以来,人们就注意到社会因素在精神疾病中的重要作用。虽然注重精神疾病诊断分类是重要的,但探讨精神疾患的人口学、地理学和社会因素同样也是重要的。它们可以预防和消除许多精神疾患的发生,对加强精神疾病的社会防治及提高全人类的精神卫生水平有着十分重要的战略意义。

一、精神病的现状

20 世纪 90 年代是中国经济发展最迅猛的时代。中国现代化所取得的成就有力地促进了人民的健康状况。然而,尽管广大群众的身体健康得到明显改善,但精神卫生却面临着日益严峻的形势,精神疾病在全国各地与日俱增,心理障碍问题十分突出,到 21 世纪之初,我国的自杀率已经占据世界第一位。精神疾病向 13 亿人民和现代化发出了挑战。

改革开发以来,我国在工业化和城市化进程中社会经济体制经历着日益深刻的变革,劳动力的重新组合,价值观念的改变,竞争机制加剧,都使人们的心理负荷不断增加;人口和家庭结构的变化,婚姻观念的转变,生活方式的变革使得传统的抚养儿童和赡养老人的方式受到冲击;环境污染和生活节奏加快、缺乏完善的社会保障、流动人口和大规模移民、城乡差别和经济水平差距的加大等,无不带来新的心理行为问题。这些问题主要表现是:

(一)青年人和儿童心理问题增多

各种调查表明,儿童青少年的行为问题 20 年来不断增加。北京小学生 1983 年和 1993 年的调查,小学生中的行为问题从 8.34%增加到 10.9%。据北京 16 所大学学生 10 年因病辍学情况统计,1982 年以前主要为传染性疾病,1982 年后则为心理障碍和精神疾病,大学生中的心理疾病已成为辍学和休学的主要原因,其中神经官能症占辍学原因的 74.38%。

(二)老年人精神疾患日益突出

医疗卫生事业的进步,使我国人口平均寿命延长,老年人在人口中的比例日益增大,老年人的精神疾病的人数也日益增多。老年人的精神疾病以老年痴呆最为重要。它以获得性智能的丧失为主要特征,随着症状的发展,丧失劳动和生活能力,给家庭和社会带来沉重的负担。根据北京城区老年痴呆问题流行病学的调查,中度和重度痴呆患病率 60 岁以上人口为 1.28%,65 岁以上人口为 1.82%,80 岁以上人口患病率高达 10%。

(三)酒精依赖和药物依赖明显上升

我国的酒精依赖过去一直处于低水平,但改革开放以来有明显上升。酒瘾患病率从1982年的0.12‰上升到1993年的0.68‰。据1989年10个城市4种职业的调查,平均患病率为37.27‰,以重体力劳动者为最高达66.89‰;另外据报道,1998年全国登记的吸毒人数已逾68.1万人,值得注意的是其中80%是青少年。

(四)精神分裂症是防治重点

1982年全国精神疾病流行病学调查结果,精神分裂症时点患病率为4.75‰,终生患病率为5.69‰;1993年的调查结果分别是5.31‰和55‰,均呈上升趋势。虽然药物治疗方面近十多年来有新的发展,经充分治疗以后病情能基本痊愈或明显好转者可达60‰左右。但由于病因尚未彻底解决,一级预防困难,社区精神病康复工作没有充分开展,因此社会上慢性精神分裂症有积累的趋势。

在社会生活中,人们一般都曾见过精神病人。这些病人以患精神分裂症者居多,1993年调查中,因精神分裂而致残的占精神病人总数的82.5%,是影响家庭和社会的最主要精神病。人们常说某人"疯了",或得了"精神病",就往往是指精神分裂症而言。

精神分裂症一直是我国医疗卫生工作中的难点,是精神病科医生开展防治工作的重点。在精神病专科医院里,这种病人一般占70%左右。1982年调查时,14岁以上的社区人群精神分裂症患病率为5.69‰,1993年调查时已上升到6.55‰。两次调查表明,各种精神疾病(不包括神经症)共计19种,总体患病率1982年是12.69‰,1993年升至13.47‰,其中城市患病率8.18‰,高于农村的5.18‰;女性患病率为7.69‰,高于男性的5.14‰,按照患病率推算,2000年我国在14岁以上的人口中,精神病人约有1683.75万人,精神分裂症患者约有600万,意味着大约每60户居民家庭中就有一名精神分裂症患者。调查显示,精神分裂症患病率呈逐年上升趋势,全国每年新发病人不少于10万人。按照我国的有关规定,精神病人治疗1年以上仍未痊愈而时有发作者,即属于残疾人之列。精神残疾人的生活自理能力、对家人的关心和责任心都受到严重影响,在家庭中充当的职能角色、职业劳动能力、社会交往能力等也会出现不同程度的障碍。

精神病的发病早期常常不易被察觉,当出现先兆症状时,就要引起警惕,应及时进行治疗。早期的症状主要表现是:

(1)情绪变得烦躁、焦虑、爱发脾气;

(2)常感到头痛,注意力不集中,记忆力减退,工作学习效率明显下降,有时无故旷工、逃课,表情茫然;

(3)出现睡眠障碍,彻夜失眠或昼夜颠倒,时序混乱;

(4)精神紧张,心情不安,闭门不出,行为举止反常;

(5)变得很孤僻、退缩,遇事缺乏主动性,不与家人和其他人交往;

(6)生活懒散,不注意个人卫生,不关心周围一切;

(7)说话不合逻辑或目的性不明确,常使人莫名其妙;

(8)偶然自语自笑,出现短暂幻觉;

(9)敏感多疑,不断重提旧事。

有上述症状的早期患者，一旦进入发作的急性期，就会出现幻听幻觉，受其影响产生离家出走、伤人、自残、拒食、拒药等行为，与不存在的“声音”对话，经常自语自笑；一般会出现病态的妄想，对某种“信念”坚信不移，包括被害妄想、嫉妒妄想、钟情妄想等。发作的病人都有思维障碍，有的出现攻击和暴力行为，大多自知力丧失，并且不承认自己有病。

社会上对精神病人有普遍的歧视，对发作的精神病人则普遍感到恐惧。这种情况使病人家庭多采取“关锁”的办法，反而因此加重了患者的病情。

二、社会问题对心理健康的影响

(一)精神疾病与心理障碍的典型群体

1. 青年问题　从世界范围来看，青年是精神障碍的高危人群，包括摄食障碍、物质滥用、抑郁和自杀。有关医学和社会性问题常常伴有这些精神疾患，例如意外事故、凶杀、未婚先孕、离家出走、贫穷、性病、大量药物使用、肥胖和教育水准下降等。另外，家庭与社区环境(主要是邻里关系)不良、工作环境恶劣、与家庭及其他社会团体的疏远、社会权力丧失和文化颓废也与这些问题交错重叠。

青少年的精神障碍在20世纪中叶已经成为全球性问题，从国外看，伴随这些精神性和社会问题的有关社会变革包括：

(1)核心家庭破裂，大家庭体系因迁居和观念改变而受到削弱；

(2)青年人中的失学、失业以及工作缺乏稳定性；

(3)一个独立出来的“青年人文化”，其服装、音乐、群体行为及其他因素等往往助长了青年人的药物滥用、不受约束的性行为和逃避社会责任；

(4)崇尚身体的苗条、享乐、吸烟和酗酒、性行为及自我满足的“阔老”亚文化(电影表演、广告和其他大众传播媒介如“追星”等)的同时，贬低或忽视勤奋、高尚，蔑视为他人服务；

(5)面对腐败和自私的领导而不信任政府、政治及宗教领袖、党派和社会团体；

(6)恐惧战争、不治之症和核辐射。

上述问题在我国也有不同程度的反映。在世界范围内要解决青少年这些心理社会病态，自然需要通过众多政府机构和社会机构历经数年的大规模和广泛的工作，政治、经济、文化、法律、医学及社会福利等部门和专业技术人员必须目标一致地作出相应的努力。由于文化和国情的区别，各国的政策与措施也存在很大差异。

2.“无家”者　总的看来，在全球精神疾病的医学社会学研究中，“无家可归”的精神病人是人们特别关注的一个群体。这组人群的精神疾患，包括情感障碍、精神发育迟滞、器质性脑综合征、妄想狂、精神分裂症和药物滥用等，也有一些是智力低下者。过去主要是老年人，近年来妇女、青年男子，甚至少年儿童的数量也正在增加。无家精神病人易于死亡和患暴露性疾病、营养不良、人性丧失、精神病态加重，以及攻击和强奸行为。他们的行为杂乱奇特，当看到他们搜寻垃圾桶中的食品，睡在炎热的露天火炉旁，及在公共场合衣衫褴褛和随地大小便的时候，一个城市、一个地区的社会文明和道德观念就会受到极大损害。

造成无家精神病人的尴尬处境，除了家庭的不幸外，有若干社会性因素。这些社会性因素包括：

(1)较多农村劳动力离开家园，或从农村移居城市及照顾性移居的社会福利政策(如三峡库区移民和西北贫困地区移民)，但又缺少必要的社会联系和社会支持网络，其中许多人感到孤独与无助；

(2)不加分析地接受某种医疗或康复模式，如片面强调“开放式”管理或监护人未完全尽责，而使一些病人出走；

(3)政府对各级医疗机构所提供的支持不力，以及为精神病防治提供的财政预算严重不足；

(4)慢性精神病人的管理从医护人员逐渐转向社区的非专业社会工作者、义务工作者和警察；

(5)核心大家庭经济负担很重，对丧失工作能力或失业的亲属无力提供帮助；

(6)大量药物滥用及有关的慢性器质性脑综合征。

虽然目前尚无很好的办法来解决无家精神病人的社会性问题，但是世界各国的医学家、社会学家、法学家和政府官员在公共安全、社会福利和医疗机构等部门都曾做了一些有益尝试，收到了较好的效果。

(二)社会生活紧张对精神和心理健康的影响

社会学家认为，对于从偏僻农村流入城市的“打工者”来说，都市环境可能是造成心理紧张的重要因素，它可以使正常的人格产生变异和引起异常的行为反应。都市内社会生活既非常复杂、混乱，又严厉、苛刻，激烈的竞争和个人主义泛滥几乎完全背离了田园的浓厚乡情与亲情，会使很多人不能应付而产生紧张。这些情况在我国的“打工者”中显然是普遍存在的。

社会生活紧张与精神健康的联系已经有了较肯定的结论。紧张是一个广泛的概念，它包括生物、心理和社会多方面的因素，价值观、地位、角色、身份等心理社会的行为模式在社会发展过程中产生剥夺、冲突、矛盾、诋毁都能成为紧张的来源。打工者、移居者由于突然中断了与原有乡土文化的联系，个体需要调整以适应新的城市文化模式，即需要文化适应。这一适应过程，不仅受文化模式和价值系统的影响，而且还受个体生理特性和家庭结构的影响，适应不良就造成个体的紧张。这种情况在我国从老、少、边、穷地区到大城市里打工的青年人身上表现十分明显。

人类的精神健康是个体与环境相互作用的结果，我们生活的宏观社会、微观社会、心理社会、生物心理社会各个层次的因素相互联系相互制约，共同作用决定了精神疾病的发生与否。宏观社会的事件(如社会变迁、经济盛衰)，通过心理社会的间接影响，最后总会影响到生物心理社会水平的变化(如激素、神经递质)，导致健康状况的改变。

另外两个与紧张有关的概念是人格和应付能力，这两个概念都是在特定文化环境条件下，紧张水平的调节因素。人格特征在一定程度上，反应个体应付紧张的能力。人格的形成受特定社会文化的深刻影响。另外，不同社会文化为其成员提供应付各种生物心理社会紧张的机会和方式都有很大差异，失去了原有的应付模式，也是形成心理病理作用的原因之一。世世代代生活在穷困山区的青年，一旦置身于车水马龙、光怪陆离的大城市，人格可能遭遇非议、贬低甚至践踏，对周围生活的应付能力几乎丧失。在这种与过去迥异的背景下，产生心理障碍是普遍的，其中一些人很可能导致精神疾病。

第二节　开放式管理

长期以来,按照生物医学模式的处置,各地医院对精神残疾住院病人基本采用封闭或半封闭的管理方式。虽然在一定程度上防范了患者危害自身和他人的行为,但病人的自主生活权利、各种社会活动和个人兴趣很少得到满足,在长期诊疗过程中,病人普遍在心理上出现拘谨、胆怯和退缩,不利于社会康复和回归家庭。对于精神病人,药物的生物干预是具体的,也是必要的,但对弥补人格缺陷、改变错误认知,药物则是乏力的,这就需要行之有效的心理康复和社会康复。20世纪中期在世界范围内广泛开展的开放式管理,是对精神残疾者进行社会康复和职业康复的好形式,受到普遍的欢迎。

一、开放式管理的意义

社会康复对精神残疾者主张采取开放式的管理措施和方法,即病人入院经一定阶段的药物治疗和心理治疗,自杀冲动等严重精神症状得以控制后,由经治医生、责任护士、社会工作者以及病人的监护人共同协商,根据病人的病情、缓解程度和社会适应能力做出评定,确定开放式管理的康复治疗方案。有的医院开放式管理有几种不同的开放等级:一些病人须在病员小组长的带领下,佩戴某种标记外出活动;另外等级的病人则佩戴另一种标记,在非查房休息时间,可以自由出入病区和各公共场所,参加院内各种有益活动(如打球、下棋、看电视、散步等);还有的可单独外出自行购物及周末回归家庭。开放过程中,根据病人日常生活表现、人际交往能力和社会适应能力等,予以升级或降级。

对精神病人实行开放管理,是完成康复目标和过程的有效措施和手段。实行开放式管理,必须建立科学的管理制度和工作方法。

1. 要求开放病人外出时佩戴好开放标记,遵守医院对开放的有关规定,团结互助,互相关心,有异常情况及时与工作人员联系;禁止喝酒、乱花钱及到不安全地方活动;按预定时间返回病区。对违反者予以批评,必要时降低开放级别或终止开放。

2. 医护人员要适当调整用餐和服药时间,保证病人有充分的开放活动时间。社会康复工作者配合医护人员在医院内组织多种娱乐活动,如做健身操、唱歌、讲故事、猜谜、做游戏和开展各种球类、棋类、扑克、麻将等活动,以丰富病人生活,促进心身健康。

3. 采取多种治疗手段。例如可以根据病人的病情、个人爱好和欣赏水平,选择相应的音乐处方并辅以色彩、光线、负氧离子发生器等设施,对病人进行音乐治疗,以消除其精神紧张,减轻烦躁不安、焦虑忧郁情绪,改善睡眠,活跃思维,启发和丰富想象力,促进功能恢复。

4. 启发和重新培养病人的社交能力。如定期组织联欢会、生日庆祝活动和卡拉 OK、球类、棋类和歌咏等比赛。还要经常组织病人着便装外出游览,参观名胜古迹、花展等,让他们到自然环境中去接触社会、了解社会,唤起其正常的心理活动,促进人际交往和提高社会适应能力。

5. 开展力所能及的有偿劳动。医院可根据所在社区环境,安排病人参与适当劳动。例如种植蔬菜、栽培花卉、饲养猪鸡、编织刺绣、纺织缝纫、木工、工艺美术等,既可以缓解病情、巩固治疗效果,也可以使病人及其家属获得一定经济收入,减少医疗费的压力。在组织劳动中,要挑选有一定威信和责任感的病人任组长,让其带领数名病人负责本病区的饮食、开水供应和部分卫生工作,定期组织检查评比,发给奖金或奖品。

此外,让住院时间较长、病情稳定,但因家庭或单位的因素回归社会有困难的病人,转入全开放病区,协助医院参与一定的管理工作。

开放式管理的好处是:

(1)有利于病房管理。社会康复活动的实施,使暂时未开放的病人争取开放,已开放的病人要保持开放,出现了病人自己管理自己,自己组织自己的新格局,使病房有了良好的秩序,医护人员也可把精力放在更需要的病人身上。

(2)消除了病人的"住院禁闭感"。病人在开放的环境里心情很舒畅,感到自尊与自爱,出院后还会把医院良好的生活习惯、正常化的作息制度和劳动习惯带回家庭生活中去。

(3)改善了医患关系。落实了各项康复活动后,病人的生活丰富了,接触的事物、得到的信息、参与的活动和交谈的话题也多了,病人之间、医患之间有了更多的语言和情感交流,改善了相互间的关系。

(4)有利于培养和提高病人的社会适应能力,延缓或消除精神衰退。开放式管理减轻了病人的孤独、冷漠、焦虑等症状,有了自我存在的价值体验,而且对治疗疾病的自信心也大为增强,对事物的反应速度明显加快。

要搞好精神病人的开放式管理,必须注意以下几点:

(1)强化全面康复的观念,提高医护人员的素质。目前,各地医院的医护人员对全面康复的各项工作还认识不足,不理解也不愿意开展医疗以外的服务,怕出事、怕麻烦;许多人仅被动地为了完成任务而工作,影响康复活动的质量和效果。因此,康复医疗机构须采用多种方式对医务人员培训,强化康复医学的整体观念,更新知识。在缺乏专业工作者的医院,医护人员应发挥多职能作用,担负起社会工作者、心理工作者和职业康复训练人员的部分职能,达到开放式管理的要求。

(2)康复医学和康复服务是全方位的理论体系和临床工作,贯穿于病人从入院到出院后的整个过程,也是连续不断的渐进过程。对病人要根据不同症状和条件,采取不同的措施与方法。急性期主要采用药疗等控制症状,为医患关系的建立和全面康复措施的实施打下基础;病情稳定后,根据不同的需要和条件实行开放管理、工疗、娱疗和职业训练,以促进心理社会功能的进一步改善;恢复期病人则重点放在社会适应训练、就业行为的技能训练及协助建立良好的工作习惯和协调的人际关系。出院后,还需要社会、家庭的支持和干预,为其创造一个适宜的工作生活环境。让一般的院内门户开放逐步扩大到向家庭和社会开放。

(3)医院要制订一整套适宜的评价方法。其各常规制度中相应的条款应随着医学模式的改变而加以调整,让病人在住院期间得到应有的社会化、家庭化待遇。

(4)开放式管理要发挥社会康复的作用。为防治精神病的发生,社会个案工作应配合精神病医生、心理卫生专家对病人作诊断和治疗,为病人和家属提供帮助和服务。精神病社会个案工作是医疗社会工作的组成部分,精神病社会个案工作者的主要职责是:

1)对精神疾病或精神障碍的个人发病的有关因素、个人生活史和家庭心理动力的资料进行搜集与分析，以供精神医生和护士做综合诊断、护理的参考，或供其他专业人员对患者治疗与服务时作参考。

2)对病人家属进行社会心理辅导以解除其焦虑与困扰，并促进家属对病人疾病性质的了解，更进一步辅导家属以启发他们对病人的治疗、康复与预防作建设性辅导与影响。

3)帮助轻度患者的人格重建，改善人际关系，增强他们社会生活再适应能力，早日重返社会。

4)通过访视、咨询或其他方式，为精神病人再适应，与有关的家庭、学校和机构进行联系，进行社会问题协调或人际关系调适。

5)积极创造条件参与康复医疗机构的重要行政计划和决策，参与和从事精神疾病和心理卫生有关问题的调查研究，参与康复人才的培训，从事其他有关精神疾病或心理卫生知识宣传工作。

6)开发运用社会资源，参与指导社区精神病心理卫生防治、康复服务计划。

二、几个典型的经验

20世纪70年代以来，我国在上海、沈阳、武汉、常州等城市创立并推广了社区“工疗站”的精神病人全面康复方式，取得了重大成绩，受到国际社会的广泛关注，并为世界各地普遍推广的社区康复提供了经验。其中沈阳市沈河区正阳街道、武汉市江岸区及江苏省常州市的经验得到许多外国专家的高度赞扬。这些康复机构和社区康复典型，主要实行开放式的管理办法。

沈阳市的正阳街道残疾人康复中心，是对以精神病人为主的残疾人进行全面康复的社区康复站。在各级地方政府和社会各界人士的大力支持下，逐步发展成有广泛影响的社区康复典范。这所社区康复中心设有医疗门诊、日间治疗、康复病房、心理治疗、音乐治疗、多功能康复训练大厅，同时设有残疾人活动站、弱智儿童启智班，并创办了一个小型印刷厂，初步形成了医疗的、教育的、职业的和社会的全面康复服务体系。在这个社区康复中心里，精神病患者和智力低下的残疾人不但能够得到有效的治疗，还能够得到很好的功能训练和职业培训，从而为回归社会奠定了有利基础。在这里得到治疗的精神病人治愈率为70%，复发率为6.7%左右，达到了国际先进水平。

武汉市江岸区的精神康复中心，是中国社区康复的又一种模式。这所康复中心是江岸区民政局建立的，曾受到德国精神康复专家海因茨·克莱特先生的热情帮助。20世纪80年代，武汉市江岸区有60多万人口，约有精神病患者7000人左右，其中，近800人属于需要政府救济的特困对象。实施改革开放政策之前，全区没有一家精神病康复机构。精神病人常常成为令政府头疼的问题。1987年9月，全国社区服务经验交流会在武汉召开，武汉市加大了开展社区服务工作的力度。老年人、残疾人、精神病患者、儿童以及优抚对象成为社区服务首先和主要的服务对象；建立精神病人工疗站和弱智儿童启智班，实行精神病人包户服务，开展心理健康咨询服务，这些与精神卫生相关的内容，成为各地社区服务活动的常项。江岸区的一些街道和居委会自发地开展了精神病人看护、工疗等服务项目。区民政局在街、区开展精神康复服务项目的基础上，将全区精神病人的管理和康复问题纳入社区服务轨道，全盘规划和考虑，决定建立区级精神康复机构。1987年，他们通过与本行政区所辖的后湖乡协商，解决场地；外聘市精神病医院的专家作顾问,解决医疗资源;拨出社会福利有奖募捐的提留,解决开办资金,建起了当时称为"江岸区精神康复综合服务部"的社区服务机构。之后,他们通过各方面的努力,于1988年春聘请了当时在武汉市两所高校任外教的德国社会精神病学专家海因茨·克莱特先生协助工作。有崇高品格和敬业精神的克莱特夫妇毅然放弃了优裕的生活,全力投入江岸区的精神康复事业中。经过十几年的努力,这个地区的精神病预防和康复工作取得了很大成绩,成为全国的一个典范。

常州市德安医院,是常州市人民政府举办的收治精神病人的社会福利事业单位,隶属常州市民政局主管。该院始建于1959年,为"精神病人收容所",1979年扩建为"常州市精神病医院",1988年更名为"常州市德安医院"。这所著名的精神疾病和残疾康复治疗机构,负责常州市和周围地区精神病人的治疗、收容和防治任务。建院以来始终坚持"医德至上"的宗旨,突破单一办院模式,扩大社会服务功能,开设儿童心理卫生、成人心理咨询、家庭病床、神经内科康复病区、血液肿瘤康复病区等。该院面向社会,开展精神病防治管理,形成以医院为依托,市、区、街道、千人以上工厂等组成的全方位、多层次的精神病社区康复管理体系,使95%的精神病人得到有效的监护,被国内外精神康复专家誉为"常州模式"。该院设有融理疗、体疗、娱疗、药疗为一体的系列康复活动室和由假山、喷池、回廊、草坪组成的"庭院式"开放活动区。1986年以来,该院连续被评为"市文明单位",1991年首创江苏省福利事业单位"一级精神病医院"。20世纪末医院进行了全面改革,实行开放式管理,取得了显著的疗效和康复效果,成为患者和家属非常信赖的康复医疗机构。

在中国农村,山东、浙江、河南等地都有一些乡镇,为精神病人的社区康复提供了方便。其中山东莱州、浙江鄞县的社区康复工作取得实效,成为学习的样板。新疆乌鲁木齐市心身康复医院和北京市大兴县的精神康复工作也开展得很好。目前,解决这一问题所遇到的困难是政府有关部门及残疾人组织缺乏协调与整合,社会资源尚未充分开发,我们相信这些问题会很好地得到解决。当然,这项工作需要财政支持及精神病专家的参与和领导。

第三节 如何参与家庭生活

精神病人康复后,都存在家庭重新接纳的问题。另外,其他类型的残疾人也普遍存在与健全人不同的心理问题。表现为强烈的自卑感、孤独感、焦虑与抑郁情绪,并在认知和行为上有异常表现。社会康复工作者必须帮助残疾人家庭作好精神残疾者和其他残疾人回归家庭的准备。

残疾人由于自身的缺陷或存在的障碍,决定了他们不能正常参与家庭生活及社会生活,普遍有心理上的自卑感。又因为绝大多数残疾人在家庭中的生活时间远远超过家庭以外的社区或社会生活时间,所以这种自卑感在家庭生活中的表现十分明显。

家庭是一个动态的因素,它的变化受生产方式和社会制度的制约,也受社会各种因素的影响。一般来说,病人尤其是残疾人在家庭中的地位和作用,受到经济、社会伦理以及心理等方面的影响,处于弱势状态。

残疾人家庭,在社区里和社会上比其他家庭承受着更大的压力。这些压力来自经济、教育、伦理、习俗等各个方面。

调查表明，有残疾子女的父母，为了照顾残疾子女，许多人都需要放弃自己对事业的追求，不能随意选择职业，更不能远离家庭去工作，直到提前办理退休手续；有残疾兄弟姐妹的年轻人，往往被迫降低自己选择伴侣的“条件”，或者一再推迟婚期以照顾或从感情上对残疾兄弟姐妹有所慰藉；有残疾父母的青少年，常常因为经济上的困难、家务的拖累等原因影响求学。后天造成的残疾与先天性残疾有较多区别，其中突出的一点就是当伤残一旦发生时，许多人不愿意承认或不敢正视残疾的事实，千方百计地寻求“治愈”的办法，心理学上称之为“否认期”。而这不幸的事实不仅动摇着残疾人生存的信念，也直接影响到他们的配偶、父母和子女，使他陷入极度的痛苦中。

尽管残疾人在家庭中一般会受到父母的爱怜和兄弟姐妹的关照，但这并不等于说残疾人在家庭中有较高的或真正平等的地位，实际上，这种家庭式的关怀正反映出残疾人劣势的地位和被同情、被援助的弱小处境。因此，这种情况在社会上的反映就是各个阶层的不同群体都一致认为残疾人是值得“同情”、“可怜”、“照顾”、“扶持”的不幸者；也有一些更错误的认识，即把残疾人看作是社会的“累赘”、“包袱”，甚至把残疾与丑陋、罪恶联系在一起，有的残疾儿童家长甚至有负罪感。社会现实的压力十分强大、十分普遍，是残疾人产生心理障碍的重要因素。

家庭地位和社会地位是一致的，残疾人在社会上地位的低下，也就决定了在家庭中的地位比较低下。亲情的爱，弥补了这种低下，也掩盖了这种不平等，但并不表明在社会生活中处于劣势的残疾人已经在家庭中真正平等了。各类残疾人中普遍存在着心理上的家庭自卑感。

家庭是一个世代传递和不断更替的社会组织。繁衍后代、绵延种族，是家庭特殊的任务，所以家庭成员必须担负生育、抚育和赡养等功能，做为一个慢性病人或残疾人，完成这些特殊的任务有很多困难，从这个角度上看，他们在家庭中的自卑感十分明显，十分强烈，并具有持久性。

另外，由于残疾人普遍缺乏经济自主权和独立生活能力，或者缺乏必备的生活条件如住房等等，因此，对父母和兄弟姐妹有很大程度的依赖。中国残疾人对家庭的依赖，是由各种社会原因决定的。这种依赖，也决定了残疾人的附属、次要、无权商讨家庭重大事项的地位，产生自卑感。

因此，社会工作者一方面要深入精神病人家庭，或接触其家属、监护者，反复说明亲情对残疾人康复的重要意义；另一方面要与精神残疾者多次接触，鼓励他们克服各种困难，打消各种顾虑，安排好家庭生活；同时要与所在社区以及必要时走访邻居，请有关人士体谅和理解精神病人家庭的特殊困难与需求，帮助他们重新参与社区生活和社会交往。

第四节　如何融入社会主流

一、克服孤僻感

精神残疾造成的学习、生活、社会交往的障碍，使他们往往需要比健全人更多地集中精力和付出代价，才能获得某些成功，所以过重的心理负担所产生的困扰，有时超过身体造成的障碍,使他们陷入异常悲观、自顾不暇的境地,很难有精力和情绪去留心于外面的世界,甚至完全失去对他人和社会发生兴趣的情感。这种不适应、不了解外部世界的情况,使相当多的精神残疾获得基本康复者缺乏社会群体意识和社会交往、合作的能力,从而进一步导致孤僻性格的形成。

人的孤独感是在不同时间和空间中普遍存在的。但对长期处于精神不正常状态的残疾人来说,不能适应周围的生活环境,其孤独感更为强烈,更为持久。心理学家认为,孤独感是青年人的显著心理特征。由于自我意识在一个人的青年期逐渐觉醒并建立,这就导致他们不再倾慕年龄和能力与自己过于悬殊的人,他们用隐蔽思想、封闭感情的方式来抵制,同时强烈对抗社会上的歧视与偏见。如果说一般青年人不过是朦胧地感受到这种孤独感,那么残疾青年则极为深刻,而且大多具体地体验到这种孤独,一直到中年时期,还要忍受孤独和寂寞。

残疾,不是妨碍行为,就是妨碍语言,妨碍观察,使人际关系正常交往变成了困难的、苦恼的,有时甚至是徒劳的努力。社会上许多客观因素同时也在阻碍残疾人的社会交往,如拥挤的、秩序混乱的公共交通,忽视残疾人特殊需要的道路和其他公共设施,使得大批曾患有精神残疾者对社会望而生畏,活动范围大大缩小。社会工作者必须与医护人员及心理工作者一起帮助他们适应社会的变化;还要呼吁社会为他们创造有利条件,改善他们的生活环境,更好地融入社会生活的主流。

二、克服自卑感

在康复医疗机构住院的残疾人中,有很多是由于工伤或交通肇事等原因造成的残疾人,他们不愿参与社会生活有一定普遍性。这类残疾人大多是各行各业的中青年,已经建立了自己的小家庭,有比较安逸和谐的生活环境、生活节奏,也有相对稳定的工作岗位和经济收入。突然在某一天的瞬间,灾祸降临了,他们或从建筑工地的脚手架上摔落,或在矿井下被砸伤,或在路上遇到车祸,或被机器损伤了身体,于是由“美”变成“丑”,由“能”变成“不能”,他们自卑、恐惧、愤恨、绝望,从此羞于见人。

害怕见到熟人,主要是因突然事故造成的后天性残疾人的自卑感表现,与先天性残疾有所不同。先天性疾病致残的人,对熟人有某种亲切感和依赖感,但亦普遍不愿意接触陌生人。自卑感是残疾人共有的心理状态,它是影响残疾人回归社会的重要因素。在日常生活中,自卑感不仅影响参与生活,也影响着身体功能训练和其他一些工作。

其实,自卑感归根结底是社会造成的。如果社会上不存在对残疾人的偏见、歧视、侮辱,如果社会的一切公共建筑物、公共设施都消除了物理性障碍,如果社会在一切活动中都容纳残疾人,包括正常的就医、就业、求学等等,那么残疾人的自卑感就不会存在。

自卑感与性别、年龄和个人性格特点有一定关系,女性和青少年比较突出。对残疾青少年来说,不能适应周围的生活环境,又无法满足自身渴望的身体残损得到补偿,因而产生很大的心理负担。

“同病相怜”在残疾人中的表现非常明显。在家庭和社区中,一个精神病人往往是极特殊的重残人,生活难以自理,失去了工作和学习的机会,甚至不再拥有爱情和理想,其悲观绝望的心理是可想而知的。但是到了医院,看到许多与自己一样的病友,方知道世界上并不是只有自己如此不幸，心理上会得到某种平衡。

现代社会中，从来没有一个人是完全独自生活和活动的，他永远是某一个社会集团或群体的成员。从这种意义上说，残疾人的社会交往和人际关系直接影响着其他人群的社会活动和生活质量。残疾人是一个特殊的群体，其影响无处不在。只有每一个残疾人和健全人都把美好和谐的人际关系当做安身立命的根本大事重视起来，我们的文明与进步事业才会健康、迅速的发展。

（马洪路）

第十一章　社会康复与特殊教育

第一节　我国特殊教育的历程

加强社区残疾人工作,改善残疾人生活状况,成为新形势下残疾人事业深入发展的一项重要任务,在社区建设、社区服务、社区康复中,特殊教育是一个重要的组成部分。

一、康复与特殊教育

在一个现代化社会的社区中应有服务于该社区居民日常生活需要的全部内容,使社区居民能方便、就近、高质量地生活。这里除了物质、文化生活的保障外,还应有医疗卫生服务、基础教育、咨询辅导等。而残疾儿童、青少年的早期干预、义务教育以及某些初级职业培训和相关的残疾人及其家属的心理咨询、辅导等也应是社区服务工作的内容。这种就近、方便的特殊教育服务对残疾居民及其家属十分需要。在每个社区中一般均会有不同数量、不同程度残疾的各类残疾人,包括残疾儿童、青少年。因此,社区建设及社区卫生服务,包括基础的特殊教育工作和相关服务是社区康复的一个重要方面。

特殊教育是教育的一个组成部分,是使用特别设计(含一般的)课程、教材、教学组织和设备、教学方法等对有特殊教育需要的人(包括残疾人及其家属、相关人员),进行满足其特殊需要的、达到特殊培养目标(含普通教育目标)的教育。依教育对象可以分为广义和狭义两种。我们这里谈的是残疾人(特别是残疾儿童、青少年)及其家长、有关人员的狭义特殊教育。

康复的概念随着社会的发展而逐渐扩大。经过世界卫生组织专家委员会的研究,已把康复从仅是医疗措施扩展到全面(整体、综合)的康复概念。康复对象的人是一个统一的整体,残疾对人的各个方面均有影响。因此,在康复概念中提出了"一系列医学、教育、社会、职业的措施","使其(被康复者)受损害部分的机能达到最佳发展水平"。于是就有了医疗康复、社会康复、教育康复、职业康复以及工程康复、心理康复等等一系列的康复概念。教育康复是综合(整体)康复或大康复概念的一个部分,是以教育(主要是特殊教育)手段达到康复目标的一种工作,是教育学(特殊教育学)与康复结合的产物,是两门学科交叉的学科。

社区康复是社区建设的一个重要内容,而社区康复中应包括特殊教育手段或措施的康复活动。因此,以服务残疾人,特别是残疾儿童、青少年的特殊教育是社区康复中必不可少的一项工作。这是体现"以人为本"、体现"三个代表"思想的一个方面,是促进社区稳定、体现"人权"和"人道"、体现中华民族助人为乐的优良传统、体现社会文明和进步的一个方面。对于加强社会主义精神文明建设、不断满足广大残疾人日益增长的物质和精神的要求、促进残疾人平等参与社会生活具有重要意义。建设较好的社区和开展社区康复好的地方都是在社区教育康复方面从当地实际情况出发、做出成绩的地方。而在社区康复中缺少特殊教育,则必使该地区的社区康复不够全面和完善。

有人在谈到社区康复时过多地强调了医学上的康复,而忽视或降低了全面康复中特殊教育康复的地位和作用。实际上,康复是一项综合的社会系统工程,医学的康复措施是主要的,但其他的康复措施也是必不可少的。多种康复措施,其中包括特殊教育的措施是与医学康复措施相辅相成、综合起作用的。在康复的不同阶段,不同的康复措施的作用在改变。在医学康复、社会康复、职业康复的各项工作中都有特殊教育康复、心理康复在起着作用,保证或促进着整个康复的效果。教育和心理康复启发和促进了人的主观能动性的发挥,使被康复者能变被动为主动,积极参与康复过程、正确认识和对待自己的残疾、发挥自己的潜能,这样,医学康复、社会康复、职业康复的效果就会达到更好的水平。

综上所述,特殊教育在社区康复工作中是必不可少并起着重要作用的一项工作内容。此项工作已在国务院批转的、国务院残疾人工作协调委员会制订的《中国残疾人事业"十五"计划纲要》(2001~2005年)中的任务中明确提出:"加强社区康复工作",广泛开展康复训练,切实提供康复服务。而且,在专门配套方案中有社区一类的方案。因此,包括特殊教育康复在内的社区康复也是依法进行的一项工作。

二、特殊教育的对象和工作内容

(一)特殊教育的对象

社区特殊教育康复的主要对象是居住在社区的各类残疾人。这里不仅在残疾种类上有肢体、智力、听力、视力等类的残疾人,而且在年龄上包括从婴幼儿、学龄前到学龄期残疾儿童、青少年以及残疾成人(含老年人)。当然,这里重点的是从出生到入学年龄前的残疾婴幼儿和儿童的早期干预以及义务教育阶段后的一部分与职业培训、安置等相关工作中的教育康复工作。

从世界卫生组织的大康复概念的康复动力上分析,康复的动力应包括"残疾者本人、他们的家属以及他们所在的社区"。因此,从特殊教育的更广义的内涵上讲,应该受特殊教育的不仅是不同种类、不同年龄的残疾者本人,而且应该包括残疾者的家属或亲人,特别是残疾儿童的家长或监护人;还应包括为残疾人服务的医务工作者、社会工作者以及社会上有关的人。也就是残疾人以及为残疾人服务的人都应接受相关的特殊教育、咨询或辅导。

因此,特殊教育的对象应是三种人。首先是残疾者;其次还应有残疾人的家属亲属,特别是残疾儿童的父母和监护人;第三是做残疾人康复工作的专业人士和社会有关人士。

(二)特殊教育的内容

教育康复,顾名思义不仅包括用各种手段使受损部分机能达到最佳恢复和发展水平的目标、减轻残疾的影响、使残疾人重返社会的内容;还应包括思想、知识、技能等方面的教育内容。也就是通过对残疾人(包括残疾人家属、残疾人工作者)的残疾观、残疾人观等方面的教育、咨询和辅导,使这些人正确认识和对待自己和残疾人,掌握康复必要的知识和技能,以达到促进自己(或残疾)康复的目标。

1. 对残疾人的工作

(1)对被康复者的思想工作。正确认识残疾和正确对待自己、对待周围环境的教育。这是残疾人发挥主观能动性、发挥潜能、克服环境不利因素、顽强努力达到康复的基础。这里既有对残疾科学知识的教育,减少和克服宿命、自卑、迷信等错误认识和态度,也有坚强意志、毅力的培养,还有心理康复和社会康复的工作。即以心理手段和社会工作技巧使被康复者由残疾引起的心理发展异常或消极性质的状态得以改变、调节、修补或治疗,与康复的其他方面配合,最终能使其心理达到正常发展或其可能达到的最佳状态,从自卑、盲目自满、悲痛、愤怒、焦虑等状态到平静面对现实、积极对待残疾的状态。

(2)对被康复者损害的身心机能的训练。针对不同年龄、不同情况的残疾人群或个体进行的补偿功能的训练。这是极重要和用时间最多的工作。例如,耳聋幼儿的听力语言训练;盲人的行走定向训练;智力落后儿童的感知、动作训练;肢体残疾儿童的运动功能训练等等。这里包括康复人员对被康复者的训练和使被康复者掌握知识、技能后的主动训练。前项的思想和意志等工作常结合这些训练进行。

(3)对残疾者的基础文化科学知识及劳动、职业技能的训练。对于学前和学龄期残疾儿童还有结合其身心发展的全面发展和课外的训练。这里有专门的特殊教育机构或培训中心的训练,也有因各种原因不能到专门机构去的残疾人接受巡回教师教学、床边教学、咨询或各种专门的辅导。

2. 对残疾儿童父母、家属和其他康复工作者或社会人士的工作

(1)最重要的仍是使他们正确认识和对待残疾和残疾人。残疾儿童的父母以及家属中有相当一部分人不能正确认识和对待残疾和残疾人,不能科学地认识自己孩子的残疾,把残疾看成是"造孽"、"羞耻"、"倒霉"或者过分自责,因此就出现了歧视残疾儿童、不平等对待或过分溺爱、关照等不正常的情况,对残疾家庭成员的发展和康复没有信心,或者仅是"养活"、"给口饭吃"。社会上有些人也是有歧视、蔑视残疾人或过分呵护、怜悯的两种极端的认识和态度。这些都不利于残疾人的发展和康复。家庭和社会不正确的认识和态度反过来也会从负面影响残疾人自身对残疾的认识和态度,使他们更消极、自卑、退缩,不利于康复和自身能力的提高,也不利于社会地位及家庭地位的改善。

(2)有了正确的认识和态度后,还应使家属和社会、康复工作者掌握使残疾人康复的知识、技能并不断提高。在国家残疾人事业"十五"计划纲要中多次提到了康复知识的普及、对家长或亲友的训练和对康复员的训练。这些实际上是对残疾人家长(或亲属)与康复员的一种特殊教育,是为残疾人康复所做的工作的一个方面。

第二节 特殊教育的现状

中华人民共和国成立后,党和国家采取了一系列措施提高全民族的科学文化素质,这其中也包括了残疾人,特别是残疾儿童与青少年的教育。改革开放以来,此项工作更进一步得到了加强,不仅残疾人教育事业得到了发展,而且逐渐形成了关于残疾人特殊教育走上了新的法规体系、适合中国国情的特殊教育体系和格局等,使中国的残疾人特殊教育走上了新的发展阶段。

一、关于特殊教育的政策和法律

早在1951年原中央人民政府政务院"关于改革学制的决定"中就规定"各级人民政府应设立聋哑、盲人等特种学校,对生理上有缺陷的儿童、青年和成人施以教育"。这改变了旧中国残疾人特殊教育的慈善救济性质,把特殊教育纳入了国家教育的轨道。

1982年后逐渐形成了完整的、多层次统一的特殊教育法律法规体系,使依法发展和管理特殊教育有了依据和保证。这个与整个国家法律体系和教育体系相统一的特殊教育法律法规体系有四个层次。首先是国家根本法的规定,1982年《中华人民共和国宪法》中除了所有公民平等受教育权的规定外,特别在第45条规定了"国家和社会帮助安排盲、聋、哑和其他残疾公民的劳动、生活和教育"。在国家根本法中单独列出残疾人的教育问题在我国是空前的,在世界也是少有的。这是制定残疾人教育法律体系的根本依据和出发点。第二个层次是国家教育法律法规规定。这是保障宪法规定实施的国家教育法律的层次。1986年《义务教育法》第9条明确规定"地方各级人民政府为盲、聋哑和弱智儿童少年举办特殊教育学校(班)"。残疾儿童少年教育列入了义务教育法定的范畴,是政府的行为,1990年的《残疾人保障法》中第三章规定了残疾人教育问题,再次宣布了"国家保障残疾人受教育的权利","国家、社会、家庭对残疾儿童、少年实施义务教育",同时对特殊教育的发展方针、办学渠道、教育方式、师资等都做了规定。与特殊教育有关的这个层次的法律还有《未成年人保护法》、《教育法》、《教师法》等。第三个层次是中央的教育行政法规。这是由中央政府和有关部颁布的规定。例如,1994年国务院颁布的《残疾人教育条例》此条例共9章52条,内容丰富,涉及了中国特殊教育的性质、地位、方针、政策、体系、领导,从学前到成人各级各类特殊教育,教师,物质条件保证等各个方面。1998年教育部又发布了《特殊教育学校暂行规程》,这是各类特殊教育学校各方面工作规范化管理的一个文件。第四个层次是中央的特殊教育方面的意见以及地方性的特殊教育法规、规章、实施细则、意见等。

二、发展的方针和有中国特色的发展格局

《残疾人教育条例》第三条规定"残疾人教育是国家教育事业的组成部分。发展残疾人教育事业,实行普及与提高相结合,以普及为重点的方针,着重发展义务教育和职业教育,积极发展学前教育,逐步发展高级中等以上教育"。

根据中国残疾儿童数量多、教育事业发展经费有限、社会发展需要尽快使残疾儿童就近入学的具体情况和中国自己的经验,参考外国的经验,1988年全国第一次特殊教育工作会议上提出了有中国特色的发展特殊教育的新格局和新途径。这就是"逐步形成以一定数量的特殊教育学校为骨干,以大量特殊教育班和随班就读为主体的残疾少年儿童教育的格局"。这是多种形式办学、少花钱、见效快的方法。这里面提出了三种主要安置残疾儿童的教育方式。这三种安置方式在义务教育阶段均与社区康复密切相关。

三、特殊教育的体系

中国的特殊教育体系结构已基本建立。残疾人的特殊教育有两种主要方式和四个主要层

次。根据《残疾人教育条例》(1994年)可以用下面的图表示:

普通教育方式(普通教育与特殊教育结合体系)

特殊教育方式(特殊教育独立体系)

教育层次							
						研究生教育	
高等教育	特殊高等学校(大专、大本)				普通高校特殊教育部(班、系)	普通高校随班就读	成人高教(自学、函授等)
高中及职业教育	特殊教育学校(盲、聋高中)	特殊职业高中(中专、中技)	职业训练中心(残疾人实用技术中短期培训等)		普通职中	普通高中	
义务教育 6(7)~15(16)岁	九年制盲人(童)学校	九年制盲校	九年制弱智学校(培智、启智、开智辅读校等)		普通初中随班就读	普通初中随班就读	
				福利机构中的特教班	普通小学特教班	普通小学随班就读	
学前教育(3~6、7岁)	特教学校中的学前班	残疾幼儿教育机构(特殊幼儿园)	残疾儿童康复机构(康复中心等)	残疾儿童福利机构(福利院、托养机构)	普通幼儿园中随班就读和特教班	普校中特殊学前班	

中国特殊教育机构体系图(1994年)

这里面包含了专门为残疾人设立的特殊教育机构,也就是特殊教育方式;还有残疾人与普通人在一个机构内学习的普通教育方式,俗称特教班或随班就读。这包含了两种教育方式的学前幼儿教育、义务教育、高中及职业教育和高等教育(含研究生教育)四个层次。与社区教育康复密切相关的是学前和义务教育阶段的特殊教育。

四、特殊教育的目标

教育部文件《特殊教育学校暂行规程》指出,特殊教育学校的培养目标是:“培养学生初步具有爱祖国、爱人民、爱劳动、爱科学、爱社会主义的情感,具有良好的品德,养成文明、礼貌、遵纪守法的行为习惯;掌握基础的文化科学知识和基本技能,初步具有运用所学知识分析问题、解决问题的能力;掌握锻炼身体的基本方法,具有较好的个人卫生习惯,身体素质和健康水平得到提高；具有健康的审美情趣；掌握一定的日常生活、劳动、生产的知识和技能；初步掌握补偿自身缺陷的基本方法、身心缺陷得到一定程度的康复；初步树立自尊、自信、自强、自立的精神和维护自身合法权益的意识，形成适应社会的基本能力”。这主要规定的是义务教育阶段的学校目标。这里既有国家规定的德、智、体、美、劳诸方面全面发展的总目标，又有依据残疾学生的需要和实际提出的补偿缺陷、适应社会的特殊目标。这里既有从社会需要出发的目标，又有尊重教育对象个人发展和个人需要的目标。在学前阶段和义务教育阶段以后的特殊教育同样有与普通学前与义务教育阶段后教育的共同目标，同时也有因其残疾特殊性而产生的特殊目标与任务。社区教育康复中在考虑整个教育的目标任务时，更应注意完成特殊的、康复的目标和任务。把一般目标和教育康复目标密切结合与统一起来。康复与教育的恰当、紧密结合就可以达到康复和教育的双重最佳效果。

在学前特殊教育方面，《残疾人教育条例》第 11 条明确指出，“残疾幼儿的教育应当与保育、康复结合实施”。这里清楚指出了，残疾幼儿既需要保育工作，又需要康复，两个方面缺一不可。仅有保育和教育，注意幼儿身体健康，而没有针对其特殊性和残疾的康复，很难使残疾幼儿得到最佳发展；如果相反，仅有针对其功能和机体缺陷的康复，而忽视了其作为儿童的保育和教育，那也不可能使残疾儿童得到最佳发展。

所以，从幼儿到义务教育及以后的教育康复中，都应注意把教育康复两方面的目标与任务统一与结合起来。

第三节　特殊教育政策的实施

教育康复是康复医学和特殊教育密切结合、交叉的一种工作与活动，其组织与实施也就与社区康复和特殊教育的组织与实施相联系和统一。

根据国家残疾人事业“十五”计划纲要，残疾人的康复训练服务与社区残疾人工作要以社区为依托，以社区服务机构为基础，特别是以社区卫生服务及康复训练网络为基础。国家的特殊教育体系中，在义务教育阶段，普通学校的特殊教育、随班就读以及特殊教育学校三种教育安置形式为主，前两种形式包容了大多数学龄残疾儿童，均与残疾儿童居住的社区服务相关。特殊教育学校可能在社区，不过多数不在残疾儿童居住的社区。学前残疾幼儿的教育目前不是义务教育，除了一部分残疾幼儿在一些专门的教育、福利、康复机构外，《残疾人教育条例》明确规定“残疾儿童家庭应当对残疾儿童实施学前教育”（第 10 条）。该《条例》总则中亦明确提出“残疾人家庭应当帮助残疾人接受教育”（第 8 条）。对于不能到学校就读的适龄残疾儿童、少年，还应采取其他适应形式（如教师巡回到家庭教学，床边教学等）进行义务教育。从法律法规的规定和现实的体系情况看，学前残疾幼儿教育，即残疾幼儿的早期干预、早期康复的大量工作是在以家庭为依托的社区康复网络中进行的。义务教育和其他教育社区亦在一定程度上参与。部分残疾成年人的特殊教育康复工作也在社区中进行或者配合其他方面康复（如职业康复、社会康复等）进行。

一、残疾幼儿的社区教育康复

根据我国特殊教育的法令和残疾人事业"十五"计划纲要,残疾幼儿的学前教育与保育、康复结合实施,社区卫生服务中"卫生保健机构、残疾幼儿的学前教育机构和家庭,应当注重残疾幼儿的早期发现、早期康复和早期教育。"(《残疾人教育条例》第12条)包括社区卫生服务的卫生保健机构还应对此工作提供咨询、指导。早期康复的前提是早期发现。什么时候算早期发现呢?理想的情况是,当孩子的发育和发展中刚一产生异常就予以发现,也就是说,不仅是在3岁、2岁时才发现异常算早期发现,而且在1岁以内甚至在胎内发育中出现问题就能及时发现最为理想。这就需要在孕妇怀孕的整个过程中都要注意胎儿的发育情况,是否异常。我国每年新生婴儿中有几十万人有各种残疾。婴儿出生后应有定期检查,特别是婴儿的视觉、听觉、智力、运动机能、语言等方面的检查,并与正常的发育规律比较。下表是世界卫生组织儿童生长发育合作中心的一个城乡6岁儿童身体心理发育状况资料,可供我们参考。我国和各地还有一些当地的标准,应将测查儿童的指标与当地的标准比较。

6岁前儿童身体心理发育状况表

[75%达到的月龄(城市/农村)]

大运动	月龄(城市/农村)	视觉细运动	月龄(城市/农村)
3. 俯卧伸头休息	2.9/2.1	1. 注视物体瞬息	1.4/1.0
7. 仰卧拉坐,头不后垂	9.3/3.4	4. 持久注视	3.0/2.6
8. 俯卧抬头稳	3.9/3.7	9. 伸手够悬挂红环	4.9/5.3
13. 独坐30秒	6.8/6.7	11. 抓悬挂红环	5.4/6.0
18. 独站6秒足平稳	14.7/14.0	12. 捡起积木(石卵)	6.5/7.1
23. 扶持下有一脚站3秒	17.0/20.6	21. 乱涂	15.9/21.8
37. 独自右脚站3秒	31.9/35.5	22. 放3块积木(石卵)入杯	15.9/26.0
38. 倒退走4步	32.0/36.8	47. 用筷夹起小枣	36.8/38.3
39. 双脚原地跃起	32.4/36.5	48. 折纸(一折)	37.8/45.7
58. 足跟对足尖走4步	53.4/57.0	49. 模仿划垂直线	38.6/45.7
59. 足尖对足跟退4步	63.5/64.3	50. 模仿划水平线	40.7/48.2
		51. 用筷夹胶囊(小豆)	42.1/42.3
		52. 临摹圆形	43.5/0.3
		60. 临摹方形	67.4/76.7
		62. 打活结	69.9/73.1

注:WHO儿童生长发育合作中心1986资料。

项目前数字为出现先后的顺序。

步:两足各跨一次为一步。

听觉－语言	月龄(城市/农村)	生活及社会性能力	月龄(城市/农村)
5. 寻找声源	3.2/3.4	2. 应答性微笑	2.5/2.0
10. 捏弄铃	5.2/5.5	6. 应答性发声	3.9/3.4
15. 摇铃	8.1/8.8	14. 认生	7.5/7.5
17. 说一个字或近似字	12.0/11.8	16. 自喂(任何方式)	9.7/9.5
20. 指身体两个部位	15.2/19.1	19. 饮杯中物	14.7/14.0
24. 喜欢看图画	17.4/20.5	29. 日间控制大便	21.1/21.8
25. 指出杯、碗、匙三者之一	17.7/1906	30. 日间控制小便	22.1/23.2
26. 指身体 4 个部位	18.0/21.9	32. 完全控制大便	23.3/24.7
27. 说出碗、鞋、袜三者之一	19.6/22.7	34. 说自己姓名	24.9/30.0
28. 知道杯、梳子的用途	19.7/21.9	35. 洗手	27.4/30.7
31. 说出碗、车、鞋、袜、帽、剪刀 6 件中的 3 件的名称	22.7/25.9	41. 自喂时无洒落	33.0/34.9
33. 说出 2 字句	23.6/25.3	42.1 月内无遗尿	34.2/36.4
36. 区别大与小	28.6/32.2	44. 懂游戏规则	34.3/43.3
40. 懂介词(里面、上面、旁边)	33.0/35.5	46. 洗脸	36.3/42.8
43. 复读 3 位数(试 3 次)	34.3/38.4		
45. 区别重与轻	34.8/39.5		
53.2 和 3 的概念	45.6/54.7		
54. 点实物从 1 数到 5	45.8/58.9		
55. 认识 3 种颜色	47.0/57.9		
56. 点实物从 1 数到 10	50.9/65.2		
61. 临摹 2 3 5 6 9	69.7/83.0		

注：WHO 儿童生长发育合作中心 1986 资料。
　　项目前数字为出现先后的顺序。

发现婴儿发育异常后，就应在进行医疗康复(治疗)的同时，注意针对该儿童的问题进行教育康复训练。此时可以有专业人员指导、帮助或在专业机构内训练。但时间最多、最经常的训练是在社区、家庭内的教育康复训练，是家长对残疾儿童有计划、有针对性的训练。

对耳聋幼儿的教育康复除了注意其体、智、德、美诸方面全面发展和适合聋儿的普通幼儿的各种活动外，还要针对耳聋幼儿听觉和语言发展的某些困难与特点加以改变(如音乐、语言的活动)和增加两种特殊的作业(活动)：听觉训练、言语训练。

听觉训练又称“听力训练”。耳聋幼儿都是听力受损害的儿童，但并不都是绝对没有一点听力。根据国家听力残疾标准，双耳听力中好耳的听力损失在 40 分贝以上即为听力残疾。绝大多数听力残疾幼儿有不同程度的剩余(或称残余)听力。这些听力在自然条件下难以用于日常交往，但在经过配戴合适助听器和经过专门训练后，多数耳聋幼儿从“无声世界”或不能识别和应用声音到进入有声世界或可以识别、应用声音。不应泛泛要求恢复正常听力和达到同龄儿童的一般听力发展水平，只能是在其原基础上的提高和其潜能的最佳发挥。训练要注意补偿和康复听觉的各种功能：听觉察觉、听觉定向、听觉识别、听觉记忆、听觉选择、听觉反馈、听觉理解、听觉概念等。这些功能的训练既要循序渐进，又要密切结合。使耳聋幼儿的听觉与其保存完好的感知协调配合感知丰富多彩的外部世界，并与语言训练密切结合。一般从给聋儿不同的听觉刺激、唤醒聋儿听觉、培养听觉察觉能力开始,这可以有噪音和乐音的训练,然后进行各种辨音的训练,了解声音的有无、声源、声音大小、长短、远近、强弱、高低、快慢、方位、各种声音等;重要的是言语听觉,也就是500~2000赫(Hz)频率范围的主要语言可懂度的听觉训练。这里又可分为语音、单字、单词、句子、对话的训练,要注意尽量在自然条件下的交往中来形成和发展耳聋幼儿的语言,最终可使聋儿能利用听觉来辨别生活中应用的声音,理解周围人们的简单言语并进行交往。这类训练教材已经出版多种,各地聋儿康复中心亦有多年经验可供参考。

语言训练,实际应为言语训练。“语言”和“言语”在语言学和心理学上是两个相关而又不同的概念。但在耳聋幼儿的实际康复工作中常把“语言”和“言语”做为一个要领来应用,也就是把二者都做为“说话”,做为人的个体运用语言来表达某种思想的交往活动。耳聋幼儿的言语训练就是让耳聋幼儿学习说话,是使其因听力损失不能接受语言声音、不能用自然途径学习说话的过程,变成经过人为努力而逐步用听觉和非听觉途径学习和掌握语言工具、形成和发展有声语言的过程。言语训练的目的是在利用聋儿保存的感觉器官,其中包括很重要的剩余听觉或采取康复措施后的听觉感受语言,并对语言理解和用语言表达的能力,使用语言在社会上进行交往及进行思维的初步能力。其任务是依据语言的特点和本质,以及言语形成和发展的规律对耳聋幼儿的发音器官、言语呼吸、嗓音等方面进行言语技能技巧训练,在此基础上进行发声、语音、词语、句子、对话、表达语言等方面的训练,使耳聋幼儿为进一步学习语言、为进入小学学习打下基础、做好准备。这里重要的是准确、清晰的语音训练和字词要领的建立,以及常用句子的较熟练的掌握运用。耳聋幼儿言语训练也已出版过多种教材,如《学说话》、《聋儿语言康复教程》等。在训练中教育康复要与儿童的成长相结合,要适合幼儿的特点,活动以游戏为主,要注意多种感觉器官相结合,注意每个孩子的个体差异,要多次复习、多次练习,尽可能充分利用现代技术和手段,家庭、社区与社会密切配合。

对智力落后幼儿的教育康复工作更加重要。这是在社区康复的早期干预中残疾幼儿人数最多的一类,约占各类残疾幼儿的一半以上。这类幼儿不是某一个感觉器官出现了问题,而是从整体上看,比普通幼儿有发展起步晚、速度慢、发展顶点低的特点。对这类幼儿的教育康复训练国内外专家从不同角度、在不同时间提出过不同方案,但可以看出其中有基本的共同点,就是都从运动、认知、语言和社会行为等方面来判断儿童的发展并在这些方面加以训练,使智力落后幼儿按照客观规律发育和成长。下面列举智力落后幼儿家庭教育的基本内容供参考。

二、几种特殊教育方法

下面举出著名的《波特奇早期教育方法》教材中的刺激、认知和语言的三个例子:

(一)婴儿刺激活动

年龄:6周或稍大

目标:视觉刺激

方法:

1. 经常在婴儿的小床上铺一条有花样的床单。
2. 用大而色彩明快的东西或笔式电筒,慢慢地扫过婴儿的视线。

3. 把婴儿放在地板上、沙发上或婴儿的床上等不同高度的地方。

4. 让婴儿看看自己的小手小脚，并摇晃他的手脚。

5. 把婴儿放在室内的不同位置。家里吃饭时把他放在能看到家人吃饭的地方。

6. 当婴儿不看玩具时，把玩具放在他手中。

7. 婴儿躺在小床上时，让他看距他脸部 18 ~ 20 厘米处的镜子。

8. 在婴儿床的上方放一个透明的薄板或盘子，里面放些色彩鲜艳的东西（小纸片、彩带、小玩具等），经常变换它们的位置或换些别的东西。

9. 把一些色泽明快的彩带系在婴儿小床上能看到但摸不到的地方。

10. 在婴儿房间的墙上或小床上方的天花板上贴些广告画、画片、照片和彩色纸等。经常换这些大彩色纸，以便给婴儿以各种颜色刺激。

训练类别	基本内容
1. 感知觉训练	
视觉	分辨力，视觉控制，视觉记忆，区别主题与背景。
听觉	分辨声音，听觉记忆，听觉顺序。
触觉	通过手指触摸物体和人物。
味觉	分辨食品味道和特性。
嗅觉	辨认物体的不同气味。
时空	对时间和空间的估量，对自身与空间关系的感知，机体感觉。
2. 动作协调训练	
粗大动作	立，坐，行，跑，上下楼，跳跃，翻滚，投掷和攀登等。
精细动作	抓握物体，双手配合，手部操作，手眼协调，绘画写字等。
3. 语言训练	
语言理解	注意力，语言的视听觉，概念建立，符号理解，口语理解。
语言表达	模仿发声，逐步运用单词，双词和句子。
书面语言	认识汉语拼音和简单文字，学习执笔运算，学会简单应用文。
4. 生活自理训练	
大小便	控制大小便，学会上厕，培养卫生习惯，能使用厕所设备。
饮　食	进食技能，使用食具，卫生习惯，认识食物种类、加工和购买。
穿　衣	学会穿衣，辨别服饰，会整理衣物，会简单打扮。
梳　洗	会洗脸，洗头，洗手脚，洗澡，定期剪指甲，会用手帕。
睡　眠	认识床上用品，学会卧床、起床步骤，养成良好的睡眠习惯。
安　全	家庭生活安全知识，交通和户外活动安全，简单救护知识。

（二）认知的第一个指导卡

年龄：0 ~ 1 岁

目标：孩子自己用手移开盖在脸上的布

方法：

1. 让孩子躺着，往他脸上盖上一块布。继续与他说话，让他知道你在他身旁。当他自己把布从脸上移开时，你向他微笑，并抱抱他。

2. 抓住孩子的上臂，帮他把布从脸上移开。

3. 把布从脸上移开的时候，请你用夸大的表情并摇动他的身体，微笑着表扬他。

4. 用布遮住孩子的一只眼睛，你逐渐地离开孩子的视线，帮助他拉开脸上的布，露出他的双眼,口头夸奖他,并贴贴他的脸蛋儿,以资鼓励。

(三)语言的指导卡

年龄:2~3岁

目标:教孩子用话语表示欲大小便

方法:

1. 选择特定的语言(如撒尿,"西——西——",尿哗哗等),作为孩子大小便时的习惯用语。

2. 孩子用动作表示要大小便,如往下拉裤子,抱小腹部时,让孩子跟着你反复说这方面的话语。

3. 当孩子用动作表示要上厕所时,你要问他:"小明,你是不是要撒尿(拉屎)?"如果他能用动作或话语表示"是"时,要让他说出"撒尿(拉屎)",并夸奖他是好孩子。

4. 选用大家都容易理解的普通的字眼,这样,即使家人不在孩子身边,孩子用这种字眼提出的大小便要求,别人也能懂。

三、特殊教育要注意的问题

训练中除了一般的教学原则外,还要注意:儿童多器官感受,与语言相结合;多活动、多实践、多重复;小步子、多鼓励;更注意区别对待。

普通幼儿的训练方法、智力落后儿童教育训练的方法都可以结合智力落后幼儿的实际来应用。在不同训练领域、不同人员(康复人员、家长)和对不同程度与问题的智力落后幼儿可以从实际出发用不同的方法。训练幼儿,智力落后幼儿的教育康复,有方法,但无定法。用的比较多的是工作(任务)分析法。这就是把一项训练内容再细分成若干更简单、分散困难的动作。例如,生活自理中的脱衣服可以分为:①双手握前襟两端;②向上提脱到双肩;③双手向后,一手握住另一手的衣袖;④拉掉一个衣袖;⑤再拉掉另一个衣袖。对于不同幼儿这5个步骤(任务)还可以再细分。进行这5个步骤可以有两种方法,一种是顺序法(又叫向前连锁法),就是说按脱衣顺序一个接一个步骤练习,儿童的独立性逐渐增强,成人(康复员、家长)的帮助逐步减少。另一个是倒序法(又叫倒后连锁法),也就是从最后一个动作练起,然后练最后两个动作,逐渐增加到全部。即前4个动作由训练人员帮助完成,最后一个动作训练智力落后幼儿个人完成,在智力落后幼儿可以完成最后一个动作后,前3个动作由训练人员帮助完成,最后2个动作训练智力落后幼儿逐步独立完成。依此类推。两种方法训练人员和儿童需要完成的当动作可以用下表来说明:

顺序法(向前连锁法)		倒序法(倒后连锁法)	
儿童操作	训练人员操作	训练人员操作	儿童操作
1	2→3→4→5	1→2→3→4	5
1→2	3→4→5	1→2→3	4→5
1→2→3	4→5	1→2	3→4→5
1→2→3→4	5	1	2→3→4→5
1→2→3→4→5	0	0	1→2→3→4→5

在这个过程中要由浅入深、由简到繁、由易到难。中间依据个人情况可以增加若干辅助训练，辅助训练也可以再分成若干个小的训练来进行。

对肢体残疾，特别是脑瘫儿童的早期教育康复训练也是十分重要的。首先是弄清楚肢体残疾儿童（含脑瘫）的发展异常的方面，并与医疗康复配合进行运动训练。下面列出正常婴儿精细动作发育的时间顺序，供参考。

婴幼儿精细动作发育时间顺序

动作 \ 时间	时间顺序									
	0～3月	3～6月	6～9月	9～12月	12～18月	18～24月	2～2.5岁	2.5～3岁	3～4岁	4～5岁
眼随物转	→									
手抓物		→								
玩具换手			→							
搭简单的方块			→	→						
拇、食指抓物				→						
玩汽车玩具				→						
握笔乱涂					→					
插棍					→					
近似物相配					→					
插几何图形						→				
搭积木							→			
拼图							→			
描图								→		
画人									→	
认颜色									→	
数数字									→	
认字										→

下面是小儿脑瘫儿童发育落后情况，见下表。

脑瘫儿童发育落后情况表（Cardwell）

月龄（正常儿）	身体的发育	月龄（脑瘫儿）
1～3个月	俯卧位抬头	12.3月
2～5个月	伸手抓东西	14.5月
8～10个月	自己独坐	20.4月
7～8个月	爬	26.4月
9～11个月	握东西	17.2月
9～12个月	单词	27.1月
12～13个月	独站	27.5月
12～18个月	独步	32.9月
24～30个月	说短句	37.4月

脑瘫幼儿可以分为轻、中、重 3 级，见下表。

脑瘫的分级表

分级	粗大运动	精细运动	IQ	语言	ADL
轻	独立行走	功能不受限	> 70	> 2 字	独立
中	爬行或有支撑行走	功能受限	50 ~ 70	单字	需求帮助
重		无功能	< 50	严重受损	完全照顾

IQ:智商　　ADL:日常生活能力

其次，要针对儿童的具体情况订出训练计划和开始训练时间。脑瘫儿童的家庭(社区)康复训练是发展的方向。对这类幼儿的运动训练应从幼儿的被动运动开始，由康复人员帮助运动，逐步到残疾儿童半主动、主动活动，促进其克服异常姿势和动作、改善功能、掌握正确的姿势和动作。具体训练的方法按不同病的类型、年龄、程度、身体状况等由医生、治疗师指导，可以由专业人员或家长在家庭或社区中实施。要结合游戏方式进行，手法上"促进与抑制"训练并用。但一切应从该儿童的具体实际情况出发，家长在日常训练中起重要作用。

视力残疾幼儿的早期训练的特殊方面是：生活领域，主要是训练盲幼儿的自我服务能力和养成良好的生活卫生习惯。逐步学会洗手、洗脸、梳头、刷牙等个人卫生常识，学会穿脱衣服、鞋袜，学会独立入厕等；认识外部世界的领域，主要是通过保存的听觉、触觉、剩余视力、嗅觉、味觉等直接感知和认识外部世界，从身边的日常事物到更广阔空间的自然与社会现象与事物；定向行走领域，主要是发展盲童的随行技巧和独行技巧，初步认识和判断空间位置，为以后独立在复杂的社会和自然条件下定向行走打下基础；社交领域，主要是盲幼儿学习简单社交礼仪行为、对人态度和交往技巧；感官训练领域，主要是提高和发展盲幼儿的感官机能，主要是听觉能力的训练和触觉的阈限的提高，使这方面的潜能发挥到最佳水平；个别矫正领域，主要是根据个人情况和问题安排的训练内容。使用的方法除了一般的幼儿教育训练的方法结合盲幼儿具体实际运用外，还应该运用触摸训练法、语言示导训练法、实践操作训练法等，注意运用实物和必要的教具。

对于训练结果的评价也有多种方法。及时评估训练的结果可以及时调整训练计划，使训练效果更佳、更巩固。

总之，对不同种类残疾的幼儿应从实际出发，针对其主要问题，运用适合此儿童的方法，与其他方面康复工作密切配合，进行坚持不懈的训练。

四、家长在社区教育康复中的作用和要求

在《中国残疾人事业"十五"计划纲要与配套实施方案》中多次提到在残疾人事业中，特别在社区康复工作中家庭的作用和任务。该《方案》不只强调了社区家庭康复的重要性，而且明确了培训家长的具体任务数。

(一)特殊儿童家长在儿童成长中起着比普通儿童家长更大的作用

在社会重视儿童早期教育时，绝大多数家长懂得父母是儿童的第一任教师，对儿童的成长起着关键作用。家长不仅要关心孩子的生理发展，使其吃好、休息好、身体健康，还要关心其心理的健康和成长。残疾儿童的家长或监护人除了有与普通儿童家长一样的作用和责任外，还应有特殊的责任和作用。这应包括：①尽早地发现孩子发展中的异常并请医生确诊；②尽早地采取医疗

措施对疾病加以治疗,不使疾病造成新的损害;③尽早地采取康复措施使残疾已造成的损害程度减轻和不产生新的损害;④及早向专业工作者咨询,对残疾儿童加以训练和教育,使其尽可能接近同龄儿童的发展水平;⑤解决自己和家人正确认识和对待残疾儿章的问题,要客观科学地面对现实,努力改变现实;⑥与专业机构配合,主动协作;⑦注意对残疾儿童的劳动技能训练和就业准备。

(二)儿童家长的"十戒"和正确认识、对待残疾儿童的"十条"

残疾儿童家长首先是家长,根据众多的经验教训可以总结出"十戒"和"十条"。

1. 对孩子的"十戒"

(1)对孩子不要轻视(忌说:"你怎么这么笨呀,简直白活了!")

(2)不要恐吓("再不乖,就把你卖了!")

(3)不要收买("听话,给你 10 块钱!")

(4)不要过度保护("你不会拿勺,让妈妈来喂!")

(5)不要太叨唠("我说过多少次了,你就是不听!")

(6)不要强迫("别老玩,给爸爸拿烟去!")

(7)不要父母不一致("宝贝,别怕,甭听你爸爸的,有妈妈哪!")

(8)不要期望过高("你一定能当大官!")

(9)不要纵容("只要你喜欢,再贵也给你买!")

(10)不要漠视("我有事,别吵我,你自己一边玩去!")

2. 对家长要求的"十条"

(1)您能积极了解孩子的身体状况和表现,并正确寻找异常表现的原因。

(2)您能承认现实,积极乐观面对现实,不忽视,不内疚;努力正确了解孩子和对待其残疾,看到其残疾带来的问题也看到其潜能,可依靠的优势和康复的可能性。

(3)您爱孩子,但在家中不因其残疾而溺爱,更不歧视或忽视其正当需求和要求。

(4)您能随孩子年龄增长而帮助孩子正确认识和对待自己的残疾,使孩子认识自己是社会上儿童中的一个平等成员,又因残疾而有特点,不比别人更优越,也不比别人更差,增强孩子的白信心。

(5)您能看到自己从孩子出生到成人的重要责任和作用,看到自己的态度和家庭环境对孩子成长和克服缺陷上的决定作用。

(6)您能主动去找医生、教育工作者、心理工作者、社会工作者或从其他渠道了解与孩子有关的知识和教育训练方法,并结合孩子的实际情况去运用。

(7)您能去训练和培养孩子的大小动作能力,生活自理能力,言语和交往能力,认识事物能力,使孩子逐步学会认知,学会生存,学会做事,学会与他人共同生活和劳动。

(8)您能在残疾孩子进入专门机构进行训练时仍然尽家长的责任和义务,全家协调一致地与医生、教师共同为孩子成长和自尊、自信、自强、自立的进入社会而一致努力。

(9)您能与全家人一起正确帮助和尊重残疾孩子,创造平等、民主、温馨、欢乐的家庭环境,不忌讳让孩子会见亲戚朋友和走入社会。

(10)您能随时观察孩子的表现,并及时把孩子的变化和情况记录下来,积累孩子的发展资料,与专业工作者研究讨论,总结规律,不断发现和解决问题。

社区康复是社会发展、社区建设中的一个重要工作，是一项系统的社会工程。其中的教育康复是一项必不可少的服务，又是与医疗的、社会的康复工作密切相关的一项工作。正确认识特殊教育康复并放在适当地位，是实行全面康复、造福残疾人的一项重要工作。

第四节　特殊教育的发展方向

一、残疾学龄儿童的特殊教育康复

由于我国的学龄儿童义务教育是国家的教育事业，所以多数残疾儿童在特殊教育学校或普通学校的特殊教育班或随班就读。特殊教育与康复的结合，即教育康复主要是在特殊教育学校或普通学校中进行。学校在完成学生全面发展、培养残疾学生健康成长过程中渗透或增加了补偿缺陷、补偿损害功能及康复训练等方面的内容与活动。这里面包括了让残疾儿童正确认识和对待自己残疾、对待社会的教育，平等参与社会活动、享受公民权利和尽义务的教育。

社区残疾儿童居住的地方，应该与学校配合，共同创造有利于残疾儿童成长的环境，教育家长和社会人士共同做好特殊教育工作。其中包括教育康复工作、社区资源与学校资源在对残疾人教育上进行共享。

对于因身体条件不能到学校就读的适龄残疾儿童少年，在采取家庭巡回教学或床边教学的情况下，社区的特殊教育康复任务就重了。社区和家庭要配合实施国家法定的义务教育。残疾儿童在接受巡回教学以外的大量时间应由家庭或社区来安排，不仅是完成作业，更主要是教育康复或其他康复工作，以及其他该儿童可以从事的、促进其发展和健康成长的活动。

二、义务教育阶段后的残疾人特殊教育

社区建设好的地方其康复服务普及社区的每一个人，当然包括成年残疾人。这部分残疾人的教育康复工作包括：与医疗康复、社会康复、职业康复相结合的残疾人的劳动技术、职业培训，就业咨询和辅导、对参加社会劳动的态度和认识的教育等。

在对成年人进行医疗康复、职业康复、社会康复的过程中，由于各种原因，残疾成年人对劳动、就业、社会、家庭等有各种各样的想法，其中有不少不正确的想法，影响了他们平等参与社会劳动和生活。这时需要特殊教育康复参与，使残疾人能正确认识和对待自己的残疾，客观地认识自己参与劳动的可能性和必要性，不过高估价、也不过低估计自己的能力，正确认识和对待来自社会、家庭各个方面的阻力、障碍或不恰当的鼓励与帮助，发挥自强不息、艰苦奋斗、自力更生的精神，争取平等参与社会，而不是等待别人“恩赐”。残疾人走向社会的每一步都要伴随特殊教育康复和心理辅导的工作。

这个工作由社区和家庭来完成。有条件的社区可以设立残疾人的教育康复和心理咨询机构，有的可以在社区成人教育机构中设立成人职业教育专业或场地，训练后天残疾人（盲、聋、肢残等）的生活自理能力、家务劳动能力、行走定向能力等。

（朴永馨）

第十二章　社会康复的发展趋势

第一节　促进医学模式的转变

20世纪70年代以来，医学模式的转变已经成为世界范围内不可逆转的一种社会发展趋势。这种转变不仅给现代医学科学增添了活力，开拓了生物医学生存和发展的空间，而且为人类健康创造了更多条件和更多机会。社会康复学理论的产生，积极地促进了医学模式的转变，社会康复工作为医学科学研究和医务工作者的临床实践提供了大量支持和帮助。

2002年8月，中国政府在《关于进一步加强残疾人康复工作的意见》中指出："国务院有关部门要将康复医学教育纳入国家教育计划，医学院校应设置康复医学课程，加强康复医学教育和继续医学教育，培养高素质的专业人才；有计划地采取多种方式对现有人员进行在职培训，不断提高其康复业务水平和工作能力；将残疾人康复业务纳入全科医生培训内容，增强基层残疾人康复服务力量。"作为康复医学体系的重要组成部分，社会康复服务必将在21世纪有较快的发展。康复医学与社会学的结合，对医学科学的发展起着极大的推动作用。

世界上任何事物都是不断发展变化的，在科学技术发展日新月异的时代，医学也必然需要自身的变革以适应社会的发展。虽然至今人们对医学的目的仍然有各种各样的理论，但归结一点，都离不开永远造福于人类的健康，以及使一度出现健康危机的病人得到治疗，重新回归社会，正常参与社会生活。要实现医学模式的彻底转变，首先要改革医学教育，培养适应现代医学模式的一批又一批医学人才。

自15世纪以来，欧洲的医学家们大都认为医学和整个自然科学一样，是以医疗技术为主体的。由于科学家们强调科学本身就是目的，科学就是为了发现与发明，所以这种观点在西方医学中的反映，就是只重视技术，只承认医术，尤其是工业革命以后，西方医学把寻求技术的发现和发明当作医学的最高目标，因而忽视了人本身，这就是传统的生物医学模式。这种思想统治了欧美乃至全世界医学领域几百年，至今仍在大多数医生头脑中居支配地位。

我们看到，18世纪下半叶由英国发起的工业革命，向科学提出了许多新问题，也为科学技术的发展提供了前所未有的更优越的条件。社会的发展和物质科学的进步带动了医学和生命科学的发展，细胞学说和生物进化论都是在这种时代背景下产生的，现代医学从此走上了全新的领域。19世纪医学上重大的进展之一就是细菌学的建立；同时群体医学开始出现新的思维。西欧、北美迅速发展的工业化和城市化，使乡村人口向城市的流动出现了新局面，都市居民的生活环境恶化迅速加剧。同时，各地相继开展的公共卫生运动有利地扭转了这种局面，从而为医学模式的转变奠定了基础，在社会剧烈变革、生活节奏加快的形势下，人们越来越多地关注到医学和社会的互动关系了。

20世纪上半叶流行的弗洛伊德学说,虽然其中对精神疾病的症状分析难免有思辨臆测的成分,但已初步形成了现代医学模式转变的框架。此后,生物医学所取得的巨大成就开拓了科学家们的思路。鉴于以往的医学教育中,生物医学占用了主要的学时,培养的新一代医生对病人心理、行为和社会问题的影响等方面相对忽视甚或无知;临床实践和训练过分专业技艺化,使得医生把病人看成是等待自己修理的出了故障的机器;很多医生在诊断上一味地依赖化验结果,依赖心电图、脑血流图和磁共振等检查报告,这种情况在世界各地普遍存在,即医生只治病而不治人。这种现象引起了医学界的警觉,也引起了社会学家、心理学家们的非议。于是,"生物-心理-医学社会"模式很快得到了各国医学界的广泛赞同。自1977年美国罗彻斯特大学精神病学和心身医学教授G.L.Engel在《需要新的医学模式:对生物医学的挑战》一文中提出现代生物医学逐渐演变为生物-心理-社会医学是医学发展的必然,应建立生物心理社会医学模式至今,已经20多年。在此其间,国内医学界就医学模式转变进行了广泛的讨论和深入的研究,新的医学模式取代生物医学模式的观点已为人们熟悉和普遍接受。尽管对现代医学模式内涵的理解、表述不尽相同,但医学模式应当转变、正在转变,似乎已成为人们的共识。然而,当我们把目光投向现实生活,考察医学实践,就不难发现并不得不承认,医学模式的转变在相当大的程度上是理论形态的。相对理论上的认识,医学模式的转变在实践上是滞后的。

对医学目的的困惑,与传统的医学教育模式密切相关。面对飞速发展变化的社会,在社会改革和医疗制度改革的进程中,医学生必须有较宽广的视野。医疗服务体系与医疗保健制度在改革的同时,都要转变医生的传统观念,使其有利于认识社会,在临床的基础上加强慢性病、职业病、老年病等的预防、治疗和康复,加强社区医学的研究与推进。

无论从社会发展的角度还是从医学模式转变的现实来看,要保证医学目的继续下去,医学教育必须改造。应该教育医学生关心病人,把病人当"人"看,而不仅仅是关心"病",把病人当成有毛病的"物体"。另外,要教育医学生,死亡是不可避免的,疾病也并非总是能治愈的。随着人口老龄化进程的加快,许多学生都将对付慢性病和老年病问题。新的医生必须掌握预防医学和康复医学知识,也必须接受经济学、社会学和心理学等方面的教育,学习《执业医师法》和相关法律法规,以符合当代医疗制度改革的现实,并在社会发展中推动医学的发展。社会工作者所从事的社会康复工作,一方面加强了医学本身的人性色彩和文化色彩;另一方面在医生和患者之间,在医院和社区、家庭之间搭起了信任、理解、关爱、体谅和互相支持的桥梁,促进了现代医学模式的转变。

在医学临床实践中,我们看到必须在医学教育中首先避免错误的理解医学目的,避免知识技能的误用。现代医学知识和技能的应用是多方面的,多数是造福于人类、为人们所欢迎的,但有些则是有相反作用的,例如为了医学的目的而进行研究但不经受试者同意,终止妊娠和治疗不孕症等。对于人工流产,由于民族、宗教信仰、传统文化的不同,反对和不同意见仍存在;将医学用于改善人类的自然特征(如盲目追求身高和强化改善某种智力缺陷)仍有问题;当许多地方缺乏资源,也缺乏为基本的医疗保健提供经费时,医学知识和技术、资源很难做到公平的利用;另外,需要非常小心谨慎地利用医学信息来检验和告知胎儿性别、预测一个人未来的健康，这种信息和预测有时会导致社会问题，或使人感到不安，受到凌辱，威胁其未来的就业、保健和福利。从社会学和社会发展的角度看，当前还不能利用医学知识，包括利用公共卫生的信息，强制大批人群改变其“不健康”行为，例如改变饮食习惯与结构、改变居室环境和设施等。

综合上述，从社会学的角度出发，现代医学教育应该使医学生深刻认识医学的基本性质：

(1)医学是高尚的、有较高道德水准的人所从事的职业，这种思想应贯穿在全部医学专业学习过程中。医学应该经常向将来的医院管理者、医务人员、合作者和资助者强调：你不但要了解疾病，了解药物，还应该了解社会，了解医院的环境，了解病人的社区和家庭背景，了解病人的心理，使医务工作者忠实于自己，同时忠实于服务的对象。

(2)医学是有节制的和谨慎的特殊服务。无论未来新知识和新技术如何发展、如何进步，我们都必须清醒地承认人生是有限的，疼痛和疾苦在人体的生命过程中也是不可避免的。医学用人类的智慧对疾病和伤残进行斗争，其作用不是藐视肉体产生和死亡的规律，而是帮助人们尽可能在有限时间内过健康的、高质量的生活。

(3)医学在社会改革的过程中，尽量做到在经济上的可持续发展。医学应该努力使其要达到的目的适应社会经济发展的现实，并使医学在可能的范围内交给社会，交给广大群众；凡是社会和公众欢迎并供得起的医学，从长期来看就具备可持续发展的条件。

(4)医学是公正无私和追求公平的。医学应尊重人的自由和尊严，应该对医学技能和知识的使用做出负责任的选择，这一切要通过与公众对话来完成。这也适用于对治疗方式的选择、是否生育、改变情态和行为、终止维持生命的治疗，以及稀缺资源的分配。

显然，社会康复工作对医学和社会学的交融起到了十分重要的、积极的作用，也推动了医学模式的转变，促进了医学教育的发展。

第二节　开展医疗救助和完善社会保障制度

社会康复工作的宗旨，就是要千方百计地帮助康复对象获得医疗的、教育的、职业的和社会的各方面康复服务，使社会弱势群体获得政府、社区和各种社会组织、社会团体的支持援助，平等地参与社会生活。从康复医学角度说，医务社会工作者的一项重要任务，是在机构中和社区里帮助经济困难的残疾人、老年病人和慢性病人获得医疗救助。

我国政府的《关于进一步加强残疾人康复工作的意见》中明确强调对贫困残疾人的康复要提供特殊帮助，这种帮助主要通过社会康复的方式进行。国务院有关部委指出：“地方各级政府要对贫困残疾人康复治疗和医疗救助制定相关政策，采取分级负担、减免费用等措施，解决贫困残疾人康复治疗问题。要积极筹措专项资金用于贫困残疾人康复；充分考虑残疾人康复的特殊性，对有特殊困难的残疾人通过建立医疗救助制度给予照顾；要做好贫困残疾人康复后的职业和劳动技能培训，帮助其摆脱贫困。”

20世纪90年代开始我国全力推进的社会保障制度改革，其中医疗制度改革是十分重要的环节。在各地农村，因为疾病和伤残导致的贫困现象越来越突出。如果医疗扶贫工作跟不上去，或者开展的不好，影响的不光是贫困人口的生活质量，还直接影响到我国在21世纪实现全面建设小康社会的目标。

开展医疗扶贫,建立切实可行的医疗扶贫制度和机制,同时建立一种符合当地情况的网络,是我们面临的首要问题。在各地各级医疗机构和城乡社区中工作的医务社会工作者,要在实际工作中考虑促进医疗扶贫制度的建立,并具体参与建立医疗扶贫网络,一方面加大疾病控制和残疾预防的力度;另一方面还要帮助残疾人、老年病人、慢性病人和其他需要帮助的困难群体获得社会保障或特殊救助。目前,各地城镇贫困人口基本上有包括医疗救助在内的各种优惠政策,北京、广州、上海、无锡等许多城市都开设了有医疗救助性质的医院。在农村,需要医疗救助的对象更多,困难更大,医务社会工作者和基层医疗卫生人员要协助政府尽快建立起新型合作医疗制度,合理配置卫生资源,开展社区康复和家庭康复,帮助贫困的康复对象尽快脱贫。

第三节 解决医患纠纷的有效途径

社会康复工作者一个重要的任务,就是调解医患关系,改善医疗和康复服务的社会环境,努力创造和谐的人际关系来帮助残疾人或其他康复对象顺利地回归社会,重新参与社会生活。

一、寻求医患关系改善的最好模式

医患关系的基本模式是指在医疗活动中,医患双方互动的基本方式,主要包括技术性和道德性两个基本方面,道德性一般从医务人员的责任心上得到体现。社会康复工作要努力寻求改善医患关系的最好模式,注重道德性这个基本方面。

医患关系的技术性方面是指在诊疗措施的决定和执行中,医务人员和患者的关系。长期以来,在医疗活动中病人处置于被动地位,医生则处于主动的和主导的地位。其特点是医患双方不是建立在相互作用的基础上,而是建立在医生对患者作用之上,从而使患者不能主动的起作用。这种模式虽然对危重休克及昏迷、婴幼患儿、精神病人、智力严重低下者等等是适当的,但是就更多的患者而言,把患者主观能动性从医疗过程中全部排除出去,把患者在诊治活动中的主动配合和可能参与的意见,看成毫无意义的事情,这是有重大缺陷的,它不但会影响诊治效果,而且还可能导致差错事故的发生。

长期以来,病人往往依靠医生的指导,使自己处于一个忠实地接受劝告和配合的地位。病人在医患关系中出现了“主动”的配合或合作现象,但是这种“主动”是有条件的,是以执行医生的意志为前提的合作,医学本身和医生的权威仍然起着决定性作用。这种医患关系虽有它本身的局限性,但仍可以比较广泛地适用于病人,特别是急性病人,它有助于提高诊治效果,也往往有利于建立融洽的医患关系。因此,医务工作者不能片面地理解“患者至上”的口号,要时刻想到自己的职责和使命。

社会康复工作更主张和支持在医患活动中的道德性,主张互相尊重、密切合作的人际关系,这种医患关系是“以人为本”的,注重生存的价值和生命质量。特别是对残疾人,尤其需要一份医生的尊重。现代文明社会里的医患关系,病人不仅要主动配合医生的诊治,还要进一步参与。医疗活动也从医院逐步转移到社区和家庭中。医患之间的作用是双向的,医患彼此依存,双方相互尊重,对诊疗方法和结果双方都是满意的。这种新型的医患关系不仅有医生的积极性，而且也有患者的积极性，对提高诊治的准确性和治疗效果，使患者建立良好的心理状态，消除医患间一些紧张因素，都是十分有利的。当然，这种模式更适合慢性病人以及神志清楚并且有一定文化和智力水平的病人。

衡量医患关系的原则，应该是公正、礼貌和互谅，是道德而非技术性的关系。布劳斯坦(Brauastein)教授在1981年发表的《行为科学在医学中的应用》一文中提到一个新的概念，即人道模式。该模式的基本观点如下：

病人是一个完整的人，比他的疾病要复杂得多，要注意病人的心理方面和社会方面，每一个人都有权力来确定自己并对自己负责，要尊重和发挥病人积极参与治疗的主动权；每个人的身心健康和他的过去、现在和将来有着错综复杂的关系；疾病、灾害、创伤、疼痛、老化、濒死等种种情况，是对人们有很意义的事件，对不同人所具有的价值和影响也可能有很大的差别；对病人的帮助不仅仅依靠技术措施，而且依靠医生的同情心、关切和负责的态度。

医患之间的道德关系是一种固有的基本关系。这种关系的主要责任是在医务人员方面。因此，作为医务人员不仅要有精湛的医疗技术，而且要具有高尚的职业道德修养。作为病人也要遵守医疗法规，尊重医务人员的人格和权利，讲究文明礼貌等。双方共同努力才能在医患之间建立起一种良好的道德关系。社会工作者在机构中或社区里都要开展职业道德宣传教育工作，并发挥调解作用，努力改善医患关系。应该指出，道德性医患关系与技术性医患关系是互为条件的，缺一不可的，技术性关系是道德性关系的基础，道德性关系是技术性关系的保证。在人道主义的医患关系模式中，患者主动地参与医疗，有自己的发言权和承担一定责任。医生在很大的程度上是引导者和顾问，特别是涉及到病人的生活方式和个人嗜好改变时，这种模式有很大的优越性。

二、调整医患关系的其他方面内容

社会康复工作者在寻求建立一种新型的医患关系时，还要致力于调整医患关系所涉及的经济关系、法律关系和文化关系。

自从医生作为一种独立的职业问世以来，不论社会性质有何变化，在商品经济条件下，医患关系始终包含着一种经济关系。因为医务人员提供的医疗服务是一种特殊形式的劳务，这种医疗保健服务劳动是社会总劳动的一部分，其创造的价值需要得到认可与补偿，这样，医患之间的经济关系就不可避免。但是，医务人员的职责是救死扶伤、治病救人，职业道德的特殊性，决定了医患之间的经济关系不能和一般的商品等价交换关系等同，这在社会主义制度下尤为明显。当医患关系发生经济方面的冲突或障碍时，社会工作者一方面要首先考虑病人的社会保障权益，帮助病人得到必要的经济支持，或者使医疗费用有所减免；另一方面又要保护医护人员的权利和经济利益不受侵害。建立社会支持网络和开展心理疏导等专业工作都会产生一定的收效。

在任何一个文明社会中，医患关系都同时表现为法律关系，即医患双方都受到法律的保护和约束。医生行医资格必须得到法律认可，严格执行《执业医师法》。医生从事医疗活动和职业自主权受法律保护和监督，非法行医要取缔，违法则要追究法律责任；同时，每个人都享有医疗权利，病人就医和医疗安全同样受到法律保护。病人就医时的言行触犯法律，特别是对医务人员构成伤害或对医院财产造成破坏，也要受法律制裁。在医疗活动中，医患双方都必须承担各自的法定责任与义务，以法律为自己的行为准则。在处理医患双方的法律关系时，社会工作者应该主动配合行政管理部门及公安、司法机关的工作，提供必要的证据。

在社会生活中，一切医疗行为都是以文化为基础的。在一定的文化条件下发生的医患关系也必然表现为一种文化关系。由于医患双方所具有的接受教育程度、文化水平、个人素质不同，特别是医患之间往往存在语言、宗教信仰、风俗习惯等文化背景的差异，因此，在医疗活动中，医患双方的看问题角度、理解程度必然有所区别。医务人员是提供医疗服务的主体，要十分注意自己的语言、举止和表情，给病人一个良好的印象，要尊重病人的宗教信仰和习俗，对有不同文化水平、不同个性、不同疾病的病人，灵活运用手势、表情和语言艺术，和蔼、亲切、准确、完整地阐述自己的意见，对建立良好的医患关系具有很大作用。

第四节　社会康复工作的发展前景

一、医务社会工作的“本土化”原则

所谓“本土化”，是借用的、大家可以理解的一个名词，确切地说，应该是学习国外经验，而以我国内地实务为主的社会工作理论与方法。

建设有中国特色的医务社会工作理论体系和实践方法，当然不是一件容易的事情。我国的医务社会工作者经过十几年的努力，初步摸索出一套自己的实践经验，受到了病残者的欢迎，也经受了医疗制度改革和市场经济的双重考验。随着改革的逐步深入，医务社会工作的“本土化”应该注意遵循以下几个原则：

第一，是因势利导的整合化。中国内地目前极其缺乏医务社会工作的专业人员，而且在相当长的时间里改变不了这种状况。过去几十年中，医院里的许多社会工作是由医务处(科、室)的医政人员承担的，比如处理医患纠纷、调解医院内部各种冲突等。如何利用我国解决社会问题的传统做法，是一个具有普遍意义的原则问题。因此，当前应该对医政人员进行社会工作的培训，充分发挥他们的潜力，因势利导，把其中一些人员和业务整合到医务社会工作的专业领域中来，达到事半功倍的目的。

第二，是严格的政策观念。中国的国情不同于西方，主要特点是人口众多，经济基础薄弱，社会保障制度不够完善，各地发展很不平衡，民族与宗教习俗比较复杂，城乡差别较大。因此，残疾人、老年病人和慢性病人的社会问题也是非常复杂的，在具体的个案工作中，要特别强调政策性，要有法制观念，避免出现偏差。

第三，是充分发挥调解的作用。调解，是有中国特色的社会工作方法，大量实践证明是受到案主欢迎和行之有效的方法。在医务社会工作中，病人求助的问题大多数与交通事故及其他意外伤害的赔偿有关，其次是医疗纠纷等。由于当事者各持己见，又不可能完全经过法律程序解决，所以调解就常常起到关键作用。立足于调解并善于用专业手段去开展工作，是一个必须遵循的原则。

上述“本土化”的原则，既不能完全脱离社会工作的专业性质，也不能完全拘泥于国外社会

工作的模式。我们要注意总结各地社会工作的经验和方法,探索更加适合中国国情的社会工作道路,不断提高社会工作服务水平。

二、医务社会工作的专业化

虽然医务社会工作在我国近百年的历史上曾经有过萌芽的发生,在台湾、香港等地区也有一定的发展,但在内地则处于重新起步阶段。

由于我国的特殊国情和文化背景,专业的社会工作在内地一直没有得到很好的发展。大量的社会工作由政府机构、党派团体和其他社会组织所包揽或代替,其弊端十分明显,主要表现为:

(1)政府有关部门为解决本来可以由专业社会工作解决的问题而增加了人员和开支,同时有关人员又缺乏专业素质与技能,降低了政府的工作效率和威望;

(2)残疾人的社会问题具有长期性和复杂性的特点,而且往往是一个人同时有几种问题交织在一起,政府一些部门和相关的团体对此不免互相推委,不但不能解决问题,反而使残疾人受到更大的损失甚至伤害;

(3)社会工作的专业性质,决定了社会工作的分工。社会工作者不是万能工作者,从事某些专业领域社会工作的非专业人员更不可能及时、恰当的解决一些涉及专业领域的问题,例如医疗社会工作就具有特殊的专业性质,所以一般社会工作者并不能使残疾人求助的问题都得到解决。

鉴于上述情况,残疾人社会工作一方面必须实行社会化的方针,减少政府的包揽,增加社会力量和社区组织的投入;另一方面还要同时进行整合化,即根据中国的现实状况,可以由社会工作的专业团体(如中国社会工作协会)成立残疾人社会工作专业委员会,统一组织、管理和指导全国的残疾人社会工作,转变部分政府职能,拓宽与文化、教育、卫生、劳动、交通及工商税务等部门的联系,并在整合化的基础上逐步实现专业化、规范化。在推进社会化和整合化的过程中,要逐步实行专业化,一个必要的条件就是由政府规定残疾人福利机构、康复机构、教育机构等必须设置专业的社会工作者,开展社会福利服务。如果没有此类制度,很难使"专业化"落到实处。

目前,各个领域的社会工作正在接受各级政府剥离的许多职能,在专业化的道路上迅速发展。

在社会工作的专业化或者规范化过程中,残疾人社会工作的整合化是摆在我们面前的一项重要工作。其中医务社会工作的整合化,就是在各级康复医疗机构中,将从事各种社会服务的人员在专业化的基础上加以整合,达到有比较明确的目的、比较一致的原则、比较规范的方法和比较科学的评估。在这里,整合的前提是专业化,是有中国特色的专业社会工作。因此,在进行医务社会工作的整合化的进程中,首先需要对从事这项工作的人员进行专业培训,一方面从理论上提高认识,另一方面在社会工作实务上加强专业水平。随之要开展关于医务社会工作的目的、原则、方法、措施和评估标准等问题的研究探讨,逐步提高医务社会工作的学术水平和社会地位,扎扎实实地把医务社会工作搞上去。

在新形势下,发展社区建设正成为各地普遍重视的战略性任务。社区建设包括社区的基层政权建设、经济生产、社会服务、卫生环境、治安保卫等许多方面，其中在社会服务亦即社区服务方面，必然有大量社会工作需要开展。医疗制度的改革和全科医学的发展使病人首先依赖于社区医疗，也使医务工作者更多地面向社区。因此，社会工作也应该不失时机地开展社区工作，努力开发社区潜力，充分利用社区资源，把工作推进一步。

三、如何面对市场经济

2001年底，我国正式加入世界贸易组织。"入世"后医疗服务市场的进一步开放，对我国卫生部门的改革与发展带来新的机遇与挑战。在这种形势下，医务社会工作也要在新的市场经济环境里调整服务方式和方法。

医疗卫生服务市场的进一步开放，对我国医疗机构的深化改革起到了推动作用。市场经济对医疗卫生事业的发展有利的方面主要表现在：

1. 加入WTO，进一步开展卫生服务贸易，有利于引进适宜的、先进的医疗设备和技术，促进学科建设和医学的进展；同时，引进科学的管理模式，有利于提高我国各级医院的管理水平。

2. 可以促进医疗机构的多元化发展格局。我国医疗机构通过合资合作、改制转型、联合兼并等多种形式，将不断吸引国外更多的资金、技术和先进的管理方法。以公有制医疗机构为主体、多种所有制形式与经营方式并存，公平竞争、共同发展的医疗服务体系新格局即将逐步形成。

3. 丰富医疗服务的多层次性。随着社会主义市场经济的发展，医疗面临着社会形势的新背景：①人民物质文化生活水平改善；②"生物-心理-社会医学模式"的推进及日益发挥作用；③健康观念的变化；④人口老龄化加快；⑤医疗卫生服务更普遍地面向社区，贴近群众；⑥医疗保险事业在社会保障体系中较快的发展与完善；⑦医疗消费支付能力提高。在这种形势下，医疗咨询、家庭病床、康复护理等医疗服务需求的多样性与多层次性日趋突出。与之相适应，医疗市场的进一步开放，医疗服务结构的全方位调整，将有利于满足社会多层次医疗服务需求，并将在一定程度上带动健康相关产品与产业的发展。

但是，我们也必须看到，医疗卫生服务市场的进一步开放也可能产生一些新问题，例如：

(1)我国大多数公立医疗机构在人、财、物等方面还缺少独立决策权，尚未成为自主经营、自负盈亏的法人实体。中外合资合作医疗机构和公立医疗机构之间的竞争，可能使一部分在计划经济体制下发展起来的管理机制死板、资源利用不当的公立医院处于劣势，发生分化，变更产权，在不同程度上影响整个卫生系统的稳定。

(2)医疗市场开放使医务人员和医学院校毕业生面临激烈的就业、求职竞争，职工下岗分流的危机感增强，公立医院技术骨干队伍的稳定性面临挑战。国际上发达国家对发展中国家市场占有的策略是"本地化"原则，即输入资本，招聘当地人才，迅速有效的占领市场。公立医院高级医疗专业人才的流失，可能使医院医疗业务技术水平下滑，市场份额减少，经营状况更为艰难。

(3)医院产权多元化与经营多样化，给我国医疗市场的监督管理带来了许多新问题。卫生部门在行政职能上如何由"领导与办理"机构为主，加快向"管理与服务"为主转化；在市场准入上如何既严格把握医疗服务人力、物力要素的入口，又遵循国民待遇的原则；在市场监督上如何由重“身份”管理进而重“行为”管理，等等，都有待进一步提高。

基于上述情况，根据WTO的原则和进一步开放医疗服务市场的得失分析，我国的医务社会工作者应尽快采取有力措施适应形势的变化，争取发展的主动权。

第一，要组织有关WTO的学习与培训，全面认识开放医疗服务市场的意义。我们既要敢于又要善于参与这种全球化条件下的国际经济合作与竞争，并学会趋利避害。要不断宣传有关WTO的基本知识与原则要求，全面认识开放医疗服务市场对医务社会工作的积极意义。

第二，加强同有关部门的沟通与协调，尽快调整现行政策，修订规章制度。例如在涉及我国援外人员的人身伤害致残的权益保护工作中，就要充分利用国际法规和有关资料，维护残疾人的权益。

第三，与发达国家的康复医疗事业接轨，努力促进医院各项制度改革进程，争取和创造条件设置社会工作专业科室，提高社会康复的服务质量、技术水平和参与医疗市场竞争的能力。

第四，协助工程技术部门开展工作，对伤残人士使用的特殊用品用具，应按照国际通行原则，简化检验程序，为残疾人提供更为优质便捷的服务。努力统一标准，简化程序，强调公开、公正、公平，严格技术规范，提高检验服务质量，同时完善市场监管，强化监督执法力度，以保证残疾人使用的产品合格、安全、有效。

市场经济正在推动医疗制度的改革深入发展，改革破坏了许多传统的形式、制度、观念和医疗管理模式，也给医务社会工作带来了发展机遇。传统的生物医学模式已经被“生物－心理－社会”医学模式所取代，人们普遍认识到，心理因素和社会因素对健康的影响不是用药物就能完全治疗好的，无论是在医院里，还是在家庭中，疾病和伤残需要的不仅仅是医生，因此，医务社会工作必将越来越被人们所理解和受到重视。在医疗卫生服务市场进一步开放的情况下，专业的社会工作将成为有偿服务的工作，既体现了社会工作的专业价值，也体现了社会工作者的人的价值。

在西方的“福利社会”里，社会工作者是社会福利的代言人，是社会保障制度与政策的体现者，是专职“助人”的，基本上不能向求助者收取服务的费用。我国的社会制度与西方有很大差异，患者到医院求医要花钱，越来越多的医疗费用由医疗保险的方式解决，医务社会工作的各项服务也要酌情收取一定费用。现在的问题不是收不收费用，而是能否向求助者（案主）提供优质服务，能不能给病人一个满意的答案。如果病人非常需要这种特殊服务，社会工作者又能给病人切实的帮助，那么收取费用就会得到病人的理解和赞同。因此说，社会康复工作的专业水平和服务质量是开展这项工作的基本保证，根据WTO的原则和进一步开放医疗服务市场的形势，医务社会工作必将成为医疗机构在市场经济背景下深入改革的新的经济增长点。

四、医务社会工作展望

人类在20世纪取得的社会生产力的空前发展以及科学技术的重大突破，为21世纪进一步改变人们的生存状态、提高生活质量创造了条件。中国20多年的改革开放政策，也使13亿人的物质生活和精神面貌发生了极大变化。新世纪之初，医疗卫生制度的改革成为政府和社会各界都十分关注的重要课题，也是社会保障制度改革的一个难点。改革给卫生行政管理机构和广大医务人员造成了很大压力和挑战，也给残疾人事业和康复社会工作带来了前所未有的机遇。展望未来,社会康复工作必然会有较快的、健康的发展。

2002年8月,国务院办公厅转发卫生部、民政部等部门《关于进一步加强残疾人康复工作的意见》,明确指出:“康复是帮助残疾人恢复或补偿功能、提高生存质量、增强社会参与能力的重要途径。我国6000万残疾人中,大多数有康复需求。党和政府十分重视残疾人康复工作,自1988年把残疾人康复工作纳入国民经济和社会发展计划以来,逐步形成了以政府为主导、有关部门各负其责、社会广泛参与的工作格局。通过实施白内障复明、聋儿语言训练、精神病防治等一批重点康复工程,600余万残疾人得到不同程度的康复。康复机构从无到有,专业队伍由小到大,社区康复稳步推进,残疾人康复意识逐步增强,初步奠定了残疾人康复的基础。但是,我国残疾人康复工作仍处于发展阶段,滞后于国民经济和社会发展的总体水平。各地残疾人康复工作发展不平衡,工作体系不完善,康复机构服务水平有待提高。专业技术人才匮乏,康复经费普遍短缺,多数残疾人特别是贫困残疾人还得不到切实的康复服务。”因此,党中央、国务院确立了“残疾人康复工作的指导方针”是:以邓小平理论和江泽民同志“三个代表”重要思想为指导,适应国民经济和社会发展以及广大残疾人日益增长的对康复服务的迫切需求,坚持社会化工作方式,以社区为工作平台,加大工作力度,增强康复服务能力,提高康复技术水平,积极开发社会资源,使残疾人普遍得到康复服务。

国务院《关于进一步加强残疾人康复工作的意见》同时指出“残疾人康复工作的基本原则”是:

(1)以残疾人的基本需求为重点。以残疾人基本康复需求出发,兼顾多样性康复需求,紧紧围绕覆盖面广、时效性强、残疾人迫切需求的康复项目开展工作。

(2)坚持政治主导和社会参与相结合的社会化分工方式。以政府为主导,有关部门各负其责,密切配合、齐抓共管;鼓励和引导社会力量广泛参与,积极探索社会主义市场经济体制下做好康复工作的有效方式,共同推进残疾人康复工作。

(3)实施重点工程与提供普遍服务相结合。选择残疾人迫切需要又有可能做到的康复项目,实施一批重点工程。推行社区与家庭康复,推广实用、易行的康复方法,普及康复服务,使残疾人普遍得到康复服务。

(4)因地制宜,开拓创新。适应经济和社会的发展,注意结合当地实际情况开展工作,拓展康复内容,增加服务项目,注重高新技术在康复领域的应用,提高服务能力和水平。

为了具体贯彻落实上述方针和原则,有关部门制定出残疾人康复工作的主要措施,包括:

(1)完善康复工作体系,提高康复服务水平。各级残联负责康复工作的组织管理、规划制定、经费筹措以及协调实施。要以专业机构为骨干、社区为基础、家庭为依托,充分发挥医疗卫生机构、社区服务机构、学校、幼儿园、福利企事业单位、工疗站、残疾人活动场所等现有机构、设施、人员的作用,整合康复服务资源,实现资源共享;要充分发挥各级各类医疗机构、残疾人康复中心及康复协(学)会作用,建立健全专家技术指导组,确定相应机构为当地康复技术资源中心(站、点)开展技术指导、人员培训、宣传咨询、制定标准、检查评估和新技术的推广应用。根据残疾人不同的康复需求,提供康复医疗、训练指导、心理疏导、知识普及、残疾人亲友培训、简易训练器具制作、用品用具服务、咨询服务、转介服务等多种康复服务;充分利用现代信息传播手段,为残疾人提供方便、快捷、实用的康复信息服务。

(2)积极推进社会区康复,把康复服务引入家庭。各级政府及有关部门在规划和部署社区建设工作时,要将残疾人康复工作列入总体规划,纳入社区建设内容。社区要调查摸底、建档立卡,掌握残疾人康复需求;开辟适合的场所,配置适宜的设备、器具,开展康复训练与服务,开展社区康复骨干培训,指导家庭进行康复训练,并做好与专业康复机构的转诊工作,逐步将康复服务引入家庭。

(3)对贫困残疾人康复提供特殊帮助。地方各级政府要对贫困残疾人康复治疗和医疗救助制定相关政策,采取分级负担、减免费用等措施,解决贫困残疾人康复治疗问题。要积极筹措专项资金用于贫困残疾人康复;充分考虑残疾人康复的特殊性,对有特殊困难的残疾人通过建立医疗救助制度给与照顾;要做好贫困残疾人康复后的职业和劳动技能培训,帮助其摆脱贫困。

国务院有关部门要对西部地区的残疾人康复工作给与政策和经费上的扶持。在实施重点康复工程中要制定具体办法,解决贫困残疾人的治疗和康复问题;要通过东部地区与西部地区协作和对口支援等方式,增强西部地区残疾人康复工作的基础能力。

(4)加大经费投入,开发社会资源,确保残疾人康复任务的完成。地方各级政府要将残疾人康复经费列入财政预算,根据经济和社会发展水平及残疾人康复工作的需要,提供经费保障。要按照国家残疾人事业发展计划规定的残疾人康复任务指标,安排落实康复经费。同时,要制定有关政策和扶持措施,鼓励社会力量以多种形式参与残疾人康复工作;要多渠道筹措资金,用于贫困残疾人康复救助、残疾人康复基础设施建设。要从残疾人就业保障金中安排一定数量的资金用于残疾人康复后的职业和生产劳动技能的培训,为康复后的残疾人就学、就业、全面参与社会生活创造条件。要积极开展社会救助,开通专项捐助渠道,设立专项基金;要争取国际合作,推动重点康复项目的实施。鼓励志愿者积极参与残疾人康复工作,对残疾人的治疗、康复和全面参与社会生活给予援助。

(5)加强专业队伍建设,提高人员素质。国务院有关部门要将康复教育纳入国家教育计划,医学院校应设置康复医学课程,加强康复医学教育和继续医学教育,培养高素质的专业人才;有计划地采取多种方式对现有人员进行在职培训,不断提高其康复业务水平和工作能力;将残疾人康复服务业务纳入全科医生培训内容,增强基层残疾人康复业务力量。进一步完善康复专业技术职务聘任制,健全康复专业技术人员任职资格评价体系和管理制度,稳定和发展残疾人康复专业人员队伍,提高专业康复工作者水平。

(6)开展宣传教育,做好残疾预防。地方各级政府及有关部门要重视残疾人康复宣传工作,充分利用广播、电视、报刊、网络等媒体开展与残疾人康复工作有关的公益宣传服务,普及康复知识,提高残疾预防意识。各级各类康复机构、医院和与残疾人康复工作有关的协(学)会要主动开展宣传和咨询服务,对残疾人及其家属、社会工作者进行培训,传授康复方法,提高残疾人自我康复意识。

积极开展残疾预防工作。建立健全出生缺陷干预体系,避免常见、重大出生缺陷和先天残疾的发生;预防缺碘、氟中毒等环境因素致残;降低药物致残发生率;减少疾病致残;加强安全生产、劳动保护和交通安全工作,减少疾病致残。倡导早期干预和早期康复训练,控制残疾程度的加重。

在这种大好形势下,从事康复医学研究和实践的医务工作者,必须审时度势努力工作,全力投入康复事业,为社会的发展和人类文明的进步贡献自己的力量。当前我国残疾人医务社会工作的开展有以下有利的条件:

(1)随着政府机构改革和职能的转变,大量的社会工作需要从过去计划经济时期的政府包办向民间组织或社会团体转移,专业化的社会工作者在社会保障制度的建立和改革的过程中救助社会失业、贫困、疾病、衰老、孤苦等社会弱势群体等方面将发挥越来越大的作用;

(2)社会的发展使人们对健康的认识有了更清楚、更新的观念,预防疾病和保护健康不再是仅仅倚赖医院和医生的事,而需要医务社会工作者的协调与帮助,各级医疗机构尤其是三级医院对社会服务这种需要的潜力是相当巨大的;

(3)现代医学模式的转变,使医学心理学、医学社会学、医学伦理学和康复医学都有相应的变革和发展,社会学与医学的交融以及社区医学、全科医学的产生,都需要社会工作者的介入;

(4)医疗卫生事业要逐步适应市场经济的发展与需求,医疗机构要出现盈利性和福利性的分野,在福利性的医院里也将出现盈利性和非盈利性两种管理方式的部门。这种形势给医务社会工作者进一步开展业务创造了有利条件,比如有些服务可以采取有偿的形式,以及与其他专业的合作等;

(5)我国的文化背景及现行政策,为医务社会工作开辟了广阔的前途。例如计划生育和城市的独生子女政策使家长对儿童的健康格外注意;老龄化使老年人的健康和慢性病问题成为医学社会学研究的重要问题;交通事故及其他意外伤害在治疗期间引发的社会问题处理日益增多;医疗纠纷处理过程中的社会工作,等等。

(6)各地的社会福利机构在体制改革和规范化管理的过程中,都需要专业社会工作者参与,医务社会工作者有优越的条件介入福利机构的工作,发挥更积极的作用。

总之,无论从世界范围内社会工作的发展来看,还是从我国目前社会工作的现实情况来看,医务社会工作在我国各地尤其是城市中都有很好的发展潜力和广阔的前景。尽管发展不会是一帆风顺的,各地的发展也会很不平衡,但是这种发展是历史的必然,我们应该充满信心去推动它,为它不断地铺平道路,扫清障碍。

中国的残疾人社会工作在改革开放的形势下正在向前发展,这种发展有特殊的文化背景,主要表现在历史形成的不同于西方的生活方式与习俗,缺乏专业化的优势,政府和行政工作的直接参与,以及经济体制改革中各种制度和政策的重新建立造成的影响等方面。在康复领域里开展的社会工作,是改善残疾人生活质量,帮助残疾人重新回归社会的工作。目前开展的医务社会工作,是以残疾人、老年病人、慢性病人为主要对象的社会康复工作,也是一种社会福利服务工作。今后要在“本土化”的原则下加强专业化和整合化,并使之适应市场经济,推动残疾人的福利工作顺利发展。

主要参考书目

1. 王思斌主编:《社会工作概论》,高等教育出版社,1999 年
2. 孙光德、董克用主编:《社会保障概论》,中国人民大学出版社,2000 年
3. 马洪路主编:《中国残疾人社会福利》,中国社会出版社,2002 年
4. 谢德利主编:《现代康复护理》,科学技术文献出版社,2000 年
5. [美]F.D. 沃林斯基(Fredric D. Wolinsky)著,孙牧虹等译:《健康社会学》,社会科学文献出版社,1999 年
6. 金蔚如著:《医务社会工作》,台湾五南图书出版公司,1988 年
7.21 世纪中国社会工作发展国际研讨会论文集》,社会科学出版社,2001 年
8. 邬沧萍:《社会老年学》,中国人民大学出版社,1999 年
9. 马洪路:《回归——残疾人与社会的相思》,华夏出版社,1993 年
10. 汤小泉、高文铸主编:《社区康复》,华夏出版社,2000 年
11. 陈元伦等编著:《人的优势》,中国医药科技出版社,1997 年
12. 郑秉文、和春雷主编:《社会保障分析导论》,法律出版社,2001 年
13. 和春雷主编:《社会保障制度的国际比较》,法律出版社,2001 年
14. 马洪路:《如何开展社会康复》,华夏出版社,2000 年
15. 民政部政策研究中心编:《新思路,新展望》,中国社会出版社,2001 年
16. 邓朴方:《人道主义的呼唤》,华夏出版社,1999 年
17. 时正新主编:《中国社会福利与社会进步报告(2000)》,社会科学文献出版社,2000 年
18. 卓大宏主编:《中国康复医学》,华夏出版社,1990 年

图书在版编目(CIP)数据

社会康复学/马洪路主编 . - 北京:华夏出版社,2003.12
ISBN 7-5080-2965-8

Ⅰ.社… Ⅱ.马… Ⅲ.社会康复-医学院校-教材 Ⅳ.R492

中国版本图书馆 CIP 数据核字(2004)第 003392 号

社会康复学
马洪路 主编

出版发行 华夏出版社
(北京市东直门外香河园北里 4 号 邮编:100028 电话:64663331 转)
经 销 新华书店
印 刷 北京市人民文学印刷厂
开 本 850×1168 16 开
印 张 12.25
字 数 263 千字
版 次 2003 年 12 月北京第 1 版
2003 年 12 月北京第 1 次印刷
定 价:24.00 元